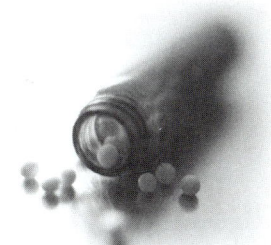

노인건강 지킴이를 위한
노인병 약물요법

노인건강 지킴이를 위한
노인병 약물요법

인　　쇄	2006년 9월 15일
발　　행	2006년 9월 30일
저　　자	서국희 · 기백석 · 정희연 · 유승호
발 행 인	김영길
발 행 처	**JMCi**

중앙문화사 서울특별시 용산구 원효로 1가 12-15 중앙빌딩
Phone : 02)717-5511(rep.) / Fax : 02)717-5515 / 5542
E-mail : K068@chol.com / Homepage : http://www.jmci.co.kr

출판등록 | 1989년 7월 14일 제03-00341호

기획총괄 : 김인수
본문교정 : 최은정 · 권현정
디 자 인 : 이선영 · 김미정 · 장인숙 · 안영민

ISBN　89-7496-056-7

※ 책 가격은 뒷표지에 있습니다.
※ 이 책의 판권은 중앙문화사 소유이므로 저작권법에 의해 무단 전재와 복사를 금합니다.
※ 잘못된 책은 교환하여 드립니다.

머리말

'노인병 약물요법' 초판 발간의 기쁨을 그간 연구활동을 함께 해온 대한노인병학회 치매연구회 회원 여러분과 함께 나누고 싶다. 이 책의 주된 장들은 2005년 한 해 동안 대한노인병학회 치매연구회 월요세미나에서 발표하고 토론된 내용을 기반으로 여러 필자분들이 체계적인 문헌고찰을 통하여 내용들을 첨삭하여 옥고로 완성하였다.

이 책의 특성은 가장 흔한 노인병에 대한 약물요법을 주로 노인정신의학적 관점에서 정리한 것이다. 마음의 병과 공존하는 몸의 병인 고혈압, 당뇨, 고지혈증, 심장병, 뇌졸중에 대한 지식을 겸비하는 것이 노인환자를 돌보는 전문가가 가져야 할 기초적인 소양이라 여겨 노인병 약물요법의 장들을 마련하였다. 마음의 병으로는 노인에서의 지매, 우울증, 조울증, 정신분열병, 섬망, 불안장애, 불면증에 관한 최신약물요법을 해당 약물별로 상술하였다. 첫 장은 노인약물요법의 일반원칙으로 노인의 특성에 따른 약물 사용의 전반적 지침을 소개하였고, 해당 질환의 장에서는 병태생리, 임상양상, 역학, 진단 및 예후 등을 초반에 개괄하고 약물요법을 상술하였다. 중요한 정도에 따라 특정한 질환이나 약물군에 대해서는 따로 장을 마련하여 기술하고, 전문적인 지식을 쉽게 습득할 수 있도록 하였다. 마지막에 부록으로 노인정신약물요법 가이드라인을 부기하였다. 이 가이드라인은 2005년 노인정신과 의사 3,000여 명을 대상으로 조사하고 임상전문가위원회에서 최종적으로 권고한 미국의 가이드라인과 해당 분야의 최신지견을 참조하였다.

이 책은 노인환자를 치료하는 의사뿐만 아니라 임상 관련 전문가, 관련 분야 전공자, 나아가 환자와 가족들에게도 필요할 수 있다. 이 책은 신체뿐만

아니라 마음을 앓고 있는 노인환자를 위한 약물의 특성, 약물상호작용, 이상반응, 용법 등등 필수적인 최신 지식을 담고 있다. 원고를 준비하는 기간동안 새로 추가된 정보들을 새로 포함시키기 위해 출판이 다소 늦어지기는 했지만 저자들은 최신 지식을 담고자 노력하였다.

막상 작업을 끝낸 이 시점에서 행여 부주의로 잘못된 지식을 전하지 않을까 하는 두려움과 내내 경험한 필자 자신의 부족한 능력에 대한 부끄러움이 앞선다. 지난 1년여 동안 원고 정리를 도와준 연구원 박정민 선생, 이미호 선생과 김현순 선생, 원고를 집필해 주신 한림의대 내과 유형준 교수, 한림의대 가정의학과 윤종률 교수, 경희의대 내과 정인경 교수, 국립의료원 내과 이홍순 교수, 서울의대 신경과 이용석 교수, 서울의대 정신과 정희연 교수, 건국의대 정신과 유승호 교수, 중앙의대 정신과 기백석 교수 제위께 깊은 감사를 드린다. 끝으로 흔쾌히 책 출판을 맡아 애써 주신 중앙문화사 김인수 사장님께도 깊은 감사를 드린다.

2006년 9월

서 국 희 (한림의대 교수)

DRUG THERAPY IN GERIATRICS

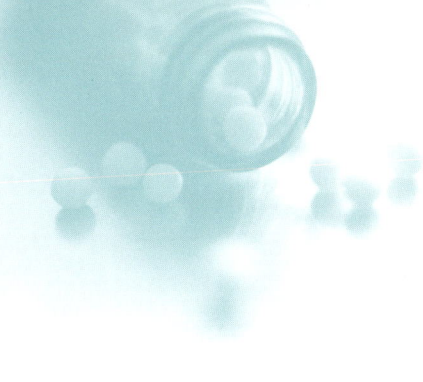

1	노인약물요법의 일반원칙 General Principle of Drug Therapy in Older People 서국희 한림의대	1
2	노인 인지장애 및 치매 Cognitive Disorders and Dementia in Older People 서국희 한림의대	13
3	알쯔하이머병의 약물치료 서국희 한림의대	35
4	치매행동정신증상의 치료 서국희 한림의대	67
5	노년기 기분장애 기백석 중앙의대	89

Contents

6	항정신병제 Antipsychotics 정희연 서울의대	101
7	추체외로 부작용에 대한 약물 Drugs for Extrapyramidal Side Effects 정희연 서울의대	137
8	정신분열병 Schizophrenia 정희연 서울의대	147
9	섬 망 Delirium 정희연 서울의대	167

10 Benzodiazepines, Nonbenzodiazepine Anxiolytics, Nonbenzodiazepine Sedative-hypnotics
유승호 건국의대 177

11 노인에서의 불안장애 Anxiety Disorders in Older People
유승호 건국의대 187

12 노인에서의 불면증 Insomnia in Older People
유승호 건국의대 201

13 뇌졸중의 치료 Treatment of Stroke
이용석 서울의대 211

14 노년기 고혈압
윤종률 한림의대 221

15 노년기 당뇨병의 치료
유형준 한림의대 235

16 노인 순환기 질환
이홍순 국립의료원 내과 245

17 노년기 이상지혈증 치료 Dyslipidemia in Elderly
정인경 경희의대 261

부 록 275

Index 286

CHAPTER 01

노인약물요법의 일반원칙
General Principle of Drug Therapy in Older People

1. 서 론
2. 노화에 따른 생리적 변화
3. 처방 의사를 위한 세 가지 조언

서국희 | 한림의대

CHAPTER 01

노인약물요법의 일반원칙
General Principle of Drug Therapy in Older People

서 국 희 | 한림의대

01 │ 서 론

국민건강보험공단의 자료에 의하면, 1994~2004년 사이의 10년간 만 65세 이상 노인의료비가 9.3배 증가하여 5조 1천억 원에 달하고 2010년에는 11조 1705억 원으로 전체 의료비의 28.1%를 점할 것으로 예상하였다. 노인의 의료이용이 증가함에 따라 노인 일 인당 진료비도 급속히 증가하고 있다(그림. 1). 의료기관 이용일수는 노인 일인당 연간 35.4일(입원 4.3일, 외래 31.1일)로 한국인 전체 평균 14.9일(입원 1.1일, 외래 13.8일)에 비해 2.4배 높았다.

이는 비단 우리 나라뿐만 아니라 모든 고령화 사회가 당면한 과제이다. 미국의 경우 인구의 12%인 노인이 처방약물의 1/3과 약국 판매약물 1/2을 소비하고 있다. 이런 현상은 노인의 80%가 적어도 한 가지 이상의 약물을 매일 복용하고 있기 때문이다.

한편으로는 노인들이 지나치게 많은 약물을 불필요하게 복용할 우려가 있지만, 오히려 치료를 위하여 반드시 복용해야 될 약물을 복용하지 않고 있을 가능성도 높다. 노인의 수명이 증가하면서 더욱 약물을 복용하는 노인의 숫자도 증가하고 있다. 그러므로 노인에 사용되고 있는 약물의 효과, 부작용 및 장기적인 이득 등을 면밀히 검토해 보아야 할 필요가 있다.

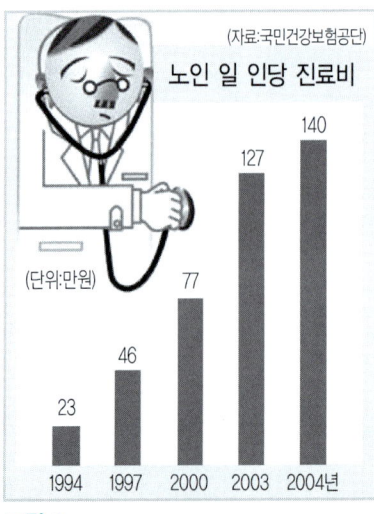

그림 1.

02 | 노화에 따른 생리적 변화

노화에 따른 생리적 변화는 약동학과 약역학의 변화를 가져온다. 즉 약물의 수용능력과 약물 효능에 차이가 발생하게 된다. 노화에 따른 생리적 변화는 개인차가 있고, 한 개인내에서도 장기나 조직에 따라 노인성 변화에 차이가 있다. 그러므로 환자 개인의 철저한 과거력, 신체검사, 정신상태검사, 기능평가, 실험실 검사 등에 근거하여 평가해야 한다. 노인환자는 동반되는 여러 가지의 질병으로 인해 다양한 약물을 복용하기 때문에 복용 약물간의 상호작용이 발생한다.

이로 인해 원하는 약물의 효능을 예측하거나 평가할 수 없게 되고 심각한 이상반응이 발생하기도 한다. 이런 경향은 처방받은 약물의 가지 수가 많은데 기인하기도 하지만, 처방받지 않고 임의로 복용중인 약물이 많기 때문이기도 하다. 이로 인하여 약물 효능이 보이지 않으면, 약물 순응도를 떨어뜨리게 된다. 결국 치료를 위해 반드시 복용해야 할 약물을 기피하여 건강을 해치게 된다.

1. 약동학 Pharmacokinetics

약동학 (pharmacokinetics)은 시간경과에 따른 약물의 체내에서의 작용을 연구하는 영역이다. 노화에 따른 생리적 변화는 약물의 흡수, 분포, 대사 및 배출의 과정에 영향을 미친다. 노화에 따른 생리적 변화가 미치는 효과는 다양하며 예측하기 힘들다. 일부 효과는 단순히 노화에만 관련되지만, 다른 효과는 연령, 질병 및 환경의 복합적인 영향에 의해 초래된다.

연령이 증가함에 따라 정상적으로도 다수 신체 기관의 생리적 기능이 저하되지만, 변화의 정도에는 차이가 있다. 노화에 따른 생리적 저하도 개인차가 크기 때문에 취약성이 있는 노인들이 존재한다. 이런 생리적 기능저하가 약역동학적 변화를 초래하고 다른 노인들에 비해 약물 부작용이 발생할 가능성을 높인다. 신약 개발과정에서 만 80세 이상의 노인을 대상으로 하기 보다는 건강하고 상대적으로 연령이 낮은 노인군(예: 65~75세)을 주로 대상으로 하는 경향이 많기 때문에 실제 약물이 만 80세 이상 노인들에게 사용되었을 때 나타날 반응을 파악하기 어렵다.

일반적으로, 약물을 처방할 때에는 사용될 약물의 개인 특성 (생리적 상태(탈수), 영양, 심박출)에 따른 발현 가능성이 높은 반응을 미리 예상하고 주의를 기울여야 한다.

노인약물요법의 일반원칙 | General Principle of Drug Therapy in Older People

1) 흡수

약물은 주로 수동확산 (passive diffusion)에 의해 흡수되기 때문에 연령 증가에 따른 변화가 적다.

표 1에서 제시한 바와 같은 노화에 따른 생리적 변화가 잠재적으로는 약물 흡수에 영향을 미칠 수 있지만, 실제는 동시에 투여되는 약물에 의한 영향이 훨씬 크다. 항콜린성 약물, 제산제 혹은 음식과 같이 약물을 복용하면 위장관에서의 흡수가 저하되고 생체이용능 bioavailability이 떨어진다. 이로 인하여 복용 약물의 효과가 늦게 발현되고 효과도 감소하게 된다. 이런 현상은 비단 노인에만 국한된 것이 아니라 모든 연령군에 공통된다.

2) 분포

흡수와는 달리, 약물 분포는 임상적으로 유의하게 연령의 영향을 받는다. 노인에서는 체내 지방이 증가하고 체질량 (lean body mass)이 감소하기 때문에 약물 분포가 달라진다. 즉 수용성 약물보다는 지용성 약물이 더 넓게 분포하게 된다. 지용성 약물이 넓게 분포하게 되면, 배출이 지연되어 단 한 번 약물을 복용하더라도 더 긴 시간동안 약물 작용이 지속 된다. 이런 효과는 가끔 필요에 따라 사용하는 수면제나 진통제 같은 약물에서 관찰된다.

예를 들면, Diazepam의 분포 용적 (Volume of distribution)이 노인에서 거의 두 배로 증가하여 성인에서 24시간이던 반감기가 90시간까지 연장된다. 반면 Digoxin같은 수용성 약물의 분포 용적은 노인에서 오히려 감소하여 목표로 하는 혈중농도에 도달하기 위해 필요한 약물 용량이 감소한다. 비슷한 경우로, 분포 용적이 감소하기 때문에 노인환자에게 aminoglycoside를 투여할 시에는 투여 약물의 용량을 줄여야 한다.

혈중 단백질과 결합하는 약물의 경우, 혈중 단백질과 결합한 비활성화(효과없는) 상태와 혈중 단백질과 결합하지 않고 자유로운 활성화(효과적인) 상태의 두 가지로 혈중에 존재한다. 알부민 결합 비율이 매우 높은 산성 약물의 경우, 혈장

표 1. 노인의 생리적 변화에 따른 약동학적 변화와 임상적 의의

약동학적 과정	생리적 변화	임상적 유의점
흡수	흡수 면적의 감소 ; 위장관 혈류량 감소 ; 위장 pH 증가 ; 위장관 운동성 저하	연령에 따른 흡수 능력의 변화는 크지 않다
분포	체내 수분 감소 ; 체질량(lean body mass) 감소 ; 체내 지방 증가 ; 혈장 알부민 감소와 단백결합능 변화	체액내 약물 농도 증가 ; 지용성 약물의 분포 증가 ; 반감기 증가로 배출 지연
대사	간(liver) 질량의 감소 간 혈류량의 감소 ; 일 단계(phase 1) 대사의 감소	일부 약물의 일차 대사 (first pass metabolism) 및 생체내 변화 (biotransformation) 감소
배출	신 혈류량 감소 ; 사구체 여과율 감소 ; 신세뇨관 배출능력 감소	약물 및 대사산물의 신장을 통한 배출 감소 ; 개인차 크다
조직 감수성 (Tissue sensitivity)	수용체 숫자 감소 ; 수용체 친화성 변화 ; 이차전령 물질 (2ndary messenger) 기능의 변화 ; 세포 및 핵 반응의 변화	한 약물에 대하여 더 예민한 군과 덜 예민한 군이 생긴다.

내 비결합상태 약물의 농도가 약물의 효과와 비례하게 된다. 연령이 증가함에 따라 혈중 알부민이 약간 감소하지만, 질병으로 인하여 감소하는 경향이 있다. 질병에 이환된 노인에서는 감소된 알부민으로 인해 약효를 나타내는 자유로운 활성 상태 약물의 농도가 증가하게 되어 약물 부작용이 발생할 가능성이 높아진다. 이런 경우는 갑상선 호르몬, digoxin, warfarin, phenytoin과 같은 약물에서 관찰할 수 있다. 약물 투여 개시, 약물 용량 변경, 혈중 단백질 농도의 변화 혹은 약물 교체 등의 경우, 반드시 혈중 단백질과의 결합 정도에 대해서 고려하여야 한다.

표 2. 처방 약물의 분포 용적

분포 용적 증가*	분포 용적 감소**
Acetaminophen	cimetidine
Chlordiazepoxide	Digoxin
Diazepam	Ethanol
Oxazepam	Gentamicin
Prazocin	Meperidine
Salicylate	Phenytoin
Thiopental	Quinine
Tolbutamide	Theophylline

* 분포 용적이 증가하면, 약물 배출이 지연되어 약물 작용시간이 연장된다. **분포 용적이 감소하면, 같은 용량을 주어도 약물의 혈중 농도가 증가한다.

3) 대사

간 생검 조직을 이용한 약물-대사 효소의 시험관내 연구에서는 연령 관련 변화를 관찰할 수 없었지만, 일부 학자는 간 크기가 노인에서 전반적으로 감소하기 때문에 대사 능력도 감퇴될 것이라고 주장한다. 간 혈류량은 연령 증가에 따라 현저하게 감소하는데, 만 90세 노인의 간 혈류량은 만 25세 성인의 25~47% 정도로 감소한다. 임상적 관점에서 보면, 간 대사가 대부분 대사를 거친 약물의 배출을 결정하는 속도 결정단계이기 때문에 연령 증가에 따른 간 혈류량의 감소는 중요한 소견이다. 간 대사를 거쳐 약물을 비활성화시키는 일차대사효과 (first-pass effect)를 고려해야 하는 것이다. 빠른 간 대사를 거치는 propranolol 같은 약물의 경우 간 혈류량이 감소하게 되면 약물 혈중농도가 증가하게 된다.

간은 약물 대사에 서로 다른 두 가지 체계를 이용한다. 일 단계 대사 (Phase I

표 3. Cytochrome P450 (CYP 3A4) : 대사약물, 대사억제약물 및 대사촉진약물

대사약물*	대사억제약물**	대사촉진약물***
Anxiolytics	Antifungals	Anticonvulsants
Alprazolam	Fluconazole	Phenobarbital
Clonazepam	Itraconazole	Carbamazepine
Midazolam	Ketoconazole	Phenytoin
Triazolam		
Ca++ channel blockers	Antibiotics	Antibiotics
Amlodipine	Clarithromycin	Rifampin
Felodipine	Erythromycin	
Nifedipine	Metronidazole	
Nisoldipine	Norfloxacin	
Diltiazem		
Verapamil		
Cardiovascular	Antidepressants	Miscellaneous
Lovastatin	SSRI (fluoxetine)	Troglitazone
Pravastatin	Nefazodone	
Atorvastatin		
Quinidine		
Losartan		
Disopyramide		
Miscellaneous	Miscellaneous	
Cisapride	Omeprazole	
R-warfarin	Protease inhibitors	
	Cimetidine	

metabolism)는 약물의 산화 (oxidation) 과정이다. 이에 대응하는 환원 (reduction) 작용을 매개하는 것이 간 세포의 무과립 세포질세망 (smooth endoplasmic reticulum)에 존재하는 CYP P450체계이다. 이중 CYP P450 3A4가 가장 중요하다. 약 60%의 CYP P450 효소가 간에 존재하고, 나머지는 장, 신장, 뇌에 존재한다. 보편적으로 처방되는 많은 약물들이 이들 효소체계에 의해 처리된다.

표 3에는 CYP 3A4에 의해 영향을 받는 약물들이 열거되어 있다. 노인에서 흔히 이환된 질환이나 약물 상호작용으로 인하여 일 단계 대사가 저하된다. 일 단계 대사를 거치는 약물은 노인에서 반감기가 증가하게 되어 약물 작용이 연장된다.

연령이 증가함에 따라 간 대사가 느려지는 약물은 다음과 같다.

Acetaminophen, amitriptyline, barbiturates, chlordiazepoxide, diazepam, diphenhydramine, flurazepam, ibuprofen, labetolol, lidocaine, meperidine, nortriptyline, phenytoin, prazocin, propranolol, quinidine, salicylates, theophylline, tolbutamide, warfarin.

반면, 이 단계 (Phase II) 간 대사는 약물 혹은 대사산물들을 처리하여 유기물질로 변환시켜 배출시킨다. 이 단계 간 대사는 접합 (conjugation) 과정 (acetylation, glucouronidation, sulfation, glycine conjugation)을 거치게 되는데, 연령 증가에 따른 변화가 덜하다. 그러므로, triazolam과 같이 이 단계 간 대사만을 거쳐 배출되는 약물은 노인의 경우에도 반감기가 연장되지 않는다. 두 단계 간 대사 모두를 거치고 활성 대사산물이 생성되는 약물들의 반감기는 노인에서 연장된다. (예: Diazepam).

연령이 약물 대사에 매우 중요한 요인이지만, 실제로는 다양한 약물 대사에 영향을 미치는 요인들이 존재한다. 대사 관련 효소를 억제하거나 촉진시키는 요인들로 흡연, 음주, 식이 변화, 병용 약물, 바이러스성 질환, 카페인 등을 예로 들 수 있다. P450 체계에 영향을 미치는 약물이 약물 대사를 촉진시킬 수 있다. 예를 들면, 성인과 노인 모두에서 흡연이나 phenytoin의 사용이 theophylline의 배출률을 증가시킨다.

4) 배출 Elimination

노화가 진행됨에 따라 발생하는 주요 약동학적 변화는 신장을 통한 약물 배출이 감소한다는 점이다. 대표적인 약물로 amantadine, ampicillin, atenolol, ceftriaxone, cephradine, cimetidine, digoxin, doxycycline, furosemide, gentamicin, kanamycin, hydrochlorothiazide, lithium, pancuronium, penicillin, phenobarbital, procainamide, ranitidine, sotalol, triamterene 등을 들 수 있다. 이는 사구체 여과율과 세뇨관 기능이 연령이 증가함에 따라 저하되기 때문이다. 배출이 사구체 기능에 의존하는 약물 (예: gentamicine)이나 세뇨관 기능에 의존하는 약물 (예: penicillin) 모두가 노인에서 신장을 통한 배출이 감소하게 된다. 정상 성인에서 혈중 creatinine 농도는 1.0mg/dL 정도로 변동이 없지만, 만 85세의 평균 creatinine clearance는 만 25세 때의 50%로 감소하게 된다. 하지만, 노화로 인한 골격근량의 감소는 사구체 여과율의 지침이 되는 혈중 creatinine 농도를 실제보다 높게 평가하게 한다. Cockroft와 Gault는 연령, 체중 및 측정된 혈중 creatinine 농도를 보정하여 실제 creatinine clearance를 추정하는 아래와 같은 수식을 고안하였고, 병원군이나 지역사회군에서 타당성이 증명되었다 (요양원군에서는 부정확함). 여성의 경우 상기 수식으로 계산된 값의 85%를 추계치로 하고 있다.

$$CrCl = (140-Age)*Weight(unit: Kg)/(70*serum\ Creatinine)$$

울혈성 심부전이나 당뇨성 신장질환으로 인한 신 혈류량의 감소 및 신장 조직의 손상은 실질적으로 사구체 여과율을 감소시킨다. Creatinine clearance가 감소하면, 신장으로 배출되는 약물의 반감기가 연장되고, 약물의 혈중 농도가 증가하게 된다.

치료대역 (therapeutic index)이 넓은 약물 (예: penicilline)의 경우는 Creatinine clearance의 감소가 임상적으로 유의하지 않지만, 치료대역이 좁은 약물 (예: digoxin, cimetidine, aminoglycoside)의 경우 노인환자에서 치료 약물을 감량하지 않으면 심각한 부작용을 유발할 수도 있다. 특히 노인에서 digoxin 혈중 농도가 0.125mg/d를 초과하면 부작용 발생의 위험이 증가한다. Lithium, 이뇨제, 삼환계 항우울제 Tricyclic antidepressant를 복용중인 노인환자에게서 부작용 발생의 위험이 높기 때문에 약물을 감량하고 약물 농도 측정을 주기적으로 실시하여야 한다.

2. 약역학 *Pharmacodynamics*

언급된 약동학적 요인 외에도, 약물의 표적 기관 (target organ)에 대한 반응이 약물 효과를 결정한다. 약역학은 약물의 생화학적 및 생리적 효과와 더불어 작용 기전을 다루는 영역이다. 노화가 약역학에 미치는 영향에 대해서는 명백히 밝혀

노인약물요법의 일반원칙
General Principle of Drug Therapy in Older People

진 바가 없다. 노화와 관련하여서는 약동학이 약역학보다는 훨씬 널리 연구되어 왔다. 약역학 연구의 결과도 일관되지 않아 노화가 약물 민감도나 약물의 수용체에의 결합에 미치는 효과가 연구되는 약물이나 측정 방법에 따라 달리 나타나기도 했다. 예를 들면, 연령이 증가할수록 benzodiazepine계 약물 (예: diazepam)의 혈중 농도가 높아짐에 따라 진정효과 발현이 민감하게 증가하였다.

하지만, 베타-아드레나린 수용체를 매개하는 약물 (예: isoproterenol, propranolol)의 효과에 대해서는 덜 민감하였다. 이는 호르몬 수용체 숫자나 친화력이 연령과 관련하여 저하될 것으로 추정되지만, 실제 연구로 뒷받침할 만한 명백한 증거가 제시되지는 못했다. 이와 관련하여 이차 전령체계나 세포, 핵반응의 변화를 원인으로 추정하기도 한다. 약물에 대한 노인의 반응이 예측하기 어렵고 다양하기 때문에, 반드시 증거에 입각하여 약물을 선택해야 하고 조심스럽게 사용해야 한다. 치료 지침보다는 개인의 특성, 효과 및 내약성 등을 면밀히 살피면서 투약해야만 한다. 노인에게 투여된 약물의 부작용을 최대한 감소시키기 위해서는 다음과 같은 원칙을 따라야 한다. 첫째, 처방 의사는 반드시 처방한 약물의 약리 작용을 숙지하고 있어야 한다. 둘째, 사용하는 약물의 가지 수를 최소로 줄여야 한다. 셋째, 노인환자의 전반적 상태를 바탕으로 약물 용량과 투여 방식을 결정한다. 간이나 신장기능의 장애가 있을 경우, 환자 스스로 약물 용량을 감량하여 복용할 정도의 능력이 있는 지를 우선적으로 고려하여야 한다. 넷째, 발현되는 모든 약물 작용에 대해 관심을 기울이고 대처하여야 한다.

03 처방 의사를 위한 세 가지 조언

1. 약물 순응도

연령 증가에 따른 변화, 약물 상호작용, 약물과 공존 질환과의 작용 등을 면밀히 고려하여 처방을 하더라도, 환자가 처방 약물을 지시대로 복용하지 않으면 적절한 치료 효과를 기대하기 어렵다. 약물 순응도란 환자가 의사의 지시대로 처방약물을 복용하는 정도로 정의된다. 약물 비순응이 비단 노인만의 문제가 아니다. 하지만, 노인들이 성인보다는 더 많은 약물을 복용하고 있고, 복용 약물의 가지 수가 증가할수록 비순응도 비례하여 증가하기 때문에 노인에서 비순응이 더욱 많을 것으로 예상된다. 약물 복용중인 노인의 1/3~1/2이 약물을 처방대로 복용하지 않는다. 대체로 처방 약물의 1/5 정도는 복용하지 않는 것으로 알려졌고, 환자의 1/3~2/3가 지시된 용법과는 다르게 약물을 복용한다.

약물 순응도를 높이기 위해서는 처방하는 의사가 노인환자에게 왜 약물을 복용해야 하는지를 충분히 이해할 수 있도록 설명해 주어야 한다. 노인환자중에는 인지 기능에 장애가 있는 경우가 흔하기 때문에 처방 약물에 대해서 자세히 설명을 해주지 않으면, 약물을 처방대로 복용하기 어렵다. 처방하는 의사가 이런 점을 이해하지 못하고, 약물 효과가 만족스럽지 못할 경우 흔히 약물을 증량하여 처방하거나 약효가 더 강력한 약물로 변경하여 처방한다. 이런 환자가 약물을 처방대로 복용할 수 있는 환경 (예: 병원 입원, 시설 입소, 가족 밀착간병)에 놓이게 되면, 실제 복용한 용량의 몇 배를 복용함으로써 곧 심한 약물 부작용을 경험하게 된다. 또 다른 예로 이뇨제나 혈당강하제를 복용하는 환자의 경우를 들 수 있다. 환자가 입원하여 약물을 투여받을 경우에는 저염식을 하면서 이뇨제를 사용하고 철저하게 당뇨식이요법을 실시하면서 혈당강하제를 복용하게 된다. 병원에서 퇴원하면, 철저한 관리가 어려워지고 짜게 먹고 당뇨식이요법을 제대로 할 수 없게 되면 환자는 울혈성 심부전이나 고혈당으로 인하여 재입원하게 된다. 이를 줄이려면, 입원 당시부터 퇴원 후의 상황을 예상하고 다소 덜 철저한 식이를 제공하면서 약물을 투여하여야 한다.

독거 노인이거나 혼자 약물을 복용해야 하는 노인의 약물 순응도를 높이기 위해서는 정해진 시간에 시계의 알람이 울리게 하여 약 복용을 잊지 않도록 하거나, 일정한 시간에 전화로 약 복용시간임을 알려주거나, 매일 미리 약을 꺼내어서 쉽게 보이는 곳에 놓아두는 등의 방법을 사용할 수 있다. 의사가 약 복용법을 종이에 적어주면서 말로 한 번 더 설명을 하고, 하루 한 번 복용하는 식으로 단순하게 처방을 하며, 복용 약물 가지 수를 줄여 주면, 약물 순응도를 80~90%까지 높일 수 있다.

2. 노인군에 대한 약물 효과와 안전성 관련 임상연구가 심각할 정도로 부족하다

노인 약물요법은 비교적 난해하다. 노인에 흔한 공존 질환, 환경 여건, 유전적 변이 및 노화로 인한 생리적 변화 등이 복합적으로 상호작용을 일으키기 때문이다. 약물을 분별있게 처방하기만 하면, 사망률이나 유병률을 상당히 감소시킬 수

노인약물요법의 일반원칙
General Principle of Drug Therapy in Older People

있지만, 불행히도 아직 분별있는 처방을 뒷받침할만한 충분한 자료가 없다. 약역학적 자료도 부족하지만, 고령 노인 (예: 85세 이상)에 대한 자료도 드물다. 약물임상시험이 이보다는 젊은 노인군에서 주로 실시되기 때문에 임상시험결과를 고령 노인에 일반화하여 적용하기가 쉽지 않다.

많은 약물들이 노인군에 대한 연구결과는 없고 성인 환자에서의 결과를 노인에게도 적용하려는 경향이 있다. 더 젊은 연령군의 연구결과를 토대로 결정된 약물 용량으로 처방하는 경우, 더 많은 부작용이 예상된다. 일반적으로 노인에서 약물을 낮은 초회용량에서 시작하여 천천히 증량할 것을 권고함에도 불구하고, 노인에서 발생하는 약물의 부작용 빈도는 성인군에 비해 두 배나 높다. 사용된 약물의 가지 수의 영향을 배제한 결과이므로, 연령 증가나 공존 질환이 이에 기여할 가능성이 있다[1].

1. Beyth RJ, Antani MR, Covinsky KE, et al. Why isn't warfarin prescribed to patients with nonrheumatic atrial fibrillation: A study of physician's opinions and their relationship to clinical characteristics and the physicians' prescribing practices. J Gen Intern Med 1996; 11: 721-8.

3. 연령 증가와 약물 부작용의 위험도

연령이 증가함에 따라 널리 사용되고 있는 약물의 부작용 발생빈도도 증가하게 된다. 약물 처방을 위한 금언 중 첫 번째가 '먼저 해가 없도록 하라 (Primum non nocere; First, do no harm)'이다. 엄밀한 의미에서 보면, 약물 부작용은 의인성 질환이다. 40~50대에는 입원환자의 10%에서 발생하지만, 80세 이상이 되면 25%에서 발생한다. 일부 연구에서는 노인 사망의 절반이 약물 사용과 관련된다는 보고도 있고, 약물 부작용으로 인한 입원도 상당히 많을 것으로 추정된다. 결국 치료를 위하여 사용한 약물이 오히려 입원의 원인이 되고 이를 치료하기 위해 막대한 의료비를 지불하게 된다.

일부 약물들은 치명적인 부작용을 유발할 수 있다 (표 4). 심혈관계 약물과 향정신성 약물이 노인에게서 가장 심각한 부작용을 유발할 수 있다. 치료 약물의 치료 대역 (therapeutic window)이 좁고 신장을 통한 약물 배출이 감소하여 약물 작용 시간이 연장되는 등의 노화 관련 변화가 노인을 약물 부작용에 취약하게 만든다. 또한 약물 부작용이 비특이적이고 여타 질환들의 증상과 유사하여 쉽게 파악하기가 힘들다. 결국 약물 부작용을 치료하기 위해 다른 약물을 처방함으로써 다중약물요법 (polypharmacy)을 하게 되어

표 4. 전형적 약물 부작용

약물군	보편적 부작용
Narcotics	변비
Aminoglycoside	신부전, 청각 장애
Anticholinergics	구갈, 변비, 소변 저류, 섬망
Antiarrhythmics	설사 (quinidine) ; 소변 저류(disopyramide)
Diuretics	탈수, 저나트륨혈증, 저칼륨혈증, 실금
Antipsychotics	섬망, 저혈압, 지나친 진정, 추체외로 운동장애
Sedative-hypnotics	지나친 진정, 섬망, 보행 장애

약물 부작용이 발생할 위험이 더욱 커지는 악순환이 발생한다.

이런 가능성은 환자가 서로의 처방 내용을 모르는 여러 의사에게서 처방을 받을 경우 더욱 높아진다. 예를 들면, 정신과에서 기분장애로 lithium을 복용중인 환자에게 내과에서 심부전이나 고혈압을 치료하기 위해 diuretics를 처방하면, lithium의 신장을 통한 배설이 저해되어 혈중 전해질 불균형과 더불어 lithium 부작용이 발생할 가능성이 높아진다. 또 다른 예로 cimetidine을 propranolol, theophylline, dilantin 등과 병용 투여하게 되면, 간에서의 대사가 지연되어 약물 배출이 감소하고 약물 독성이 발생할 가능성이 높아진다.

일부 특정 약물들이 특정 질환에 이환된 노인환자에게 투여되면, 심각한 부작용이 예상된다 (표 5).

표 5. 노인환자에서의 특정 약물과 질환간의 상호작용

질병 명	투여 약물	예상되는 부작용
치매	항정신성 약물, levodopa, 항경련제	혼돈, 섬망
녹내장	Antimuscarinic drugs	급성 녹내장
울혈성 심부전	Beta blocker, verapamil	Acute cardiac decompensation
심장 전도장애	삼환계 항우울제	Heart block
고혈압	NSAIDs	혈압 상승
말초 혈관질환	Beta blocker	intermittent claudication
만성 폐쇄성 폐질환	Beta blocker, Opiates	기관지 수축, 호흡저하
만성신장질환	NSAIDs, 조영제, amionglycosides	급성 신부전
당뇨	이뇨제, predisone	혈당 상승
전립선 비대	Antimuscarinic drugs	소변 저류
우울증	Beta blockers, 중추신경계 작용 항고혈압제, 알코올, benzodiazepine, steroid	우울증 유발 혹은 기존 우울증 악화
저칼륨혈증	digoxin	부정맥
위궤양	NSAIDs, 항응고제	위장관 출혈

CHAPTER 02

노인 인지장애 및 치매
Cognitive Disorders and Dementia in Older People

1. 개요 *Overview*
2. 치매의 역학
3. 치매의 유형
4. 치매의 임상양상
5. 치매의 진단

서 국 희 | 한림의대

CHAPTER 02

노인 인지장애 및 치매

Cognitive Disorders and Dementia in Older People

서 국 희 | 한림의대

01 | 개요 Overview

이미 4000년 전 고대의 역사기록에서 연령 증가에 따른 기억력 감퇴에 대한 기술이 발견된다. 이집트 5왕조 시절 (BC 2414~2375) Ptah-hotep은 그의 교훈서에서 "나이가 들어가니 점점 바보가 된다. 남성은 쇠락하여 젊음을 잃었다. 하루하루가 고민으로 가득하다. 눈도 잘 보이지 않고, 귀도 잘 들리지 않는다. 날이 갈수록 기운이 떨어지고, 입은 굳게 닫히고 이젠 이전처럼 유창하게 말을 할 수도 없다. 지적 능력도 감퇴하고 기억력도 하루가 다르게 감퇴하고 있다."라고 기술하였다.

1. 인지장애

경도 인지장애 (Mild Cognitive Impairment: MCI)란 개념적으로 뇌의 병적 과정이 이미 시작되었음에도 불구하고 아직 치매가 발생하지 않은 단계를 의미한다. 하지만, 뇌 생검 이외에는 실제 이를 쉽게 확인할 수 있는 방법이 아직 없다. MCI는 질병으로 간주되지 않는 양성 노인성 건망증 (benign senescent forgetfulness)이나 연령 관련 기억력 장애 (Age Associated Memory Impairment: AAMI)와는 구별되는 개념이다. 현재 MCI는 질병으로 간주되어 진단과 치료에 관한 활발한 연구가 진행되고 있다 (그림 1). MCI 환자의 40%가 3년 이내에 알쯔하이머병으로 진행되기 때문에, MCI를 알쯔하이머병의 전단계로 인식하고 있다. 치매환자는 이치에 맞지 않는 엉뚱한 말이나 난폭한 행동, 성격의 변화 혹은 옷을 혼자 입지 못하는 등의 일상생활을 영위하는 기초적인 능력을 상실하는 등의 증상을 보이지만 MCI 환자는 병적 과

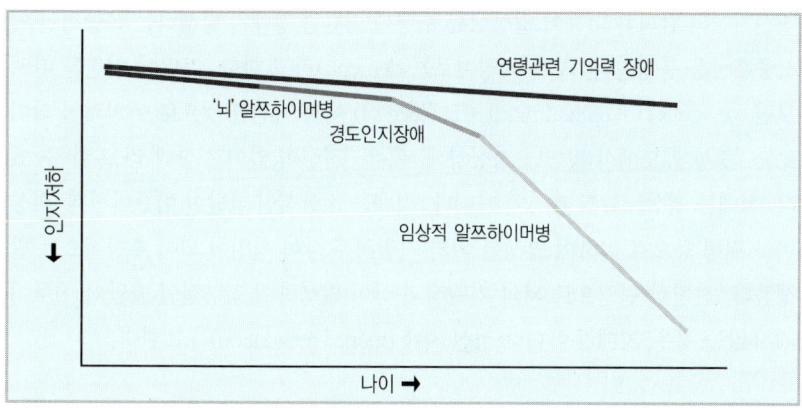

그림 1. Cognitive decline throughout aging.

정의 진행에도 불구하고 치매 임상 증상이 발현되지 않은 채 주로 선택적으로 기억력만 감퇴하기 때문에 환자 자신은 건망증이 심해졌다고 느끼는 정도이므로 조기 발견이 매우 어렵다. 그러므로, 체계적인 노력에 의해서만 MCI의 조기 진단이 가능하다. 즉, 건망증이 있으면 정밀한 신경심리학적 인지기능검사를 실시하고, 필요하면 치매의 생물학적 표지자(biological marker)를 검사하거나 PET 등 생체 뇌의 기능을 판별하는 뇌 영상술의 도움을 빌어야 한다. 실세 건망증을 호소하는 사람 중에서 MCI 환자를 가려내기는 여전히 어렵다. Peterson 등의 MCI 진단기준은 기억력 감퇴를 호소하고, 같은 연령군에 비해 기억력 감퇴가 훨씬 심하지만, 일상활동에서의 장해나 전반적인 인지기능 손상이 치매로 진단될 정도가 아니어야 한다고 규정하고 있다. MCI의 유병률은 만 65세 이상 노인의 15% 정도로 추정되고 있다.

임상검사에서 MCI 환자가 보이는 인지기능저하는 초기 알쯔하이머병의 양상과 유사하다. MRI 검사에서 기억력 감퇴를 시사하는 해마위축이 75%의 MCI 환자에서 관찰된다. 또한 ApoE4 양성 MCI 환자의 치매 이행 위험도가 높다. 또한 뇌척수액에서 tau protein 혹은 베타 아밀로이드(β-amyloid)가 검출될 경우 알쯔하이머병으로 이행되는 과정에 있는 것으로 추정할 수 있다. 이들의 뇌 부검 소견도 알쯔하이머병과 같다.

2. 치 매

치매는 정상적으로 발달한 뇌가 정상적인 기능을 수행하다가 후천적인 원인에 의해 손상되어 전반적인 기억, 지능, 학습능력, 언어 등의 인지기능과 고도의 지적 노인 인지장애 및 치매   Cognitive Disorders and Dementia in Older People

정신기능의 감퇴와 더불어 일상생활 수행에 심각한 장애가 발생하는 복합적인 임상증후군을 통칭한다. 치매를 영어로는 dementia라고 한다. 라틴어 어원을 따져보면, de (out of) + mens (mind) + ia (state of) 에서 기원한 것으로 어원적인 의미로는 '정상 궤도에서 벗어난 정신상태' 혹은 '정신이 없어진 상태'라고 할 수 있다. 치매는 정상노화의 과정이 아니다. 치매는 정상적인 발달이 이루어진 후 외상이나 질병 등으로 인하여 발생한 뇌의 기질적 손상이 원인이 되어 후천적으로 발생한다. 선천적 원인으로 뇌의 기질적 손상이 발생하여 정상적인 발달이 이루어지지 않는 경우, 치매가 아니라 정신 지체 (mental retardation)라고 한다.

이전에는 치매를 흔히 '노망' 혹은 '망령'이라고 불렀다. '노망'이나 '망령'은 기억력이 감퇴되어 방금 한 일을 잊어버리거나 같은 말을 반복하거나 사람을 알아보지 못하거나, 판단력이나 자제력을 상실하고, 대소변을 못 가리는 등 어린 아이로 퇴행한 것 같은 행동을 하는 상태로 알려져 있다. 심리적 원인으로 정신기능 저하가 발생한 경우나 뇌의 기질적 병변없이 신체 질환으로 인하여 발생한 정신기능의 저하까지도 '노망'으로 표현하였고, 과거에는 잘못 인식하여 이를 노화에 따른 생리적인 현상으로 간주하기도 했다.

02 치매의 역학

동서간 냉전종식과 정보통신분야의 획기적 발전 덕분에 빠른 속도로 세계화(globalization)가 이루어지고 있다. 이질적이던 지역 고유문화에 새로운 문화양식들이 상호도입되어 섞이면서 이전보다 훨씬 동질화되고 있어 지역이나 인종에 따른 문화적 차이가 감소하고 있다.

그러나, 아프리카로 대표되는 빈곤한 지역에서는 극심한 기아로 인하여 생존이 위협을 받지만 다른 지역은 물질적 풍요로 인해 오히려 비만이 새로운 질병으로 부각되고 있어 아직도 지역간 수준의 격차가 매우 크다. 그러므로 그 사회의 수준에 따라 그 사회의 노인병에 대한 대처가 다를 수밖에 없다. 평균수명, 흔한 질병 유형 및 사망원인 등은 한 사회의 발전정도에 따라 변화한다. 다른 생활수준에 있으면 건강수준 또한 달라질 수밖에 없다. 달리 말하면, 동시대에 살고 있지만, 각 사회의 발전정도에 따라 각기 서로 다른 시대에 살고 있는 셈이다. 현재의 다양한 발전단계에 있는 사회들을 관찰하면, 즉 아프리카의 원시적인 사회에서 선진국의 초현대적 사회까지, 한 사회의 과거와 미래를 동시에 추정하고, 치매와 같은 대표적인 노년기 질환의 시간적 추세 (temporal trend)를 가늠하여 그 역학적 변천 (epidemiologic transition)을 추적하는 일이 가능하다.

알려진 알쯔하이머병 위험인자들은 거의 예방이나 치료가 불가능한 것들인 반면, 혈관성 치매의 위험인자는 뇌졸중을 일으킬 수 있는 위험인자와 같고 대부분 예방 및 치료가 가능하기 때문에 알쯔하이머형 치매와 혈관성 치매는 최종 상태는 같지만 경로가 서로 다른 병이라고 할 수 있다. 방법론적인 차이를 감안하더라도, 인종 및 지역에 따른 치매 유병률의 차이는 인종 및 지역의 특성으로 인한 것일 수 있다. 사회경제적 수준, 의료수준, 환경위생수준, 평균수명, 식이 습관 등의 지역특성 및 지역별 치매 위험요인의 과다 등이 치매 유병률에 영향을 미칠 수 있을 것이다.

1. 치매의 역학적 변천 이론

한 원시적인 사회가 형성된 후 인구의 평균수명이 치매의 위험연령에 도달하기까지는 거의 치매가 발견되지 않다가 평균수명이 위험연령을 넘어서게 되면 짧은 기간내에 치매의 발병률이 급속히 증가한다. 이후 고발병률-고사망률 사회가 이어지다가 위험인자의 조절과 의료수준의 향상으로 발병률과 사망률이 점진적으로 감소하는 추세를 보이고 최종적으로는 저발병률-저사망률 사회에 이르게 된다. 고발병률-고사망률 사회에서 저발병률-저사망률 사회로 이행하는 과정은 위험인자를 조절하고 의료수준을 향상시키려는 사회의 보건의료정책의 적절성과 노력여부에 따라 매우 다양하게 전개될 것이다. 알쯔하이머병의 발병률의 조절은 매우 어렵지만, 혈관성 치매 발병률은 비교적 쉽게 조절할 수 있는 반면, 치매 사망률은 주로 사회의 보건의료수준에 따르게 된다. 그러므로, 현재의 치매 유병률 변화는 치매 사망률과 혈관성 치매 발병률과 가장 직접적인 연관을 가지고 있다 (그림 2).

미개발사회 (undeveloped society)에서는 감염성 질환이 가장 흔한 사망원인이다. 감염성 질환이 조절되기 시작하면 평균수명도 증가한다. 이런 평균수명이 치매 위험연령에 도달하기 이전의 상태의 사회를 역치하 사회 (subthreshold society)라고 하자. 치매가 노년기의 대표적 질환이므로, 저개발사회는 짧은 평균수명 때문에 아직 치매발생의 역치하 상태에 놓여 있다. 실제 스웨덴의 룬드비 연구에서

노인 인지장애 및 치매
Cognitive Disorders and Dementia in Older People

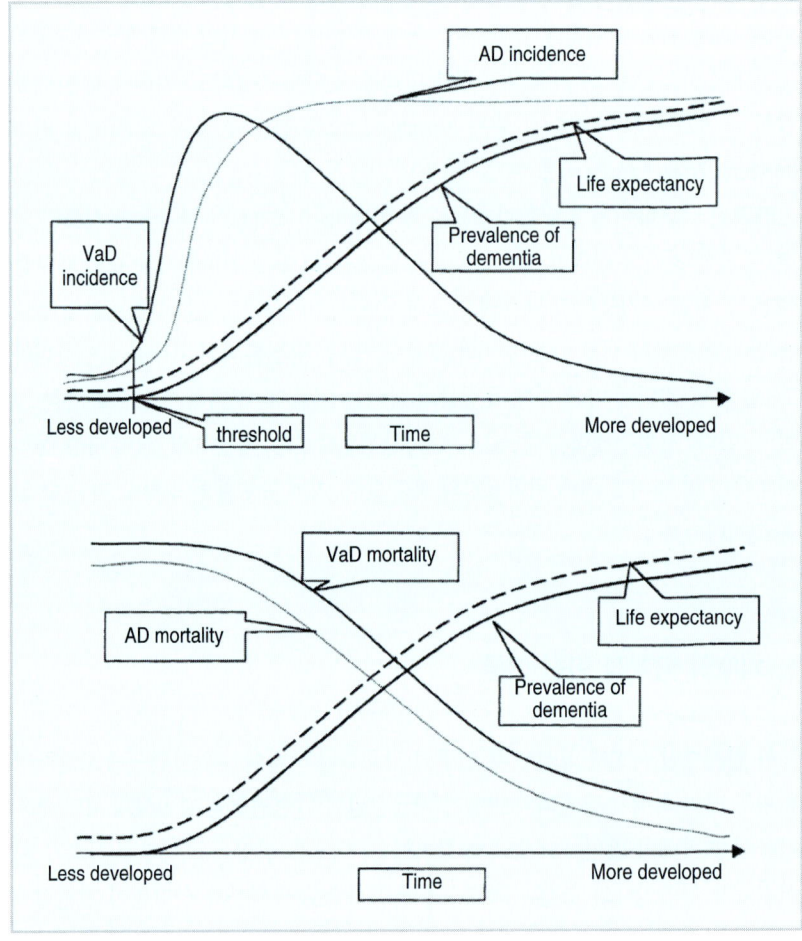

그림 2. A model for the epidemiological transition in dementia showing temporal change in the incidence and mortality of dementia compared with life expectancy.

1947년과 1957년 사이에 폐렴으로 인한 사망률이 현저히 감소하자 치매의 유병률이 두 배로 높아졌다는 보고가 있다[1].

1) 나이지리아에서 알쯔하이머병이 발견되지 않은 원인

Osuntokun 등에 의해 치매가 발견되지 않았다고 보고된 나이지리아는 당시 평균수명이 50.4세에 불과한 역치하 사회였다[2,3]. 아직 평균수명이 치매의 위험연령에 도달하지 못했고, 치매 위험군에 속하는 사람들은 환경적 악조건을 이겨내지 못하고 일찍 사망하고 장수하는 노인은 치매의 비위험군에 속하는 적자생존의 가능성이 높다. 비슷한 경우로, 1986년 인도북부 캐시미어 지방에서 이루어진 주요 신경계 질환 유병률연구에서 알쯔하이머병에 걸린 대상을 발견하지 못했다[4]. 하

---

1. Gruenberg EM(1977): The failures of success. Milbank Mem Fund Q 55(1): 3-24 Cited from Pfeffer RI, Afifi AA, Chance JM(1987): Prevalence of Alzheimer's disease in a retirement community. Am J Epidemiol 125(3): 420-433
2. UN(1996): World Population Prospectus 1996,New York.UN.
3. Osuntokun BO, Ogunniyi AO, Lekwauwa UG(1992): Alzheimer's disease in Nigeria. AfrJMedMedSci 21: 71-77
4. Chandra V, Ganguli M, Pandav R, Johnston J, Belle S, DeKosky ST (1998): Prevalence of Alzheimer's disease and other dementias in rural India: the IndoUS study. Neurology 51: 1000-1008

지만, 같은 시기에 봄베이 근처 조로아스터교 집단에서는 알쯔하이머병 환자가 꽤 자주 발견되었는데, 이들의 평균수명은 70세 이상 이었다고 한다.

2) 극동지역 치매 유병률의 시간적 변화

1990년 전후 발표된 다수의 중국 역학연구결과들에 의하면, 혈관성 치매와 직접적인 연관이 있는 뇌졸중의 빈도가 북쪽 지방에서 높고 남쪽 지방에서는 낮다는 사실과 중국내에서도 지역 및 민족별로 치매 유병률에 차이가 있다는 사실이 보고되었다[5-7].

표 1.

Year	Authors (reference number)	Survery site	Overall rate	AD*	VaD**	Other	VaD/AD
Japan							
1982	Hasegawa et al. (7)	Tokyo	4.8	1.2	2.0	1.6	1.7
1986	Shibayama et al. (8)	Aichi	5.8	2.4	2.8	0.6	1.2
1992	Ueda et al. (12)	Hisayama	6.7	1.7	3.8	1.2	2.2
1995	Ogura et al. (18)	Okinawa	6.7	3.1	2.1	1.5	0.7
1999	Yamada et al. (19)	Hiroshima	7.2	Male 2.0	2.0	–	1.0
				Female 3.8	1.8	–	0.5
Korea							
1994	Park et al. (14)	Young-Il	10.8	6.5	1.3	3.0	0.2
1998	Woo et al. (16)	Yonchon	9.5	4.5	2.5	2.5	0.6
1998	Sch et al. (17)	Yonchon	6.8	4.2	2.4	0.2	0.6
China							
1981	Kuang & Zhao (9)	Wuhen	0.5	0.1	0.4	0	5.6
1987	Chen (10)	Beijing	0.8	0.4	0.4	0	1.1
1989	Li et al. (11)	Beijing	1.2	0.4	0.8	0	2.0
1990	Zhang et al. (15)	Shanghai	4.6	3.0	1.2	0.4	0.4
1996	Liu et al. (20)	Taiwan	4.4	2.2	1.1	1.1	0.5
1998	Chiu et al. (21)	Hong Kong	6.1	4.0	1.8	0.3	0.5
1998	Lin et al. (22)	Taiwan	4.0	2.3	0.9	0.8	0.4
1999	Zhang et al. (23)	Beijing	7.8	4.8	2.7	0.3	0.6
Nigeria							
1995	Hendrie et al. (27)	Ibadan	2.3	1.4	0.7	0.2	0.5
1997	Ogunniyi et al. (28)	Ibadan	1.1	0.7	0.3	0.1	0.5
India							
1996	Shaji et al. (29)	Kerala	3.4	1.4	2.0	0.0	1.4
1998	Chandra et al. (30)	Ballabgarh	1.4	1.1	–	–	– [a]
Europe & United States							
1989	Evans et al. (31)	Boston	10.3	8.7	0.9	0.7	0.1
1990	Livingston (32, 33)	London	4.7	3.1	0.1	1.5	0.0
1991	Fratiglioni et al. (34)	Stockholm	11.9	6.0	3.0	2.9	0.5
1995	Ott et al. (35)	Rotterdam	6.3	4.5	1.0	0.8	0.2
1997	Andersen et al. (36)	Odense 7.1	7.1	4.7	1.3	1.1	0.3

Number between parentheses is reference number. *AD: Alzheimer's Disease **VaD: Vascular Dementia, [a]Although authors did not report the prevalence of VaD, it is definite that AD was at least 3~4times more prevalent than VaD

5. Cheng XM, Ziegler DK, Lai YH, Li SC, Jiang GX, Du XL, Wang WZ, Wu SP, Bao SG, Bao QJ (1995): Stroke in China, 1986 through 1990. Stroke 26: 1990-1994
6. He J, Klag MJ, Wu Z, Whelton PK (1995): Stroke in the People's Republic of China. I. Geographic variations in incidence and risk factors. Stroke 26: 2222-2227
7. He J, Klag MJ, Wu Z, Whelton PK (1995): Stroke in the People's Republic of China. II. Metaanalysis of hypertension and risk of stroke. Stroke 26: 2228-2232

Kiyohara 등은 고혈압의 치료와 조절이 일본인들의 뇌졸중으로 인한 상병과 사망률을 상당히 감소시켰고, 뇌졸중의 예방은 혈관성 치매환자의 감소로 이어졌다고 했다[8]. 실제 시간적 변화를 추적해온 많은 일본의 역학연구가 매우 상세하게 이들 사이의 관련성을 제시하고 있어 매우 신빙성이 높다[9,10].

8. Kiyohara Y, Yoshitake T, Kato I, Ohmura T, Kawano H, Ueda K, Fujishima M(1994): Changing patterns in the prevalence of dementia in a Japanese community: the Hisayama study. Gerontology 40 Suppl 2: 29- 35: 29-35
9. Kodama K(1993): Stroke trends in Japan. AnnEpidemiol 3: 524-528
10. Kiyohara Y(1999): Prevalence, incidence, and risk factors of vascular dementia: the Hisayama study. RinshoShinkeigaku 39: 47-49

03 치매의 유형

치매는 내과, 신경과 및 정신과 질환 등 무려 70가지 이상의 원인에 의해 야기될 수 있다. 그런데 이들 중에서 중요한 원인들을 들어보면, 알쯔하이머병, 혈관성 치매(다발성 경색치매), 알코올 중독으로 인한 치매, 뇌의 외상으로 인한 외상성 치매, 노인성 우울증으로 인한 가성치매 등이 있다.

이 중에서도 알쯔하이머병(Alzheimer's disease: AD)는 모든 치매의 50~60% 정도를 차지하고, 혈관성 치매(Vascular Dementia: VaD)는 약 20~30%를 차지한다고 알려져 있다. 또한 약 20~30%의 혼재성 치매환자는 이 두 가지 형의 치매를 함께 가지고 있는 것으로 보고되고 있다.

1. 치매의 유형

크게는 알쯔하이머병으로 대표되는 원발성 퇴행성 치매(Primary degenerative dementia)와 뇌동맥 경화증 및 기타 뇌혈관 장애가 원인이 되어 이차적으로 발생하는 혈관성 치매와 같은 속발성 치매로 구분할 수 있다. 원발성 치매는 비가역적 치매라고 할 수 있고, 속발성 치매는 사전 예방이 가능하고 발생한 경우에도 조기 치료를 통하여 진행을 억제하거나 경과를 호전시킬 수 있다.

원발성 치매는 퇴행성 뇌질환(degenerative brain disease)으로 인하여 뇌 신경 세포의 손상과 사멸이 발생하여 초래된다. 여기에는 알쯔하이머병, 루이체 치매, 전두측두엽 치매, 파킨슨병에 의한 치매 등이 속한다. 속발성 치매는 우울증, 약물, 알코올 및 화학물질 중독, 대사성 장애, 갑상선질환, 비타민 결핍, 감염성 뇌질환, 두부외상, 수두증 및 다발성 경색증 등으로 인하여 초래된다. 특히 산업 재해의 증가와 교통사고로 인한 외상성 치매가 급속히 증가하는 추세에 있다.

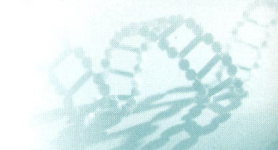

치매를 원인질환에 따라 다음과 같이 분류할 수 있다.

표 2. Etiologies of Dementia

Neurodegenerative illnesses
Alzheimer's disease
Frontotemporal dementia including Pick's disease
Dementia of Lewy body disease/dementia of Parkinson's disease
Huntington's disease
Spino-cerebellar degeneration
Progressive supranuclear palsy
Idiopathic cerebral ferrocalcinosis (Fahr's disease)
Vascular causes
Thromboembolitic stroke(s)
Cerebral hemorrhage
Vasculitis (e.g. systemic lupus erythematosis)
Binswanger's disease
Space occupying lesions
Primary cerebral tumors
Metastatic cerebral tumors
Chronic subdural hematoma
Hydrocephalus including normal pressure hydrocephalus
Traumatic causes
Major head injury (single or multiple)
Toxic causes
Alcohol
Heavy metal poisoning including Wilson's disease
Infectious diseases
Syphilis
AIDS dementia complex
Prion disease (Creutzfeldt-Jakob disease, Kuru, Gerstmann-Straussler, etc)
Viral encephalitis
Bacterial meningitis
Metabolic imbalances
Chronic anoxic states (cardiac failure, carbon monoxide poisoning, anaethetic accidents, etc)
Vitamin deficiencies (B12, folate, thiamine, nicotinic acid, etc.)
Chronic endocrinopathies (hypoglycemia, Addison's disease, myxedema, etc.)
Uremia
Hepatic failure

1) 원발성 퇴행성 치매

대뇌피질의 신경세포 손상과 사멸이 증가하면서 지적 능력이 저하되기 시작한다.

서서히 발병하고 완만하게 진행되며, 점차 악화되는 특징이 있다. 순수한 원발성 퇴행성 치매는 주로 고령, 성별, 치매의 가족력 등과 같이 예방할 수 없는 위험요인들에 의한 것으로 알려져 있다.

(1) 알쯔하이머병

1907년 알쯔하이머가 처음 보고한 병으로, 치매의 가장 흔한 유형(60~70%)이다. 베타-아밀로이드 (β-amyloid)의 독성으로 인하여 신경세포가 사멸하기 때문에 발생한다. 연령 증가에 따라 급속히 증가하고, 여성에 더욱 흔하고, 치매의 가족력이 있거나 ApoE ϵ4 유전형이 있으면 위험도가 증가한다. 치매 환자 가족들이 치매에 걸릴 확률은 일반인보다 대략 2배 높다. 특히 통상적 호발연령대보다 일찍 알쯔하이머병이 발병한 가족이 있거나 가족 내에 알쯔하이머병에 걸린 사람이 두 사람 이상일 경우, 가족들의 치매 위험도가 높아진다. 다운증후군 환자가 30~40세 이후까지 생존하는 경우 모두 치매로 진행된다는 사실로 인해 치매와 21번 염색체 삼체성(trisomy)과의 관련성이 인정되고 있다.

알쯔하이머병에는 두 가지 형태가 있다. 가족 중에 치매 환자가 있는 가족형과 가족 중에 치매 환자가 없는 돌발형이다. 가족형 알쯔하이머병은 대개 30~60세 사이의 조기 발병형으로 전체 알쯔하이머병 환자 중 5%가 해당되고, 강한 유전적 연관이 있다. 돌발형은 만기 발병형으로 전체 알쯔하이머병 환자 중 95%를 차지하는 보편적인 형태이다. 즉 전체의 5%만이 유전적 경향이 강하고, 95%는 그렇지 않다. 현재 알려진 알쯔하이머병 관련 유전자는 4개인데, 이 중 3개(presenilin 1, presenilin 2, amyloid precusor protein)는 가족형과 관련하고, 하나만(Apolipoprotein E) 돌발형과 관련된다.

[알쯔하이머병 증례]

1985년 봄, 시부모가 돌아가시고, 할머니 자신도 거의 환갑이 되어갈 무렵 간혹 물건 둔 곳을 잊어버리거나 사람 이름이 금방 생각나지 않는 일이 자주 있었다. 하지만, 남보다 심한 편도 아니었고 생활에 아무런 지장이 없었다. 이듬 해 수원 사는 둘째 아들네에 다니러 갔다가 알던 길을 찾지 못하고 헤매다 경찰의 도움으로 아들네를 찾아간 일이 있었다. 아침에 아들이 꼭 전해달라고 한 말이 무엇이었는지 생각이 나지 않아 다시 전화를 하여 물어보기도 하고, 친구를 며느리에게 소개하려고 하다가 이름이 생각나지 않아 얼버무리는 일도 있었다. 환갑 때 자식들이 해준 금가락지를 어디에 두었는지 몰라 집안을 온통 뒤져 보름만에 찾은 일이 있어, 치매 클리닉을 방문하여 검사를 받았다. 검사에서 명백한 인지기능의 저하가 발견되었고, 아직 치매는 아니지만 치매로 진행될 가능성이 있는 '치매 의심' 단계인 '경도 인지장애'라는 진단을 받았다. 2년 정도가 지나자 무슨 내용인지 전혀 알 수가 없다면서 텔레비전의 연속극이나 뉴스도 보지 않고 신문도 읽지 않게 되었다. 이 무렵 자주 불안해 하고 우울하다는 말을 하였다. 멀리 사는 자식들이 와서 같이 외식이라도 하러 나가자고 해도 '싫다'고 하고, 점점 아무런 희망도 없고 사는 재미도 없다며 매사에 부정적이었다. 누가 기억력이 괜찮아졌냐고 물으면 '내가 언제 기억력이 나빴던 적이 있었냐?' 면서 기억력 장애에 대해 강하게 부정하였다.

　1990년 겨울이 되자, 이제 할머니는 금방 일어난 일을 까맣게 잊어버려 자식네에 자꾸 전화를 하거나, 식사를 하고 돌아서서 또 식사를 하려고 하고, 거스름돈을 제대로 계산할 줄 몰라 쇼핑을 할 수 없게 되었고, 길을 잃어버리기 때문에 멀리 혼자서 외출할 수도 없었다. 하지만, 지금이 몇월 며칠인지도 알고, 장소나 사람들을 혼동하는 경우는 없었고, 집앞의 잘 알고 있는 곳에는 가끔 혼자 나가기도 했다. 약 4년이 지난 1994년 가을, 할머니가 자신의 방에서 며느리에게 '얘야, 여기가 어디니? 나는 우리 집에 갈란다' 며 늘 생활해온 자신의 방을 알지 못하고 엉뚱한 말을 하였다. 점점 할머니의 엉뚱한 말이 늘어나고 사람을 의심하고 도둑이 들었다며 불안해 하며 안절부절 못하는 일이 잦아졌다. 한여름에 겨울 옷을 입고 다니기도 하고, 고쟁이 차림으로 돌아다니기도 하는 등의 행동 때문에 며느리가 한 순간도 눈을 떼지 못하고 할머니를 도와드려야 했다. 이런 상태로 1년여가 지나자, 할머니는 아들과 며느리의 이름은 물론 자신의 나이조차도 잘 알지 못하게 되었다. 외출하여 작은 아들네 가는 것을 좋아하여 가끔 길을 스스로 이야기하기도 하지만, 이제는 소변을 가리지 못해 기서귀를 자고 다녀야 했다. 또 1년이 지난 1997년 가을 할머니는 며느리를 '엄마' 라고 부르며 하루 종일 졸졸 따라 다니고, 대변도 가리지 못하게 되었다. 소리를 지르고 옷을 찢어버리거나 쌍스러운 욕을 하기도 했다. 밤에는 자지 않고, 화장실을 찾지 못해 각 방을 다 열고 돌아다니고 냉장고 문을 열고 쪼그리고 앉아 용변을 보기도 하는 등 가족의 고통이 점점 심해지기 시작하였다. 이렇게 2년이 지나 1999년 가을이 되면서 할머니는 점점 자신의 방에서 나오지 않고 아주 필수적인 대답 외에는 말을 하지 않게 되었다. 고작 '싫어, 그래, 밥, 물, 아파' 등 5~6개의 말만 할 뿐 거의 가족을 알아보지도 못하고 아무런 표정도 얼굴에 나타나지 않게 되었다. 의사의 권유로 치매 전문병원에 입원하여 전문적인 간병과 치료를 받기 시작하였다. 이후 아들들이 찾아가면 말은 없지만 고개를 들고 미소를 지어보이기도 한다.

(2) 루이체 치매

　노년기의 퇴행성 병변에 의한 치매의 원인 중 비교적 흔한 원인 질환이다. 파킨슨병과 밀접하게 관련되지만, 서로 다른 임상양상을 보인다. 치매 증상이 보다 뚜렷하고 파킨슨병 증상중 운동 증상은 대개 경직 (rigidity)에만 국한되어 동작의 완만 (bradykinesia)이나 진전 (tremor)은 덜 나타난다. 진전은 나타나더라도 미약하고 일시적인 경우가 많다. 특히 섬망이나 환시가 자주 발생한다. 추체외로증상의 발현과 증상이 짧은 시간내에도 기복을 보일 수 있다. 치료에 있어서도 항정신병약 사용에 주의를 요하는데, 항정신병약물에 대한 과민성이 있어 혼돈이나 neuroleptic malignant syndrome, 사망에 까지 이를 수 있다. 반면 이런 증상들은 신피질에서 choline acetyltransferase의 활성이 다른 알쯔하이머병보다 저하되어 있기 때문에 cholinesterase inhibitor에 반응을 보이기도 한다.

(3) 전두측두엽치매
인지기능의 저하보다는 성격과 행동의 변화가 뚜렷하게 먼저 출현한다. 이상행동은 발병 초기부터 서서히 시작되어 악화되는데, 사회 규범을 모르는 듯 행동하고, 갑자기 과격한 행동을 보이며, 사고가 경직되어 설득이 어렵고 고집이 세며, 많이 먹고, 보속증이나 상동증을 나타내고, 주의가 산만하다. 전두측두엽 치매 초기에는 성격의 변화 혹은 무관심, 부적절한 사회적 행동이 두드러진다. 언어장애로는 말수가 점진적으로 줄고, 상동 언어, 반향어 등이 나타나면서 후기에는 결국 무언증(mutism)을 보이게 된다. 인지기능은 공간 지각력의 이상이나 실행증은 늦게까지 잘 나타나지 않으며 심각한 실어증이나 기억력의 감퇴 없이도 전두엽 기능의 심한 저하를 나타낼 수 있다.

2) 혈관성 치매
혈관성 치매는 뇌허혈이나 뇌출혈 등 뇌졸중 후에 발생한다. 혈관성 치매는 갑자기 시작되고 갑자기 악화되거나 호전되기도 한다. 고혈압, 당뇨, 심장질환, 비만, 흡연, 뇌졸중 등이 모두 혈관성 치매의 위험인자이다. 이들 위험인자 모두가 예방 가능하고, 뇌졸중이 발생한 후에도 지속적인 치료를 통해 지적 기능의 악화를 억제할 수 있다.

3) 기타 원인에 의한 치매
(1) 뇌손상으로 인한 치매
교통사고, 산업재해 등으로 인해 광범위한 뇌손상을 입은 경우 치매가 발생한다. 경미한 상태에 머물 수도 있지만 심각한 지적 능력 저하가 초래되어 회복되지 않는 경우도 있다.

(2) 알코올성 치매
알코올 중독으로 입원한 환자의 3%정도에서 나타나며, 초기에는 약물치료에 반응하여 호전되기도 하지만 만성화되면 회복 불가능하다. 여성, 50대 이상의 연령, 지속적인 음주가 위험 요인이다.

(3) 기타 치매

위에서 열거한 질환외에 중추신경계 감염 (신경매독, 결핵, 바이러스성 뇌염, 후천성 면역결핍증), 독성대사장애 (악성 빈혈, 엽산결핍증, 갑상선기능저하증), 산소결핍증 (연탄가스중독, 저혈당, 저산소증) 등으로 인해 치매가 발생할 수 있다.

04 | 치매의 임상양상

알쯔하이머병 기억력 장애의 특징적인 소견은 새로운 정보를 받아들여 기억으로 저장하는 능력의 손상으로 인한 기억력 장애이다. 이러한 기억력 장애가 점점 심해지면서 복잡한 인지적 과제에 대한 수행능력이 떨어지고 문제해결 능력도 저하되며 결국은 언어 능력과 고위 수행능력, 인식능력, 실행능력, 지남력 (시공간 지각능력)의 손상이 나타나게 된다.

성격 변화는 자발성이 저하되고 수동성이 증가하는 방향으로 초기부터 나타날 수 있으며, 환자 자신이 병 증상을 인식하면서 우울증이 병발하는 경우가 흔하고 이로 인해 인지기능 저하가 더욱 악화된다. 병이 진행됨에 따라 환자의 초조, 흥분, 망상 등의 행동정신증상들이 더욱 심각해진다. 추체외로 증상이 없는 경우, 균형 감각이나 보행능력은 통상적으로 잘 유지되지만 미세한 보행의 변화가 있을 수 있고, 질병이 진행되면서 실행기능이 저하되어 섭식, 옷 입기, 걷기 등의 일상생활을 유지하는데 필요한 동작을 하지 못하게 된다. 말기 환자에서는 경련 발작이 발생할 수 있으며, 삼키는 기능이 저하되는 연하장애가 생기고 종국에는 외부의 도움없이는 생존 할 수 없는 상태가 된다.

알쯔하이머병 환자는 대개 진단을 받은 후 약 8~10년내에 사망하게 되는데, 가장 흔한 사망 원인이 폐렴, 비뇨기계 감염, 패혈증 등의 감염 질환과 사고(accident)로 인한 추락사나 교통사고 등이다.

치매의 원인이 다양한 만큼 치매의 증상도 다양하여, 이를 정형적으로 규정하기는 불가능하지만 주로 인지적 증상, 비인지적 행동심리적 증상과 신경학적 증상 등으로 구분하여 평가할 수 있다.

노인 인지장애 및 치매 Cognitive Disorders and Dementia in Older People

1. 기억력 장애

기억력 장애는 모든 치매에서 공통적으로 발생하는 증상이다. 초기에는 주로 단기 기억력 장애가 나타나 새로운 정보를 습득하는 능력을 잃게 되지만 점차 과거에 대한 장기기억도 점차 상실하게 된다. 언제나 과거에 대한 이야기만 하여 마치 '과거 속에 사는 사람' 처럼 보이기도 하고, 지금 이 곳에서 일어나고 있는 일을 기억하지 못하여 주로 연속극이나 최근의 사건을 화제로 삼는 주변 사람들과의 대화에 일원으로 참여하지 못하고, 사회생활에서 고립되며 일상생활에 흥미를 잃은 것처럼 보이기도 한다.

초기에는 물건을 잘 보관해 두고도 찾지 못하거나 가스 렌지에 음식을 올려놓고 잊어버려 태우거나 중요한 약속을 잊어버리지만, 질병이 경과하면서 늘 사용하던 가전제품을 사용할 줄 모르게 되거나 이전에 잘 만들던 음식을 제대로 만들지 못하거나 돈 계산을 잘 못하게 되며 가족의 이름, 자신의 생년월일, 주소, 최종적으로는 자신의 이름조차도 잊어버리게 된다.

2. 지남력 장애

정상인은 아무런 의식적인 노력없이 장소, 시간의 흐름, 주변 인물을 자동적으로 파악할 수 있다. 이를 지남력이라고 한다. 치매가 진행됨에 따라 점차 지남력도 영향을 받게 된다. 현재 있는 장소를 잘 모르거나, 집안 구조를 잊어버려 집안에서 길을 잃고 화장실이나 자기 방을 찾지 못하게 된다. 순서별로는 처음에는 시간에 대한 지남력에 장애가 생기지만 점차 장소와 사람을 몰라보게 된다.

3. 언어 장애

대부분의 치매환자에서 언어 장애가 발생한다. 치매 환자들이 흔히 보이는 언어 장애는 착어증 (paraphasia), 반향어 (echolalia), 실어증 (aphasia), 함구증 (mutism) 등인데 특히 알쯔하이머형 치매의 경우 초기에는 정확한 단어를 대지 못하는 명칭 실어증 (anomic aphasia)이 흔히 발생된다.

"이것" "저것" 등의 대명사로 말을 하거나 단어 대신 물체의 용도나 의미를 풀어서 말하기도 하고, 발음이 유사하거나 뜻이 비슷한 단어를 말하는데, 예를 들면

'식탁'을 '식당', '다리'를 '도리', '기름'을 '구름' 등 엇비슷하게 말하고, 문장이 아닌 단어들만 나열하기도 한다. 전혀 뜻을 알 수 없는 새로운 말을 만드는 신어조작증 (neologism)도 생긴다. 대체로 상대방의 말을 듣고 이해하는 능력이 저하되어 부적절한 대답을 하는 경우가 많고 진행되면 함구하거나, 한 단어나 구절을 계속 반복하는 현상 (음송증, verbigeration)이 나타난다.

4. 실행증 (失行症)

운동기능과 감각기능이 온전하고 지시를 제대로 이해했음에도 불구하고 그 행위를 수행할 수 없는 경우로 학습된 일련의 동작에 대한 후천적 장애를 실행증 (apraxia)이라고 한다. 실행증은 동작을 계획하는 단계에서의 장애로 말단 사지와 관련된 말초 신경계의 장애가 아니다. 치매가 진행됨에 따라 환자는 자신이 이전에 스스로 할 수 있었던 편지 쓰고 보내기, 전화받기, 은행 이용하기, 세수하기, 양치질하기, 대소변보기 등의 일상적인 생활을 영위하는 기능을 상실하게 된다. 초기에 음식을 이전처럼 만들지 못하는 양상에서 실행증을 관찰할 수 있다.

5. 실인증 (失認症)

실인증(agnosia)이란 보고 듣고 만질 수 있지만 그것이 무엇인지를 알지 못하는 경우를 말한다. 환자는 제시된 연필의 모양이나 색깔은 파악하고 있지만 연필인 것을 모르며 어디에 사용되는 것인지도 알지 못한다. 잘 아는 사람의 얼굴을 알아보지 못하다가 그 사람의 목소리를 듣고서야 누군지 파악하거나, 눈을 감은 채 손바닥에 동전이나 열쇠를 얹어놓고 촉각을 이용해 이름을 말하게 했을 때 이를 알지 못하는 경우가 여기에 해당된다 (일종의 astereognosis). 인지검사에서 자신이나 타인의 손가락을 인식하고 이름을 말할 수 없게 된다.

6. 시공간기능 장애

환자가 길을 잃어버린 과거력이 있거나, 의복을 어떤 방향으로 어떻게 입어야 할지 모른 채 쩔쩔 매는 경우 시공간기능 장애가 있다고 추정할 수 있다. 그림을 보여주고 그리게 하거나 시계 그리기, 집 그리기 등을 통해서도 장애의 정도를 평가할 수 있다. 검사에서 왼쪽과 오른쪽을 구분하지 못하는 경우도 한다.

7. 고위수행기능 장애

고위수행기능은 인지하고, 전략을 짜고, 전략의 수행을 평가하고, 새로운 전략을 만드는 등 추상적인 사고를 할 수 있는 능력이 여기에 해당된다. 치매환자는 돈 관리를 제대로 하지 못하게 된다.

모든 것을 자기 중심적으로 하려고 하기도 하고 수동적으로 변하기도 한다. 외부에 대한 관심이 없어지고 은둔하는 경향을 보여, 초기에는 우울증으로 오인되기도 한다. 환자가 자신의 문제를 인정하려 들지 않아 고집이 세진 것으로 오인하기도 한다.

8. 치매행동정신증상

치매의 임상 경과 중 여러 유형의 치매행동정신증상이 발생한다. 특정 치매행동정신증상이 특정 단계에서 호발하는 경향이 있다.

즉, 알쯔하이머병의 초기에는 우울증 등 기분의 변화가 흔하고, 수동적이고 주변에 대한 관심이 떨어진다.

알쯔하이머병 중기에는 개인 용모나 위생 관리능력이 저하 되고 의심과 편집증 등의 정신증적인 증상이 빈발한다. 때로는 초조, 흥분, 폭발적인 분노의 표현 등으로 인해서 간병인과의 심각한 갈등이 일어나기도 한다. 알쯔하이머병 후기에는 운동 및 감각 기능들이 저하되어 오히려 치매행동정신증상의 심각도가 감소하고 발생 빈도도 현저히 감소한다.

1) 망상

치매환자의 30~40%에서 망상이 발생한다. 가장 흔한 양상이 피해망상이며 누군가가 자신의 물건을 훔쳐 간다는 내용이다. 비슷한 빈도로 배우자가 바람을 피운다고 하는 질투망상이 발생한다. 가족들이 자신을 버리려 한다는 유기망상, 장소나 사람에 대한 오인과 관련된 망상, TV나 거울 속 인물을 실제로 오인하는 현상을 보이기도 한다.

치매 환자의 망상은 인지능력의 감소와 그에 따른 심리적 보상으로 설명하기도 한다. 망상의 발생이 치매의 초기나 중기에 집중되고, 섬망 상태에서도 유사한 망상이 발생한다.

2) 환각
알쯔하이머병에서는 약 20%에서 발생하며 혈관성 치매나 대사성 치매에서 더욱 흔하다. 환각이 일차 증상일 수도 있지만, 섬망, 약물, 전해질 장애, 대사장애로 인한 혼돈 (confusion)상태에서 더욱 빈발한다.

3) 기분장애
불안, 조증, 우울증, 감정실조 (emotional incontinence), 무감동 (apathy), 과민성 등이 흔히 발생한다. 알쯔하이머병 같은 피질성 치매보다는 피질하 치매 (subcortical dementia)에서 무활력, 무감동, 무관심이 상대적으로 더욱 빈번히 관찰된다. 특히 피질하 치매에서는 주요 우울증이 선행하는 사례가 많다. 반면에 피질성 치매에서의 우울증은 주요 우울증의 진단 기준을 만족시킬 정도는 아니다. 가끔은 부적절하게 고양된 기분이나 감정적 실조가 관찰되기도 한다.

4) 행동 및 인격의 변화
공격적 행동은 단순히 상대방에게 화를 내는 정도로 나타날 수 있지만 자신의 요구를 들어주지 않거나 갑작스러운 환경의 변화가 생길 때 타인에게 위해를 가하는 행동으로 발현될 수 있고, 망상이나 환각으로 인하기도 한다.

또한 하루종일 아무런 목적없이 왔다갔다 하면서 같은 행동을 반복하기도 하고, 옷을 입었다, 벗었다 반복하는 행동, 음식을 거부하거나 혹은 하루종일 먹을 것을 달라는 경우도 있다. 전혀 씻으려 하지 않거나 가족들과 전혀 어울리려고 하지 않아 가족들을 힘들게 한다.

또한 병전에는 예의바르고 남에 대한 배려도 깊던 사람이 점점 자기위주가 되고 고집스럽게 변하게 된다. 이런 행동장애는 저녁 무렵부터 악화되는 경향을 보이기도 한다.

Cognitive Disorders and Dementia in Older People

05 치매의 진단

대부분의 경우 치매 증상이 상당히 진행된 상태에서 치매 진단이 내려진다.

가장 대표적인 치매인 알쯔하이머병은 언제 시작되었는지 모를 정도로 서서히 시작되어 완만하게 진행되기 때문에 더욱 조기 진단이 필요하다. 가능한 한 빨리 인지기능저하를 발견하고 원인적 진단을 내리는 것이 효율적인 치료를 위해 필수적이다.

1. 인지기능저하의 발견

초기 알쯔하이머병 환자들은 일상적인 생활을 영위하는데 아무런 어려움 없으며, 오랫동안 편안하게 대화를 나눌 수도 있고, 자연스러운 감정적 표현도 할 수 있기 때문에 일견하여 인지기능저하를 발견할 수 없다. 스스로도 건망증이 심해진다는 등의 초기 증상을 잘 인식하지 못하기 때문에 매우 발견하기가 어렵다. 설사 건망증을 호소하며 의사를 찾아가도 원인을 발견하려는 노력을 하지 않고 '나이가 들면 누구나 그럴 수 있다'는 등의 책임없이 듣기좋은 말만 환자에게 하는 경우가 많다. 이 한 마디가 조기치료의 기회를 상실하게 만든다는 사실을 임상의사는 명심해야 한다.

1) 인지기능저하 조기 징후

최초로 나타나는 인지기능저하의 징후는 거의 정상과 구별할 수 없을 정도의 미세한 변화이다. 환자 자신이 이런 미세한 변화를 인식하는 경우는 그리 흔치 않다. 치매의 조기 징후는 크게 두 가지 범주로 나누어, 기억력 장애와 이상행동 징후를 들 수 있다.

금방 있었던 일이나 어제 일어났던 일에 대해 가끔 잊어버리는 최근 사건에 대한 단기기억력 저하가 조기 징후에 속한다. 하지만, 다시 기억해내기도 하고, 만약에 대비하여 스스로 메모를 해두거나 목록을 만들어 잊어버리지 않으려는 노력을 하게 된다. 집안 곳곳에 '가스불을 끄시오' '문을 잠그시오' '수돗물을 잠그시오' 등등을 써붙이기도 한다. 온 집안에 점점 많은 메모를 붙여 놓게 된다. 결국에는 자신에게 필요한 메모가 어디에 붙어 있는지 조차 찾지 못한다. 또 다른 징후는 다른 사람에게 전화를 걸어 자신이 한 말이나 약속을 재차 확인하는 일이 증가하는 일이다. 기억력 장애가 진행됨에 따라 자주 만나는 사람 이름이 금방 떠오르지 않아 당황하게 되고 말을 얼버무리는 경우가 늘어난다. 이런 인지기능장애가 악화되면, 환자는 매우 당황하게 되어 스스로 다른 사람과의 접촉을 끊고 고립된 생활을 시작한다.

이상행동 징후에는 개인차가 많지만, 대체로 이전에 잘하던 일을 하지 못하게 된다. 예를 들면, 한결 같은 맛을 내던 음식의 맛이 이전과 달라지거나, 직장에서 이전에는 잘하던 일을 제대로 하지 못한다는 말을 듣기 시작하거나, 계산 실수가 잦아져 다툼이 생기는 일이 종종 발생하는 등 주변에서 이전과 다르다는 사실을 인식하기 시작한다. 이런 경우, 외견상 인지기능저하의 징후가 발견되지 않더라도 신경심리검사에서는 정상 수준을 벗어난 인지영역이 발견될 수 있다.

조기 발견을 위해서 늘 염두에 두어야 할 질문이 있다.
1) 이전과 무엇이 달라졌는가?
2) 이전보다 잘하지 못하는 일이 있는가?
3) 그 이유가 무엇인가?

2. 인지기능저하 선별검사

쉽게 할 수 있는 간이선별검사에는 MMSE (Mini-Mental State Examination)가 있다. 30점 만점으로 인지기능의 다양한 영역을 검사하게 되는데, 24점 이하이면 인지기능저하가 있는 것으로 판단한다. 24점 이하의 점수를 받으면, 정밀한 신경심리검사를 받는 것이 바람직하다. 간편하기 때문에 널리 사용되고 있지만, 민감도와 특이도가 낮아 결코 MMSE 점수를 근거로 치매 진단을 내릴 수는 없다.

종합적이면서 가장 간단한 검사로는 시계 그리기 검사 (clock drawing test)가 있다. 시간이라는 추상적인 개념을 파악하는 능력을 시계라는 공간적 개념 파악과 더불어 검사하는 방법으로 상대적으로 신뢰도가 높다.

3. 인지기능저하 정밀진단법

치매의 원인과 인지기능의 다양한 영역을 광범위하게 검사하는 CAMDEX-R을 대표적인 검사도구로 꼽을 수 있다. 특히 인지기능을 검사하는 CAMCOG-R 한국

어판은 105점 만점으로 80점 이하의 경우 치매의 가능성이 매우 높아 정밀검사를 요한다. 진단적 민감도가 매우 높은 도구로 알려져 있다[11].

국내에서 최근에는 치매 진단에 필수적인 인지영역 (기억력 장애, 실어증, 실인증, 실행증, 고위기능장애)을 평가하기 위한 전산화 진단시스템 (Cognitive Assessment Reference Diagnosis System: CARDS)이 개발보급되어 사용되고 있다. 인지측정도구들이나 신경인지기능검사가 정상과 비정상을 구분하는 방식으로 하나의 절단점을 사용함으로써 발생하는 오류(연령, 성별, 교육수준에 따른 개인능력의 차이 등)를 통계적 방식을 사용하여 보정하고 컴퓨터 검사시스템을 이용함으로써 검사 후 즉시 결과를 확인할 수 있는 장점이 있다[12,13].

4. 치매의 진단

치매로 인한 인지기능 저하를 평가하기 위해서는 검사자와 환자가 마주 앉아서 대화도 해보고 환자로 하여금 글씨를 쓰고 그림도 그리게 해 보고, 다른 다양한 자극을 제시하여 나중에 얼마나 잘 기억하는지를 보아야 한다. 이런 검사에는 정신상태검사 또는 신경심리검사가 있다. 이 검사들은 뇌촬영 (CT, MRI, SPECT, PET)이나 실험실검사와 함께 치매 진단에 도움이 된다.

1) 임상적 병력조사

진단에서 가장 중요한 것은 환자와 가족 및 환자를 잘 알고 있는 사람들이 제공하는 환자에 대한 정확한 정보이다. 증상발생의 양상 및 진행양상, 신경심리학적 징후의 동반여부, 치매의 가족력, 정신질환 및 약물이나 알코올의 과거력에 대한 정보 등을 파악해야 한다. 또한 환자의 교육수준, 병전 성격 및 사회활동 정도에 대해서도 파악해야 한다.

2) 일반 신체검사

신체질환이 치매의 일차적인 원인이 되기도 하지만 이차적으로 치매를 더욱 악화 시킬 수도 있기 때문에 일반 신체검사가 반드시 필요하다.

3) 정신상태검사

주로 우울증과 인지평가를 위해 실시한다. 정신상태 검사 (Mental Status Examination)를 통하여 인지기능의 장애를 직접 측정할 수 있다. 최소한 날짜와

시간에 대한 지남력, 일반적인 행동, 상식, 기억력, 언어기능, 공간지각능력, 문제해결능력, 판단력, 수리계산능력, 감정적 장애정도가 평가되어야 하며, 또한 환각, 착각 및 망상적 사고가 있는지도 검사해야 한다.

4) 신경학적 검사

다양한 신경질환들이 치매의 원인이 된다. 보행과 자세, 뇌신경 이상징후, 반사기능, 소뇌기능, 경직, 진전, 운동 이상증, 운동감소나 과다증 등을 평가해야 한다. 증상을 통하여 병소를 파악해야 추후 검사를 통하여 진단을 내릴 수 있다.

5) 일반적 내과검사

치매의 가역적 원인이 되는 내과적 질환을 조사하기 위하여 혈액검사, 혈당검사, 전해질검사, 신장기능검사, 매독반응검사, 뇨검사, 심전도 검사 및 흉부방사선 검사 등이 필요하다.

6) 방사선 검사

신경학적 검사로는 CT와 MRI를 이용한 구조적 뇌영상 검사, SPECT나 PET를 이용한 기능적 뇌영상 검사, brain mapping, 뇌혈류검사 등이 있다.

CHAPTER 03

알쯔하이머병의 약물치료

1. 알쯔하이머병의 약물치료

서국희 | 한림의대

알쯔하이머병의 약물치료

서 국 희, 한림의대

알쯔하이머병은 노인에서 가장 흔한 치매의 원인이다. 알쯔하이머병은 만성적, 진행성 기질적 뇌질환으로 기억력, 판단력, 언어능력, 이해능력, 실행능력, 지남력, 학습능력 등 뇌기능의 심각한 장애를 초래한다. 전체 치매노인의 수는 2005년 약 34만명 (95% 신뢰구간 24~45만)으로 추정된다[1].

만 60세가 경과하면서 치매 증상이 관찰되기 시작하지만, 알쯔하이머병 발병률은 만 65세 이후부터 급속히 증가하여 상승 추세가 지속된다[2]. 만 85세 이상 노인의 반 정도가 치매에 이환되어 있을 것으로 추정된다. 고령화 속도가 유래없이 급속한 한국의 현실을 감안하면 이에 비례하여 치매 환자도 급속히 증가할 것이다. 한 연구에 의하면, 추정 치매환자수가 2019년 70만명, 2030년 109만명, 2050년 200만명으로 추계되고 있다[1].

알쯔하이머병 환자는 초기부터 인지적 저하가 두드러지고 쉽게 혼돈하는 경향이 있다. 초기부터 가사일, 여가 활동, 주변과의 교류같은 수단적 일상생활능력 (Instrumental activity of daily living: IADL)에 장애가 관찰된다. 최종적으로는 모든 기능을 상실하고 일상생활을 영위하기 위하여 전적으로 타인에게 의존하게 된다. 치매 환자의 기능이 상실되어갈수록 간병하는 가족의 신체질환 및 정신과적 공존 질환이 증가하고 이로 인해 보건의료자원을 이용하는 빈도와 비율이 상대적으로 증가하게 된다. 알쯔하이머병 환자의 간병을 주로 가족이 맡게 되지만, 기능 상실이 심각해지면 간병하는 가족이 감당할 수 없게 된다. 결국 치매 환자는 시설에 수용될 수밖에 없다. 2005년 한국의 수용시설의 숫자 (488개, 35,542명 수용)가 적어 전체 수요 (84,838명)의 41.9%만을 충족하고 있다[3]. 시설에 수용되어 간병을 받아야 할 치매 환자를 가족이 계속 부양하고 있는 현실이다. 가족 부양은 결코 무료가 아니다. 과중한 간병 부담은 간병하는 가족의 신체질환과 정신과적 공존질환

1. 서국희. 한국의 치매: 추세와 추계. 노인정신의학. 6(2): 28-35.2002

2. Herbert LE, Scherr PA, Beckett LA, Albert MS, Pilgrim DM, Chown MJ, et al. Age-specific incidence of Alzheimer's disease in a community population. JAMA. 1995: 273: 1354-1359

3. Suh GH. (2005). Mental health care in South Korea. International Psychiatry. 7: 10-12

을 유발함으로써 간병으로 인한 노동력 상실로 인한 기회 비용과 더불어 심각한 사회경제적 손실을 초래하게 된다.

치매의 약물치료

치매 치료법은 효과와 작용 기전에 따라 다음과 같이 여러 가지로 분류될 수 있다.

효과에 따라 분류하면,
- 증상을 호전시키는 치료
- 증상 출현을 지연시키지만 병 경과 자체는 지연시킬 수 없는 치료
- 병 경과 자체를 지연시킬 수 있는 치료
- 질병 경과를 변화시켜 예후를 호전시키는 치료
- 병변을 원상으로 회복시켜 완치시키는 치료
- 치매 발생 자체를 예방하는 치료

작용기전에 따라 분류하면,
- 치매를 유발하는 특정 신경전달물질 부족 상태를 치료
- 신경세포 손상을 방어하는 신경보호제를 이용한 치료
- 인지 저하 등 핵심 증상을 해결할 수 있는 신경세포 재생

예를 들면 콜린에스터라제 억제제 (Cholinesterase inhibitor: ChEI)는 시냅스 간 극내 아세틸콜린 분해를 억제한다. 이를 통하여 증상호전, 증상 출현의 지연, 나아가 질병 경과의 지연 뿐만 아니라 시설 수용이 지연되는 예후 호전 효과도 기대하고 있다. 하지만, 파킨슨병 환자에게 levodopa를 사용하여 증상을 상당히 호전시킬 수 있고 단기간의 예후도 현저히 호전시키지만 장기적인 예후는 약물 사용과 무관하다는 보고가 있다[4,5].

이 장에서는 개별 약물에 대한 기존의 meta-analysis 혹은 systematic review 결과를 참조하고 논문의 질적 순위에 따라 차례로 개별 연구결과를 소개하고 최종적으로는 이를 요약하고자 한다.

4. Poewe WH, Wenning GK. The natural history of Parkinson's disease. Ann Neurol 1998; 44 (3Suppl 1): S1-9
5. Hely MA, Morris JG, Traficante R, Reid WG, O'Sullivan DJ, Williamson PM. The Sydney multicentre study of Parkinson's disease and mortality at 10 years. J Neurol Neurosurg Psychiatry 1999; 67(3): 300-7

01 알쯔하이머병의 약물치료

1. Acetyl-L-carnitine

Acetyl-L-carnitine은 Nicetile, Branigan, Branigen, Alcar, Neuroactil의 상품명으로 이태리, 한국, 남미 4개국가에서 알쯔하이머병의 치료제로 사용되고 있다. 일부 국가에서는 건강식품으로 판매되기도 하지만, 처방약물과는 달리 생체이용률 (bioavailability)이 떨어진다.

1) Mechanism of action
세 가지의 작용기전이 제시되었다.
- long chain fatty acid의 세포질에서 미토콘드리아로의 수송에 관여하는 물질로서 세포의 에너지 생산을 지원하여 독성물질의 축적을 감소시킨다.
- 아세틸콜린 효현제 (agonist) 효과: acetyl-L-carnitine이 acetyl coenzyme-α로 전환되어 콜린성 정보처리를 활성화한다.
- 세포막을 강화하여 신경세포를 보호함으로써 신경퇴행성질환에 효과가 있다.

2) randomised double blind trials

만 45~65세의 probable AD 환자 (NINCDS-ADRDA 기준) 229명을 Acetyl-L-carnitine군 (n=112, 1g tid)과 위약대조군 (n=117)으로 나누어 1년간 비교연구하였다. ITT 분석에서는 군간의 유의한 차이가 없었다. 1년 연구를 완료한 Acetyl-L-carnitine군이 위약대조군에 비해 MMSE 점수 저하가 덜 하였다 (ADAS-cog는 군간 차이 없음)[6].

만 50세 이상 probable AD 환자 431명을 Acetyl-L-carnitine군 (n=207, 1g tid)과 위약대조군 (n=212)으로 나누어 1년간 비교연구하였다. 두 군 사이에 유의한 차이가 없어 Acetyl-L-carnitine의 치매 진행 억제효과가 입증되지 못하였다[7].

앞서 발표된 4편의 무작위 이중맹검 임상시험 논문이 더 검색되었으나 연구방법론상의 제약점 (적은 표본수, 연구척도상의 effect size나 variance 미공개)이 있었다[8-11].

6. Thal LJ, Calvani M, Amato A, et al. A 1-year controlled trial of acetyll-carnitine in early-onset AD. Neurology 2000; 55: 805-810
7. Thal LJ, Carta A, Clarke WR, et al. A 1-year multicenter placebo-controlled study of acetyl-L-carnitine in patients with Alzheimer's disease. Neurology 1996; 47: 705-711
8. Spagnoli A, Lucca U, Menasce G, et al. Long-term acetyl-L-carnitine treatment in Alzheimer's disease. Neurology 1991;41: 1726-1732
9. Sano M, Bell K, Cote L, et al. Double blind parallel design pilot study of acetyl levocarnitine in patients with Alzheimer's disease. Arch Neurol 1992;49: 1137-1141
10. Rai G, Wright G, Scott L, et al. Double-blind, placebo-controlled study of acetyl-L-carnitine in patients with Alzheimer's dementia. Curr Med Res Opin 1990; 11: 638-647
11. Pettegrew JW, Klunk WE, Panchalingam K, Kanfer JN, McClure RJ. Clinical and neurochemical effects of acetyl-L-carnitine in Alzheimer's disease. Neurobiol Aging 1995; 16: 1-4

3) open-label trial

[Pilot study] donepezil이나 rivastigmine에 대한 반응이 불량한 경도 알쯔하이머병 환자 48명에게 이들 약물에 더하여 Acetyl-L-carnitine을 하루 2g씩 3개월 동안 경구로 투여하면서 관찰하였다. ADAS-cog 4점 감소를 보이면 반응이 있는 것으로 정의하였다. Bianchetti 등은 병용 투여 이전 38% (n=18)이던 반응률이 병용 투여 후 50% (n=24)로 상승하여 두 약물의 병용 투여가 AD 환자의 치료에 효과적일 가능성이 있다고 주장하는 한편, 실제 병용투여에서의 효과를 입증할만한 증거는 결코 아니고 아직 병용 투여의 작용기전도 알려진 바가 없다고 밝히고 있다[12].

12. Bianchetti A, Rozzini R, Trabucchi M. Effects of acetyl-L-carnitine in Alzheimer's disease patients unresponsive to acetylcholinesterase inhibitors. Curr Med Res Opin 2003; 19: 350-353

4) For Prescription

임상시험에서는 500mg capsule에 든 약을 하루 2~3회 분복하도록 했고, 총량은 1~3g/day였다. 한 연구에서는 12주에 걸쳐 점진적으로 2.5~3g까지 증량하기도 했다. 대부분의 연구에서 심각한 이상반응 (Serious Adverse Event; SAE) 발생에서 약물군과 대조군간 차이를 보이지 않았고, 실제 임상에서도 유의한 이상반응 보고가 없다.

5) Summary

보고된 문헌상으로는 Acetyl-L-carnitine의 알쯔하이머병 치료 효과를 입증할 만한 증거가 없다. Acetyl-L-carnitine을 하루 3g을 투여한다고 해도 기대할 수 있는 편익은 미미한 것으로 평가된다.

2. Antioxidant vitamins

식이 습관을 변화시키거나 영양제를 복용함으로써 비교적 쉽게 치매를 치료할 수 있는 방법을 연구해 오는 과정에서 항산화 효과가 있는 비타민에 대한 관심이 높아지고 있다. 여기에서는 항산화 효과를 가진 vitamin A (retinal), beta-carotene, vitamin C (ascorbic acid)와 vitamin E (alpha-tocopherol)에 국한하고, 항산화 효과를 가진 Ginko biloba는 따로 기술하고자 한다.

1) Mechanism of action

돌발형 알쯔하이머병 (sporadic AD)의 원인은 그리 잘 알려져 있지 않다. 가장 유력한 가설은 free radical hypothesis로, 산화 스트레스 (oxidative stress)와 과다하거나 부적절한 자유기 free radical의 독성으로 인하여 신경세포 보호기전에 장애가 발생하여 신경세포가 조기에 사멸한다고 설명한다. 이로 인해 항산화제 antioxidant의 치료효과에 대한 관심이 고조되었다.

2) Randomized, double-blind trials

무작위 이중맹검 임상시험으로 치매에 대한 항산화제의 효과를 검증한 연구는 매우 드물다.

Sano 등 (1997)이 수행한 Vitamin E와 selegiline의 알쯔하이머병에 대한 치료효과를 연구한 임상시험이 최초이다. 중등도의 probable AD 환자 341명을 4개군에 무작위 배정하고 (2000 IU vitamin E only, 10 mg selegiline only, both vitamin E and selegiline, or placebo) 2년 동안 전향적으로 특정 사건의 발생(사망, 시설 수용, 일상생활수행능력 저하 및 중증 치매발현 (CDR=3))을 관찰하였다. 전체적으로 위약대조군에 비해 치료군의 사건 발생의 위험도가 낮았다[OR=0.51, 95% CI 0.28~0.95]. Sano 등의 연구디자인은 약물의 disease-modifying effect를 입증할 수 있는 것으로 일견 항산화제의 사용이 질병 경과를 변화시키는 것으로 해석될 수 있다.

하지만 이런 결과는 저자들이 군간의 차이가 나는 baseline MMSE 점수를 보정함으로써 발생한 것이다. 만약 보정하지 않으면 유의한 차이가 없었고, Vitamin E와 selegiline을 병용한 군에서 위약대조군에 비해 유의하게 낙상 (fall)과 실신 (syncope)이 빈번하였다.

이전에도 selegiline을 복용한 환자들에서도 낙상과 실신이 보고된 적이 있었다. 병용보다는 단독 투여가 바람직한 것으로 평가된다[13].

3) For Prescription

임상가의 입장에서는 Vitamin E의 알쯔하이머병에 관한 이중맹검연구가 단 하나밖에 없기 때문에 임상적 효과를 확신하기 어렵다. 실제로 임상에서 경도 및 중등도 치매환자에 Vitamin E [1000 IU bid, 2000 IU/day]는 흔히 처방되고 있다.

약물의 Safety margin이 넓고, 쉽게 어디에서나 살 수 있으며 항치매약물에 비해 저렴하다는 장점이 있다. 하지만, 항응고제 warfarin을 사용하고 있는 치매 환자에 사용하면 Vitamin K 결핍을 악화시킬 수 있다. 또한 Vitamin A (retinal)를 고용량으로 같이 사용하면 독성이 발생하기 쉽다. Vitamin E는 지용성이며, 야채나 식물의 씨로 짠 기름에 많다.

13. Sano M, Ernesto C, Thomas RG, et al. A controlled trial of selegiline, alphatocopherol, or both as treatment for Alzheimer's disease. The Alzheimer's Disease Cooperative Study. N Engl J Med 1997; 336: 1216-1222

4) Summary

이론적으로는 항산화제가 AD 치료에 효과적일 것이라는 주장이 근거있게 수용되고 있지만, 임상적으로 이를 뒷받침할 만한 연구결과가 단 하나밖에 없어 AD 치료에 항산화제 사용을 권장할 수는 없다. 후속 연구를 통하여 항산화제의 치매 예방 혹은 지연 효과를 검증해야 할 필요가 있다.

3. Cholinesterase inhibitor

이 계열 약물은 비슷한 기전과 특성을 가지고 있고, 상호 비교의 필요가 있어 cholinesterase inhibitor 전반에 관해 여기에 따로 기술하고자 한다.

1) Mechanism of action in ChEIs

현재 Cholinesterase Inhibitor (ChEI) 계열 약물이 알쯔하이머병 약물요법의 표준으로 인정되고 있다. Tacrine (1993), Donepezil (1997), Rivastigmine (2000), Galantamine (2001) 네 종류의 ChEI가 미주, 유럽, 아시아, 오세아니아 각국에서 경도 및 중등도 알쯔하이머병에 대한 사용 승인을 받아 널리 시판되고 있다. ChEI의 도입은 알쯔하이머병이 기억 및 학습과 밀접하게 관련된 acetylcholine이 선택적으로 감소함으로써 발생한다는 acetylcholine 가설에 근거하고 있다. ChEI는 공통적으로 중추신경계내의 인지 기능 관련 경로에 위치하는 신경세포의 시냅스 간극의 아세틸콜린 (acetylcholine, Ach)의 활성을 증가시킨다. AD가 Ach의 결핍에 기인한다는 Ach 가설에 근거하여 시냅스 간극내의 Ach을 choline과 acetate로 분해하여 비활성화시키는 acetylcholinesterase (AChE)를 억제함으로써 시냅스후 Ach 수용체와 결합할 수 있는 Ach의 양을 증가시킨다. 이론상으로는 Ach의 생산을 증가시키기 위한 Ach 전구물질의 투여하는 방법 (precursor loading)와 무스카린성 및 니코틴성 Ach 수용체의 효현제 (agonist)를 투여하는 방법도 마찬가지의 효과를 기대할 수 있지만, 실제로는 AchE를 억제하는 방법만이 효과적이었다. 일부 학자들은 ChEI의 효과가 증상 호전뿐만 아니라 질병 경과 억제 효과도 있다는 소견을 개진하고 있다.

AChE는 두 개의 활성부가 있는 데, ionic subsite와 esteratic subsite이다. AChE의 ionic subsite가 Ach의 4기 아미노산군과 결합하면, Ach의 ester group이 촉매작용을 유발하는 AchE의 esteratic subsite에 병렬로 결합함으로써 Ach는 choline과

acetate로 분해되어 비활성화된다. Tacrine과 Donepezil은 ionic subsite에 결합하고, galantamine과 rivastigmine은 esteratic subsite에 결합하여 분해 억제작용을 한다.

Galantamine은 Acetylcholinesterase 억제 작용뿐만 아니라, 일차적으로는 acetylcholine의 작용을 증강하고 이차적으로 여타 신경전달물질 (dopamine, norepinephrine, serotonin, GABA, glutamate) 유리를 증가시켜 이들의 작용을 증강시키는 allosteric nicotinic receptor modulator로서의 작용도 한다. 이에 더하여 성장인자 (growth factor)의 유리를 촉진하거나 아밀로이드 축적을 억제한다. 하지만, Butyrylcholinesterase에 대한 작용은 미미하다.

Rivastigmine은 Acetylcholinesterase 뿐만 아니라 Butyrylcholinesterase도 억제하며, 성장인자 (growth factor)의 유리를 촉진하고 아밀로이드 축적을 억제한다. 해마에 더욱 선택적으로 작용하는 rivastigmine은 알쯔하이머병 환자의 뇌에서 높은 농도로 존재하는 G1 form의 Acetylcholinesterase를 억제한다. 정상인이나 조기치매 환자의 뇌에서의 Butyrylcholinesterase의 작용은 미미하지만, 치매가 진행되어 파괴된 신경세포 숫자가 증가하면서 사멸한 세포가 점했던 공간을 대체하는 신경아교증 gliosis이 증가할수록 뇌의 Butyrylcholinesterase 농도도 증가하게 된다. 즉, Rivastigmine의 Butyrylcholinesterase 억제작용은 치매가 진행될수록 더 큰 효과를 기대할 수 있다. 하지만, 말초에서의 Butyrylcholinesterase 억제작용은 약물 부작용을 증가시킨다.

2) 치매 발병기전과 ChEI

모든 치매 증상은 손상된 뇌 부위의 신경회로가 훼손되어 발생한 신경전달물질을 통한 정보전달 장애로 인한다. 알쯔하이머병 환자의 측두엽과 두정엽의 신피질 (neocortex), 해마, acetylcholine 신경핵인 Mynert 기저핵 등의 콜린성 신경세포 소실과 axon 손상의 정도에 비례하여 acetylcholine 부족이 심해지면서 인지기능이 악화된다. 혈관성치매는 기존의 뇌혈관성 혹은 심혈관성질환으로 인하여 발생한 허혈, 출혈 및 관류저하가 뇌 조직에 손상을 초래함으로써 인지저하가 발생하고, 루이체치매는 루이체가 신피질이나 변연계 피질을 손상시킴으로써 발생한다. acetylcholine 부족은 알쯔하이머병뿐만 아니라 혈관성치매와 루이체치매에서도 발견된다. 즉 콜린성 기능 장애가 세 치매에서 증상 발현에 관여하고, 최종 부검진단과 무관하게 acetylcholine 활성을 증가시키는 약물을 투여함으로써 호전을 기대할 수 있다.

Acetylcholinesterase에는 세 가지의 동위체 (isoform)가 존재한다. G1은 뇌에만 존재하고, G4는 뇌와 신경근 말단 (neuromuscular end plate), G2는 골격근과 조혈 세포에 존재한다. 그러므로 약물이 억제하는 isoform의 비율에 따라 효과 및 내약성에 차이가 있다.

3) ChEI의 약역동학

Tacrine hydrochloride (상품명 Cognex®)는 최초로 개발, 시판된 가역적 ChEI로 경도 및 중등도 알쯔하이머병의 증상 치료제이다. 간에서의 초회통과대사효과 (first pass metabolism)가 커서 생체이용률이 17~37%로 낮은 편이고, 간독성이 투여받은 환자의 거의 절반 (48%)에서 발생하여 임상적 효과에도 불구하고 현재는 거의 사용되지 않고 있다.

Donepezil hydrochloride (상품명 Aricept®)도 가역적 ChEI이다. 간독성을 유발한 acridine계가 아닌 piperidine계 약물이다. Tacrine과 비교하였을 때, 간 독성이 없고 작용시간이 길어 하루 한 번 복용한다. 간에서 P450 체계를 통해 대사되고 배출된다. 소실 반감기는 약 70시간이지만, 연령 증가에 따라 distribution이 증가하면서 반감기도 증가한다. 위장관에서 흡수되고 생체이용률은 거의 100%이다. 흡수율이 음식의 영향을 받지 않는 점 또한 tacrine과 다르다. 혈중 단백결합률이 95%이다. 하루 한 번 5mg을 복용하는 것으로 효과적이지만, 필요에 따라서는 복용 4~6주후 10mg/day로 증량할 수 있다. Donepezil을 복용중인 환자의 경우, cholinesterase 억제 작용에 의해 마취시 근이완제로 사용되는 succinylcholine의 작용을 극대화시킨다. 또한 미주신경에 작용하여 서맥을 유발할 수 있으므로 동부전증후군 (sick sinus syndrome)이나 심실상부전도 (supraventricular conduction) 장애가 있는 환자에 사용할 때에는 주의를 요한다.

Rivastigmine tartrate는 carbamate계 약물로 중추신경계에 선택적으로 작용한다. cholinesterase에 대한 작용은 가성-비가역적 (pseudo-irreversible)이란 용어로 정의하는데, 약물이 대사되어 배출된 이후 수 시간 동안 cholinesterase가 계속 억제된 상태에 있는 것처럼 약물 작용시간이 연장되는 현상을 말한다. 대사에 간의 cytochrome P450 체계를 사용하지 않는다. 약물 투여는 1.5mg bid로 하루 3mg으로 시작하여 2~4주 간격으로 3mg bid, 4.5mg bid, 6mg bid로 차례로 증량한다. 주된 이상반응은 복용후 발생하는 구역, 구토 등 위장관 증상으로, 지속적으로 복용시 곧 소실되는 특징이 있다. 식사와 함께 약물을 복용하는 경우 현저하게 구역이나 구토를 감소시킬 수 있어 처음부터 식중 (with meal)에 복용하도록 처방하여도 무방하다.

Galantamine은 alkaloid계 약물로 수선화 구근에서 분리된 가역적 ChEI이다. Galantamine은 Acetylcholinesterase 억제제일뿐만 아니라 뇌의 니코틴 수용체에 대한 modulator로 작용하는 두 가지 작용기전을 가진 약물이다. 비교적 butyrylcholinesterase에 대한 작용은 rivastigmine의 1/50정도로 약하다. 간의 P450 체계를 사용하여 대사가 이루어지고, 대사산물로 생성된 sanguinine은 galantamine보다 3배는 강력한 효과를 보이고 투여 약물 효과의 20%가 sanguinine으로 인한 것이다. 간 독성이 보고된 적은 없고, 위장관계 이상반응은 약물복용 환자중 4% 이하에서만 발생한다. 반감기는 7~8시간으로 알려졌고, 하루에 두 번 복용한다. 초회 용량은 하루 8mg (4mg bid)으로 4주 간격으로 16mg (8mg bid)과 24mg (12mg bid)으로 증량할 수 있다. 2005년 하루 한 번 복용할 수 있는 새로운 제형의 약물이 국내에 출시되었다.

표 1에 약역동학적 특성을 정리해 두었다. 네 가지 약물 모두 무작위 배정, 이중맹검, 위약대조 임상시험을 통하여 약물 효과와 내약성이 입증되어 있다. 임상시험에서 위장관 증상이 가장 빈번했던 약물은 rivastigmine이었고, 가장 적었던 약물은 donepezil이었다. Galantamine은 중간 정도로 평가되었다. ChEI의 유의할만한 이상반응으로는 실신 (syncope), 근육경련 (muscle cramp), 불면증, 초조 및 요실금을 들 수 있다.

표 1. Cholinesterase의 약역동학적 특성

Drug	Tacrine	Donepezil	Rivastigmine	Galantamine
Class	Aminoacridine	Piperidine	Carbamate	Alkaloid
Mechanism of inhibition	Non-competitive reversible	Non-competitive reversible	Non-competitive irreversible slow	Competitive reversible
Duration of inhibition	short	short	intermediate	short
Used CYP450	CYP1A2, 2D6	CYP2D6, 3A4	No	CYP2D6, 3A4
T 1/2	1.5 ~ 6	70 ~ 80	2	7 ~ 8
Protein binding,%	55%	96%	40%	18%
Bioavailability, %	17 ~ 37%	100%	35 ~ 40%	100%
Clearance, l/h/kg	2.42	0.13	1.5 (6mg *2)	0.34
Urinary excretion, %	<3%	17%	mainly	50%
Dosage, mg/day	80 ~ 160	5 ~ 10	6 ~ 12	16 ~ 24
Dosing frequency	qid	qd	bid	qd or bid

4) Cholinesterase inhibitor 약물학적 특성과 임상적 고려점

- AChEI 의 투여로 극적으로 증상이 호전되는 경우는 거의 없다. 하지만, 지속적인 투여를 통하여 행동증상 발생이나 요양 시설 수용 시기가 늦추어지고, 독립적인 일상생활 수행능력을 장기간 유지하게 하여 간병 부담을 경감시킨다.
- 알쯔하이머병으로 인한 기억력 저하뿐만 아니라 행동증상의 치료도 매우 중요하다. 행동정신증상도 항정신병약물이나 항우울제 등으로 적극적으로 치료해야 한다.
- 항우울제로 해소되지 않는 노인우울증상이나 무감동 (apathy)이 있으면, 조기 알쯔하이머병의 가능성을 염두에 두어야 한다. 이런 경우 AChEI를 병용 투여를 시도해 볼 수 있다.
- 본인이 기억장애를 호소하는 경우, 우울증이 있는 경우가 종종 있다. 반면 치매환자는 자신이 부정하는 기억장애 때문에 배우자나 자녀에 이끌려 내원하는 경우가 많다.
- 일차적으로 약물 효과는 가족이 평가해야 한다. 객관적 검사보다는 가족의 주관적 평가가 더욱 중요할 수 있다. 왜냐 하면, 지속적으로 증상 변화를 관찰하기도 했지만 느끼는 간병 부담까지도 평가에 포함되기 때문이다.
- 갱년기 여성이 호소하는 기억장애는 일차적으로 알쯔하이머병보다는 호르몬 불균형에 의한 것으로 판단해야 한다.
- ChEIs가 효과를 나타내기 위해서는 acetylcholine receptor와 같은 작용할 부위가 있어야만 한다. 그러므로 조기 알쯔하이머병일수록 큰 효과를 기대할 수 있다.
- ChEI 투여 후 위장관 이상반응이 가장 빈번하게 관찰되지만 경하고 일시적으로만 발생하며 기다리면 호전되는 경우가 대부분이다. Rivastigmine은 위장관 이상반응이 다른 ChEI보다 심하여 서서히 증량해야 한다. 하지만, 환자가 이상반응을 견딜 수 없어 다른 AChEI로 교체할 경우 이상반응이 소실될 때까지 어떤 약물도 투여하지 않고 체내에서 약물이 배설될 때까지 기다려야 한다.
- 일반적으로 ChEI 교체시에는 약물 배출기간 (washout period) 없이 교체해야 교체 과정에서 발생할 수 있는 증상 악화를 예방할 수 있다.
- 체중 감소는 ChEI의 이상반응으로 발생하기도 하지만, 알쯔하이머병의 경과 중 쇠약해지고 근육 소모가 심해져서 발생하기도 한다.
- 다른 AChEI보다 Donepezil이 불면증을 유발하는 빈도가 높다. 이런 경우, 약물을 아침에 복용하도록 하면 호전되는 경우가 많다.
- 만 85세 이상 여자 환자이면서 저체중일 경우, ChEI에 대한 더 심한 이상반응

이 발생할 수 있다.
- 한 종류의 AChEI에 효과가 없을지라도, 다른 종류의 AChEI로 교체하면 효과를 기대할 수 있다.
- Donepezil, risvastigmine, galantamine 모두 루이체치매에 효과가 있다. 루이체치매 환자에게서 발생하는 망상, 환각, 무감동, 초조 등을 감소시킨다.
- Donepezil, risvastigmine, galantamine 모두 혈관성치매에 효과가 있다.
- Rivastigmine과 Galantamine의 치료저항성 양극성장애 환자에 대한 효과가 보고된 적이 있다.
- 이론적으로, ADHD 환아의 치료에도 사용될 수 있지만 효과가 입증된 바 없다.
- 이론적으로, 콜린성 결핍으로 인한 기억장애 (예: 두부외상, 항암치료후 발생한 인지 저하)에도 사용될 수 있다.

4. Donepezil

Donepezil hydrochloride (상품명 Aricept®)도 작용시간이 긴, 가역적 piperidine계 ChEI이다.

1) Clinical trials
(1) Randomized, double-blind trials

Burns 등 (1999)은 818명의 경도 및 중고도 알쯔하이머병 환자를 세 군 (placebo, 5mg/d, 10mg/d)에 무작위로 배정하여 30주 (24주 투약+6주 위약 washout) 동안 donepezil의 알쯔하이머병에 대한 효과와 내약성에 대한 임상시험을 실시하였다. 24주후 약물군은 위약군에 비해 인지능력, 일상생활수행능력, 전반적 평가에서 통계적으로 유의한 수준의 호전을 보였고, 용량-반응 효과가 관찰되었다고 보고하였다[14].

Homma 등 (2000)은 268명의 경도 및 중고도 알쯔하이머병 환자를 두 군 (placebo, 5mg/d)으로 무작위 배정하여 24주 동안 donepezil의 알쯔하이머병에 대한 효과와 내약성에 대한 임상시험을 실시하였다. 24주후 약물군은 위약군에 비해 인지능력, 일상생활수행능력, 전반적 평가에서 통계적으로 유의한 수준의 호전을 보였다[15].

Feldman 등 (2001)은 290명의 중고도 및 고도 알쯔하이머병 환자를 세 군 (placebo, 5mg/d, 10mg/d)에 무작위로 배정하여 30주 (24주 투약+6주 위약

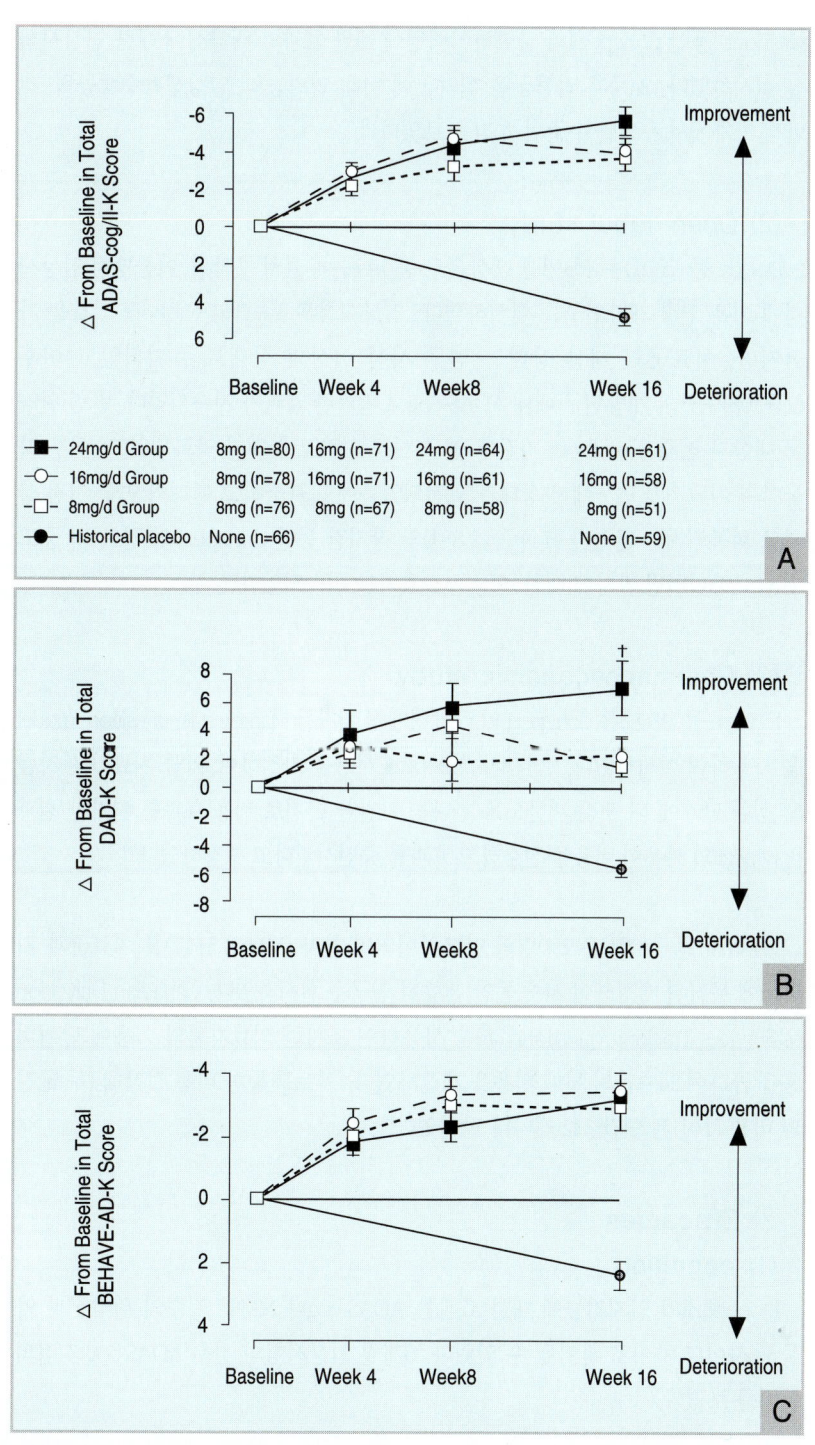

그림 1. Clinical efficacy demonstrated by change from baseline among placebo group and three different dose groups.

washout) 동안 donepezil의 알쯔하이머병에 대한 효과와 내약성에 대한 임상시험을 실시하였다. 24주후 약물군은 위약군에 비해 인지능력, 일상생활수행능력, 전반적 평가에서 유의한 수준의 호전을 보였다[16].

(2) Open-label study

Doody 등 (2001)은 763명을 대상으로 총 144주에 걸쳐 무작위, 이중맹검 임상시험에 이은 연장-개방연구를 실시하였다. 임상시험후 3주간의 washout 기간을 가졌지만, 치료군의 개선 상태는 연구 시점 이상의 상태로 유지되었고 이후 (24+108)주간의 개방연구 내내 ADAS-cog로 평가한 효과가 지속되었다. 반면 위약군 대상자 전체가 washout 기간후 연구 시점 이하로 상태가 악화되었고 이후 약물이 투여된 개방연구에서 상태가 호전되었음에도 불구하고 원래의 연구 시점 상태로 회복되지는 않았다. 144주 (2.8년)의 장기간 동안 donepezil의 경도 및 중고도 알쯔하이머병 환자에 대한 증상 치료효과는 지속되었다[17].

(3) Pharmacoeconomic study

Jönsson 등 (1999)은 donepezil의 약물경제성 평가를 Markov state transition model을 사용하여 실시하였다. 5년간의 donepezil 사용을 가정하여, 약물 치료가 환자를 덜 심한 단계에 더 오래 머물도록 한다는 관찰을 근거로 비용-효과를 평가한 결과 donepezil의 사용이 비용을 절감하고 효과를 증진시킨다고 주장하였다[18].

Feldman 등 (2004)은 290명의 알쯔하이머병 환자 (MMSE 5~17)를 치료군과 위약군에 무작위 배정하여 24주 동안 전향적 연구를 실시하였다. Canadian Utilization of Services Tracking questionnaire를 사용하여 조사한 의료자원의 이용에 단위비용을 곱하여 24주간의 치매 비용을 계산하였다. 치료를 통한 비용 절감액 (두 군간의 비용 차이)은 연간 332 캐나다 달러였다[19].

2) Efficacies
(1) cognition

Donepezil의 인지기능에 대한 효과는 ADAS-cog나 MMSE 점수의 위약군과 약물군 사이의 차이로 확인될 수 있었다. 6개월 임상시험의 경우 ADAS-cog 3 점의 차이를 보였다.

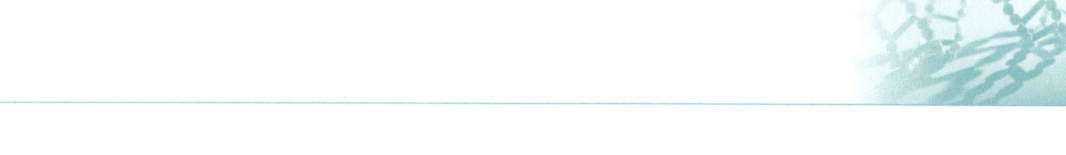

(2) BPSD

Nursing home에서 이루어진 연구에서, 두 군 사이의 NPI 점수에는 유의한 차이가 없었다[20]. 하위척도별 분석에서도 agitation/aggression을 제외하고는 유의한 차이를 보이는 문항이 없었다. Nordic trial에서는 GBS emotional function scale에 유의한 차이를 보이지 않았다[21]. 하지만, 최근 연구들에서 정신행동증상에 효과가 있다는 보고들이 있다[22].

(3) Function

24주 다국가 임상시험에서 donepezil 10mg군이 위약군에 비해 유의하게 적은 기능 저하를 보이는 것으로 보고되었으나 donepezil 5mg군은 위약군과 유의한 차이를 보이지 않았다[23]. Nordic study는 1년간 지속된 연구인데, 약물군에서는 51%, 위약군에서는 35%가 미리 설정해 둔 기능 저하 수준 이상에 머물러 있었지만 통계적 유의성이 없었다 (그러나 환자의 57%가 1년간 지속적으로 추적 관찰되지 못 하였다).

3) Adverse events

- Donepezil 투여시 가장 흔히 보고되는 콜린성 이상반응은 오심, 설사, 불면, 구토, 근육통, 피로 및 식욕부진이다. 보편적으로 이런 이상반응들은 경하고 일시적이며 지속적으로 약물을 투여하면 소실된다. 오히려 주의를 기울여야 할 이상반응으로는 위산 분비 증가, 체중 감소, 현훈, 근육통 및 근육량감소 등과 드물게 발생하는 실신과 경련을 들 수 있다.
- 약물 투여 6개월 이후에도 체중감소와 식욕부진이 심각한 수준이면 약물투여를 중단하거나 ChEI 이외의 약물로 교체할 필요가 있다.
- 콜린성 위장관 이상반응의 빈도는 약물 증량속도와 밀접한 관련이 있다. 말초에서의 acetylcholinesterase (acetylcholinesterase: AChE) 억제작용은 위장관 증상을 유발하고, 중추에서의 AChE 억제작용은 오심, 구토, 체중 감소, 수면 장애를 유발한다.
- 불면증이 있으면 약물을 아침에 투여하는 것이 좋다. 이후에도 불면증이 지속되면 trazodone이나 반감기가 짧은 진정제를 단기간 사용할 수 있다.
- 이상반응이 심각하면, 약물 용량을 감소시키거나 다른 약물로 교체하거나 병용 약물을 고려할 수 있다.
- Donepezil을 과량 복용하게 되면, 오심, 구토, 과다타액분비, 저혈압, 서맥, 경련, 근육 약화 등이 발생할 수 있다. 호흡근이 심하게 약화되면 사망할 수도 있다. 그러므로 식욕부진, 악액질 (cachexia) 및 저체중인 환자에서는 경과를 면밀히 관찰할 필요가 있다.

---

20. Tariot PN, Cummings JL, Katz IR, et al. A randomized, double-blind, placebo-controlled study of the efficacy and safety of donepezil in patients with Alzheimer's disease in the nursing home setting. J Am Geriatr Soc 2001; 49: 1590-1599
21. Winblad B, Engedal K, Soininen H, et al. A 1-year, randomized, placebocontrolled study of donepezil in patients with mild to moderate AD. Neurology 2001; 57: 489-495
22. Finkel SI, Mintzer JE, Dysken M, et al. A randomized, placebo-controlled study of the efficacy and safety of sertraline in the treatment of the behavioral manifestations of Alzheimer's disease in outpatients treated with donepezil. Int J Geriatr Psychiatry 2004; 19: 9-18
23. Burns A, Rossor M, Hecker J, et al. The effects of donepezil in Alzheimer's disease-results from a multinational trial. Dement Geriatr Cogn Disord 1999; 10: 237-244

- 만성폐색성 폐질환이나 천식 등 폐질환을 악화시킨다.
- 방광에서의 outflow obstruction을 유발할 수 있다.
- 위산 분비과다로 인하여 궤양이 발생할 위험이 있다. NSAID를 복용중이거나 위염, 위십이지장궤양, 심각한 오심과 구토가 있는 환자에서는 투여에 주의를 요한다. 실제 증상이 없는 환자에서도 위장관 감염, 궤양이나 출혈이 발생할 수 있다.
- 미주신경에 작용하여 서맥을 유발할 수 있으므로 동부전증후군 (sick sinus syndrome)이나 심실상부전도 (supraventricular conduction) 장애가 있는 환자에 사용할 때에는 주의를 요한다.

4) Drug-drug interaction
- Donepezil을 복용중인 환자의 경우, cholinesterase 억제 작용에 의해 마취시 근이완제로 사용되는 succinylcholine의 작용을 강화시키기 때문에 수술전에 중단해야 한다.
- CYP 2D6 혹은 CYP 3A4의 억제제 (inhibitor)는 donepezil 대사를 억제하여 혈중농도를 높인다. 반대로 CYP 2D6 혹은 CYP 3A4의 촉진제 (inducer)는 donepezil 대사를 촉진하여 혈중농도를 낮춘다.
- Donepezil을 항콜린성 약물과 병용하면 두 약물 모두 효과가 감소한다.
- 콜린성 약물 (cholinomimetics, eg. Bethanechol)과 병용하면, 상승 효과가 있다.
- Beta bloker (propranolo)와 병용하면 서맥이 발생한다.
- 이론적으로는 파킨슨병에 사용되는 levodopa 효과를 감소시킨다.
- ChEI끼리 병용 투여하는 것은 근거없는 처방이다.

5) For prescription
- 자기 전에 5mg 혹은 10mg 투여한다. 처음 5mg 투여하고 4~6주 경과후에 10mg으로 증량하는 것이 약물 이상반응을 줄여준다.
- Donepezil의 위장관에서의 흡수는 음식 섭취의 영향을 받지 않는다.
- 효과 판정은 약물 투여 6주후까지 기다린 후에 하는 것이 바람직하다.
- 효과가 없으면, 증량하거나 다른 ChEI로 교체 투여하거나 보조 약물을 병용 투여한다. 한편으로는 알쯔하이머병 이외의 질환, 예를 들면 우울증 등이 있을 가능성을 검토해야 한다.
- 중등도 혹은 고도 알쯔하이머병 환자에게는 Memantine을 donepezil과 병용 투여할 수 있다.

- 다른 AchEI로 교체하려고 할 때에는 기존 약물을 서서히 감량하면서 교체할 약물을 서서히 증량해야 한다. 기존 약물을 완전히 중단하고 약물이 체내에서 완전히 배출될 때 기능적 저하가 유발될 수 있기 때문에 cross-titration하는 것이 바람직하다.
- 보편적으로 약물 투여 6개월 이후에는 알쯔하이머병의 퇴행성 경과를 완화하는 효과가 소실된다. 하지만 일부 환자에서는 수 년간 약물 효과가 지속되기도 한다.
- 약물을 중단할 때에는 금단 증상을 막기 위하여 서서히 감량해야 한다. 약물을 중단하면, 기억력 저하가 현저하게 발생한다. 약물 중단후 발생한 저하는 donepezil을 재투여하거나 다른 AChEI를 투여해도 이전 수준으로 회복되지 않는다.

6) Summary

- Donepezil이 기억력이나 행동증상을 호전시키고 진행경과를 억제하는 효과가 있다고 일부 인정되지만 뇌의 퇴행성 변화를 중단시키거나 회복시킬 수는 없다.
- 5mg/day와 10mg/day 모두 효과적이며, 콜린성 이상반응을 감소시키고 효과를 증대하기 위해 개인에 따른 최적 용량으로 유지해야 한다.
- 체중 감소와 식욕 부진이 임상가가 주의해야 할 이상반응이다.
- 무작위 이중맹검 임상시험을 통해 보고된 위약대조군 대비 약물 효과가 만족할 만한 수준이지만, 치매행동정신증상이 없는 치매 환자의 행동에 대한 효과나 일상생활수행능력에 대한 효과는 다소 불확실하다.

5. Galantamine

Galantamine (상품명 Reminyl®)은 가역적, 경쟁적 ChEI로, 현재는 합성제제로 개발되었지만 원래는 Amaryllidaceae (수선화 구근, 서양 snowdrop)에서 추출한 생약물질이었다.

1) Clinical trials

(1) Randomized, double-blind trials

Suh 등 (2004)은 234명의 경도 및 중고도 알쯔하이머병 환자를 세 군 (8mg/d, 16 mg/d, 24mg/d)에 무작위로 배정하고 임상환자군과 동일한 기준으로 선정된 66명의 지역사회 알쯔하이머병 환자를 대조군으로 하여 16주 동안 galantamine의 알쯔하이머병에 대한 효과와 내약성에 대한 임상시험을 실시하였다. 16주후 약물군은 연구개시 시점과 지역사회 대조군에 비해 인지능력, 일상생활수행능력, 치매행동정신장애 및 전반적 평가에서 통계적으로 유의한 수준의 호전을 보였고, ADAS-cog로 측정한 인지기능과 DAD로 측정한 수단적 일상생활수행능력 사이의 용량-반응 효과가 관찰되었다고 보고하였다[24].

Tariot 등 (2000)이 실시한 USA-10 study에서는 978명의 경도 및 중고도 알쯔하이머병 환자를 네 군 (placebo, 8mg/d, 16mg/d, 24mg/d)에 무작위로 배정하고 5개월 동안 galantamine의 알쯔하이머병에 대한 효과와 내약성에 대한 임상시험을 실시하였다. 5개월후 약물군은 연구개시 시점과 지역사회 대조군에 비해 인지능력, 일상생활수행능력, 치매행동정신장애 및 전반적 평가에서 통계적으로 유의한 수준의 호전을 보였다[25].

Rockwood 등(2001)은 386명의 경도 및 중등도 알쯔하이머병 환자를 세 군 (placebo, 5mg/d, 10mg/d)에 무작위로 배정하여 3개월 동안 galantamine의 알쯔하이머병에 대한 효과와 내약성에 대한 임상시험을 실시하였다. 3개월 후 약물군은 위약군에 비해 인지능력과 수단적 일상생활수행능력에서 유의한 수준의 호전을 보였다[26].

(2) Open-label study

Raskind 등 (2004)은 이전 galantamine 무작위 임상시험에 참여하였던 194명의 경도 및 중등도 알쯔하이머병 환자를 대상으로 연구 종료후 36개월까지 연장-개방연구를 실시하였다.

36개월까지 약물을 지속적으로 투여한 환자의 인지 저하는 치료를 받지 않은 군이 보인 인지 저하의 절반 정도에 해당하는 수준이었지만, 도중에 약물 투여를 중단한 군은 치료를 받지 않은 군과 차이가 없었다. 저자들은 galantamine이 임상적 경과를 완화시키는 효과가 있음을 시사한다고 보고하였다[27].

(3) Pharmacoeconomic study

Caro 등 (1999)은 galantamine의 약물경제성 평가하는 모델인 AHEAD model을 개발하여, 10년간의 galantamine 사용을 가정하여, 약물 치료가 환자를 덜 심한 단계에 더 오래 머물도록 한다는 관찰을 근거로 비용-효과를 평가한 결과 galantamine

의 사용이 비용을 절감하게 하고 효과를 증진시킨다고 주장하였다[28].

같은 모델을 적용했을 때 캐나다에서는 경도에서는 528US$, 중등도에서는 2,533US$가 galantamine의 사용으로 절약이 되고[29], 스웨덴에서는 경도에서는 3,131EUR, 중등도에서는 5,594EUR이 절약되고[30], 네덜란드에서는 1,676US$가 절약되었다[31]. 같은 방식을 미국에 적용하면 9,097~11,578US$가 절약되었다[32].

2) Efficacies

(1) Cognition

Galantamine의 인지기능에 대한 효과는 ADAS-cog 점수의 위약군과 약물군 사이의 차이로 확인될 수 있다. 거의 모든 임상시험이 현저한 차이를 보고하였는 데, Cochrane review에서는 약물군에서는 호전이, 위약군에서는 악화가 관찰되었고 이 둘 사이의 차이가 24mg/d에서는 3.5점이고 32mg/d에서는 4.1점으로 보고되었다[33].

(2) BPSD

앞서 언급된 세 randomised, double-blind trials가 공통적으로 galantamine의 BPSD에 대한 효과를 보고하고 있다.

(3) Function

DAD 혹은 ADCS-ADL 척도를 사용한 앞서 언급한 연구들이 공통적으로 기능 저하를 억제하는 galantamine의 효과를 보고하고 있다.

3) Adverse events

- 말초에서의 acetylcholinesterase (AChE) 억제작용은 위장관 증상을 유발하고, 중추에서의 AChE 억제작용은 오심, 구토, 체중 감소, 수면 장애를 유발한다.
- 흔한 이상반응으로는 오심, 설사, 구토를 들 수 있다. 16~24mg/d로 투여할 때 약 15%에서 오심을 경험한다 (위약 4%). 고용량을 일시에 투여하거나 급속히 증량하는 경우 오심을 경험하는 빈도가 증가하게 된다.
- 식욕 저하와 체중 감소는 약 10%에서 경험하게 된다. 약물 투여 6개월후에 평가하여 식욕저하와 체중 감소가 심각하다고 판단되면 약물 중단을 고려할 수 있다.
- 이외에 두통, 현훈, 피로, 우울증 등도 발생한다. 드물지만 실신과 경련이 발생하기도 한다.
- 대부분의 이상반응은 일시적으로 발생했다가 시간이 경과하면서 소실된다. 이상반응이 심각하면, 약물 용량을 감소시키거나 다른 약물로 교체하거나 병

---

29. Getsios D, Caro JJ, Caro G, et al. Assessment of health economics in Alzheimer's disease (AHEAD): galantamine treatment in Canada. Neurology 2001; 57: 972-978
30. Garfield FB, Getsios D, Caro JJ, et al. Assessment of Health Economics in Alzheimer's Disease (AHEAD): treatment with galantamine in Sweden. Pharmacoeconomics 2002; 20: 629-637
31. Caro JJ, Salas M, Ward A, et al. Economic analysis of galantamine, a cholinesterase inhibitor, in the treatment of patients with mild to moderate Alzheimer's disease in the Netherlands. Dement Geriatr Cogn Disord 2002; 14: 84-89
32. Migliaccio-Walle K, Getsios D, Caro JJ, et al. Economic evaluation of galantamine in the treatment of mild to moderate Alzheimer's disease in the United States. Clin Ther 2003; 25: 1806-1825
33. Olin J, Schneider L. Galantamine for Alzheimer's disease. Cochrane review 2002; (3): CD001747

용 약물 투여를 고려할 수 있다.
- 대부분의 약물로 인한 이상반응은 병용약물 투여로 호전되지 않는다.
- Galantamine을 과량 복용하게 되면, 오심, 구토, 과다타액분비, 과다발한, 저혈압, 순환부전, 서맥, 경련, 근육 약화 등이 발생할 수 있다. 호흡근이 심하게 약화되면 사망할 수도 있다.
- 천식 등 폐질환을 악화시킨다.
- 위산 분비 과다로 인하여 궤양이 발생할 위험이 있다.
- 기존 심질환과 상관없이 ChEI의 vagotonic effect에 의해 서맥 (bradycardia)이나 심장전도 차단 (heart block)이 발생할 수 있다.
- 심한 신기능 장애나 심한 간기능 장애가 있는 환자에게 사용하지 않는 것이 바람직하다.

4) Drug-drug interaction
- Galantamine은 마취시 사용하는 succinylcholine의 효과를 강화시키기 때문에 수술전에 중단해야 한다.
- CYP 2D6 혹은 CYP 3A4의 억제제 (inhibitor)는 galantamine대사를 억제하여 혈중농도를 높인다.
- Galantamine을 항콜린성 약물과 병용하면 두 약물 모두 효과가 감소한다.
- Nicotine은 Galantamine의 배출을 촉진시킨다.
- 콜린성 약물 (cholinomimetics, eg. Bethanechol)과 병용하면, 상승 효과가 있다.
- Cimetidine이 galantamine의 생체이용률을 증가시킨다.
- Beta bloker (propranolol)와 병용하면 서맥이 발생한다.
- 이론적으로는 파킨슨병에 사용되는 levodopa 효과를 감소시킨다.
- ChEI끼리 병용 투여하는 것은 근거없는 처방이다.

5) For prescription
- Galantamine은 4mg, 8mg, 12mg의 세 가지 용량의 정제와 액체제제로 100mL 병 (4mg/ml)이 시판되고 있다. Galantamine 시작 용량은 8mg/d로 4mg bid로 투여하고, 매 4주일마다 8mg씩 증량하여 가능한 최대용량까지 증량한다. 통상적으로 최대용량은 24mg/d (12mg bid투여)이지만 32mg/d (16mg bid)로 투여할 수도 있다.
- 하루 한 번만 복용할 수 있도록 작용시간이 연장된 Galantamine PRC (Prolonged Release Capsule)는 8mg, 16mg, 24mg의 세 가지 용량의 정제가 최근 시판되고 있

다. Galantamine PRC는 시작 용량은 8mg qd로 투여하고, 매 4주일마다 8mg씩 증량하여 가능한 최대용량까지 증량한다. 통상적으로 최대용량은 24mg qd이다.
- Galantamine은 식사할 때 복용하는 것이 바람직하다.
- 다른 AchEI로 교체하려고 할 때에는 기존 약물을 서서히 감량하면서 교체할 약물을 서서히 증량해야 한다. 기존 약물 중단후 체내에서 약물이 완전히 배출될 때 기능적 저하가 유발될 수 있기 때문에 cross-titration하는 것이 바람직하다.
- 보편적으로 약물 투여 6개월 이후에는 알쯔하이머병의 퇴행성 경과를 완화하는 효과가 소실된다. 하지만 일부 환자에서는 수 년간 약물 효과가 지속되기도 한다.
- 필요하면 약물을 즉시 중단할 수 있다. 약물을 중단하면, 기억력 저하가 현저하게 발생한다. 약물 중단후 발생한 저하는 galantamine을 재투여하거나 다른 AChEI를 투여해도 이전 수준으로 회복되지 않는다.

6) Summary
- 16mg/day와 24mg/day 모두 효과적이며, 콜린성 이상반응을 감소시키고 효과를 증대하기 위해 개인에 따른 최적 용량으로 유지해야 한다.
- 체중 감소와 식욕 부진이 임상가가 주의해야 할 이상반응이다.
- 무작위 이중맹검 임상시험을 통해 보고된 위약대조군 대비 약물 효과가 만족할 만한 수준이다.
- 치매행동정신증상과 일상생활수행능력 척도상에서 통계적으로 유의한 수준의 효과를 보이지만, 임상적으로 유의미한 차이를 보이는지는 아직 불확실하다.

6. Rivastigmine

Rivastigmine (상품명 Exelon®)은 가성-비가역적 (pseudo-irreversible), 선택적 ChEI이다.

1) Clinical trials
(1) Randomized, double-blind trials
Rosler 등 (1999)은 725명의 경도 및 중고도 알쯔하이머병 환자를 세 군 (placebo, 1~4mg/d 저용량군, 6~12mg/d 고용량군)에 무작위로 배정하여 26주 동안 rivastigmine의 알쯔하이머병에 대한 효과와 내약성에 대한 임상시험을 실시하였다. 26

주후 고용량군은 위약군에 비해 인지능력과 일상생활수행능력에서 통계적으로 유의한 수준의 호전을 보였다[34].

(2) Open-label study

Bilikiewicz 등 (2002)은 62명의 경도 및 중등도 알쯔하이머병 환자를 대상으로 한 26주에 걸친 개방연구를 실시하였다. 26주 경과후 ADAS-cog와 GDS는 연구개시 시점과 비슷한 수준으로 지속되었다[35].

(3) Pharmacoeconomic study

Hauber 등 (2000)은 rivastigmine의 약물경제성 평가를 disease-progression의 hazard model을 사용하여 실시하였다. 5년간의 donepezil 사용을 가정하여, 약물치료가 환자를 덜 심한 단계에 더 오래 머물도록 한다는 관찰을 근거로 비용-효과를 평가한 결과 rivastigmine 사용 6개월후에는 하루에 한 사람에 0.71Can$가 절감되지만, 2년후에는 4.93Can$가 절감되어 그 효과가 증진된다고 주장하였다[36].

2) Efficacies

(1) Cognition

Cochrane review는 Risvastigmine의 인지기능에 대한 효과를 ADAS-cog 점수의 위약군과 약물군 사이의 차이로 확인하였다. 거의 모든 임상시험이 현저한 차이를 보고하였는 데, Cochrane review에서는 약물군과 위약군에서의 차이가 -4.2 ~ -1.7점으로 보고하였다[37].

(2) BPSD

앞서 언급된 trials에서 BPSD에 대한 효과를 보고하지 않았다.

(3) Function

Cochrane review에서는 위약군에 비해 고용량군에서 PDS로 평가한 기능상의 호전과 2.4점 정도의 차이를 보고하고 있다.

3) Adverse events

- 말초에서의 acetylcholinesterase (AChE) 혹은 Butyrylcholinesterase 억제작용은 위장관 증상을 유발하고, 중추에서의 AChE 억제작용은 오심, 구토, 체중 감소, 수면 장애를 유발한다.

- 흔한 이상반응으로는 오심, 설사, 구토, 식욕 저하, 체중 감소, 소화장애, 위산 분비 증가를 들 수 있다. 이외에 두통, 현훈, 피로, 쇠약, 과다발한 등도 발생한다. 드물지만 실신과 경련이 발생하기도 한다.
- 위약군과 비교했을 때 유의하게 빈번하게 체중의 7% 이상의 심각한 감소가 초래된 사례가 보고된다.
- 대부분의 이상반응은 일시적으로 발생했다가 시간이 경과하면서 소실된다. 이상반응이 심각하면, 약물 용량을 감소시키거나 다른 약물로 교체하거나 병용 약물 투여를 고려할 수 있다.
- 대부분의 약물로 인한 이상반응은 병용약물 투여로 호전되지 않는다.
- Rivastigmine을 과량 복용하게 되면, 오심, 구토, 과다타액분비, 과다발한, 저혈압, 순환부전, 서맥, 경련, 근육 약화 등이 발생할 수 있다. 호흡근이 심하게 약화되면 사망할 수도 있다.
- Rivastigmine을 중단하였다가 재투여할 때에도 처음의 지침을 지켜 증량하지 않으면, 위장관 이상반응을 경험한다. 때로 심한 구토로 인하여 식도 파열이 발생할 수도 있다.
- 천식 등 폐질환을 악화시킨다.
- 위산 분비과다로 인하여 궤양이 발생할 위험이 있다.
- 기존 심질환과 상관없이 서맥 (bradycardia)이나 심장전도 차단 (heart block)이 발생할 수 있다.

4) Drug-drug interaction
- Rivastigmine은 마취시 사용하는 succinylcholine의 효과를 강화시키기 때문에 수술전에 중단해야 한다.
- Rivastigmine을 항콜린성 약물과 병용하면 두 약물 모두 효과가 감소한다.
- Nicotine은 Rivastigmine의 배출을 촉진시킨다.
- 콜린성 약물 (cholinomimetics, eg. Bethanechol)과 병용하면, 상승 효과가 있다.
- Beta bloker (propranolo)와 병용하면 서맥이 발생한다.
- 이론적으로는 파킨슨병에 사용되는 levodopa 효과를 감소시킨다.
- ChEI끼리 병용 투여하는 것은 근거없는 처방이다.

5) For prescription
- Risvastigmine은 1.5mg, 3mg, 4.5mg, 6mg의 네 가지 용량의 캡슐과 액체제제로 120mL (2mg/ml)가 시판되고 있다.

- 시작 용량은 3mg/d로 1.5mg bid로 투여하고, 매 2주일마다 3mg씩 증량하여 가능한 최대용량까지 증량한다. 통상적으로 최대용량은 12mg/d (6mg bid투여)이다.
- 보통 약물은 1~4mg/d에 비해 높은 효과를 기대할 수 있는 6~12mg/d로 투여된다. 즉 유효 약물용량은 6~12mg/d이다.
- 오심 (nausea)은 같은 용량으로 유지하고 있을 때보다는 증량할 때 발생빈도가 높다. Risvastigmine을 빨리 증량하려고 시도하면, 위장관 이상반응의 발생 빈도가 높아진다.
- 수 일 이상 Risvastigmine을 복용하지 않다가 재투여할 경우, 처음 약물을 투여할 때와 마찬가지로 약물을 제시된 지침대로 서서히 증량해야 한다.
- Risvastigmine은 식사할 때 복용하는 것이 바람직하다.
- 다른 AchEI로 교체하려고 할 때에는 기존 약물을 서서히 감량하면서 교체할 약물을 서서히 증량해야 한다. 기존 약물 중단후 체내에서 약물이 완전히 배출될 때 기능적 저하가 유발될 수 있기 때문에 cross-titration하는 것이 바람직하다.
- 약물 투여 6개월 이후에는 알쯔하이머병의 퇴행성 경과를 완화하는 효과가 소실된다. 일부 환자에서는 수 년간 약물 효과가 지속되기도 한다.
- 필요하면 약물을 즉시 중단할 수 있다. 약물을 중단하면 기억력 저하가 현저하게 발생한다. 약물 중단후 발생한 저하는 rivastigmine을 재투여하거나 다른 AChEI를 투여해도 이전 수준으로 회복되지 않는다. 저용량에서 6개월 이내만 사용하다가 중단한 경우에는 미사용의 경우와 현저한 차이가 없다.

6) Summary

- 6~12mg/day가 유효요량이며, 콜린성 이상반응을 감소시키고 효과를 증대하기 위해 개인에 따른 최적 용량으로 유지해야 한다.
- 체중 감소와 식욕 부진이 임상가가 주의해야 할 이상반응이다.
- 무작위 이중맹검 임상시험을 통해 보고된 위약대조군 대비 약물 효과는 만족할 만한 수준이다.
- 치매행동정신증상과 일상생활수행능력에 대한 효과는 불분명하다.

7. Memantine

Memantine (상품명 Ebixa®, Axura® (Europe), Namenda® (USA))은 N-methyl-D-aspartate (NMDA) receptor의 길항제로 흥분성 아미노산으로 인한 신경독성을 차

단하지만, 학습과 기억에 필요한 수준의 glutamate의 생리적 작용을 방해하지는 않는다. 2002년 European Agency for the Evaluation of Medical Products (EMEA), 2003년 USA Food and Drug Administration (FDA)에서 중등도 및 고도 알쯔하이머병에 대한 적응증을 획득하였다. 하지만, 혈관성 치매나 초기 알쯔하이머병에 대해서는 적응증을 획득하지 못 했으며, 경도 알쯔하이머병에 대한 적응증을 획득하기 위해 출원중이다.

1) Clinical trials
(1) Randomized, double-blind trials[38,39,40]

Reisberg 등 (2003)은 임상시험 등록시점의 MMSE 3~14점의 252명의 중고도 알쯔하이머병 환자를 두 군 (placebo, 20mg/d 용량군)에 무작위로 배정하여 28주 동안 memantine의 알쯔하이머병에 대한 효과와 내약성을 평가하였다. Severe Impairment Battery (SIB)로 평가한 인지기능과 일상수행능력에서 대조군에 비해 약물군에서 유의한 호전을 보였다. 하지만, MMSE 10점 이하군만을 대상으로 한 분석에서는 약물군과 대조군 사이에 유의한 차이가 없었다.

Tariot 등 (2004)이 임상시험 등록시점의 MMSE 5~14점이 404명의 중고도 알쯔하이머병 환자를 두 군 (placebo+donepezil, memantine 20mg/d + donepezil군)에 무작위로 배정하여 24주 동안 memantine의 알쯔하이머병에 대한 효과와 내약성에 대한 임상시험을 실시하였다. 위약을 추가로 투여받은 대조군에 비해 Memantine을 투여받은 군에서 Severe Impairment Battery (SIB)로 평가한 인지기능과 일상수행능력에서 유의한 호전을 보였다. 위약대조군은 Donepezil을 투여받고 있음에도 불구하고 지속적인 저하를 보였다.

(2) Pharmacoeconomic study[41]

Jones 등 (2004)은 memantine의 약물경제성 평가를 Markov model을 사용하여 실시하였다. 28주 임상시험결과를 바탕으로, 2년간의 memantine 사용을 가정하여, 비용-효과를 평가한 결과 비치료군에 비해 신체적 의존도, 지역사회 거주지속기간 및 QALY에서 효과를 보이고 비용도 감소시켜 비용-효과적이라고 주장하였다.

2) Efficacies
(1) Cognition

Cochrane review는 Memantine의 인지기능에 대한 효과를 SIB 점수의 위약군과

38. Winblad B, Poritis N. Memantine in severe dementia: results of the 9M-Best Study (Benefit and efficacy in severely demented patients during treatment with memantine). Int J Geriatr Psychiatry 1999; 14: 135-146
39. Reisberg B, Doody R, Stoffler A, et al. Memantine in moderate-to-severe Alzheimer's disease. N Engl J Med 2003; 348: 1333-1341
40. Tariot PN, Farlow MR, Grossberg GT, et al. Memantine treatment in patients with moderate to severe Alzheimer disease already receiving donepezil: a randomized controlled trial. JAMA 2004; 291: 317-324

41. Jones RW, McCrone P, Guilhaume C. Cost effectiveness of memantine in Alzheimer's disease: an analysis based on a probabilistic Markov model from a UK perspective. Drugs Aging 2004; 21: 607-620

약물군 사이의 차이로 확인하였다. 한 연구에서는 2.97점의 향상을 보여 유의한 차이를 보고하였지만, 이보다 더 많은 수의 연구대상자를 포함한 연구에서는 유의한 차이를 입증하지 못 하였다. 연구대상자가 가장 적었던 Reisberg 등 (2003)의 연구에서 가장 큰 효과가 보고되었다.

(2) BPSD
행동과 기분에 대해서는 NPI 총점 기준 2.76점이 감소하는 유의한 효과가 보고되었다. 초조 증상은 위약군보다 발생률이 낮았다.

(3) Function
Cochrane review에 의하면 위약군에 비해 memantine군에서 ADCS-ADL로 평가한 기능에서 1.27점의 호전이 관찰되었다.

3) Adverse events
- 보고된 이상반응은 거의 대조군과 차이가 없다. Donepezil과 병용한 Tariot 등의 연구에서는 약물 병용군이 위약 병용군보다 유의하게 연구탈락률이 낮

표 2. Comparison of adverse events of memantine

Study	Adverse Events	
	Memantine	placebo
Winblad & Poritis (9M-BEST)	22%	21%
Orgogozo et al (MMM300)	76% Overall dizziness (6%)	74% Overall dizziness (3%)
Wilcock et al (MMM500)	77% Overall constipation (10%) self-inflicted injury (6%) cataract (6%) dyspnea (5%) nausea (5%) abnormal gait (4%) agitation (4%) insomnia (3%)	75% Overall constipation (4%) self-inflicted injury (11%) cataract (4%) dyspnea (3%) nausea (3%) abnormal gait (6%) agitation (8%) insomnia (7%)
Tariot et al	78% Overall confusion (8%) headache (6%) accidental injury (5%) diarrhea (5%) urinary incontinence (5%) fecal incontinence (2%)	72% Overall confusion (2%) headache (3%) accidental injury (8%) diarrhea (9%) urinary incontinence (3%) fecal incontinence (5%)
Reisberg et al	84% Overall agitation (18%) urinary tract infection (6%)	87% Overall agitation (32%) urinary tract infection (13%)

아 강화된 약물 효과 혹은 감소한 이상반응과 연관된 것으로 추정된다.
- 대조군보다 빈도가 높은 이상반응으로는 현기증, 변비, 혼돈, 두통이 있고, 오히려 대조군보다 빈도가 낮은 이상반응으로는 초조, 요로감염, 불면 등을 들 수 있다. 위약군과 비교했을 때 유의하게 빈번한 체중 7% 이상의 심각한 감소 사례가 보고되었다.

4) For prescription
- Memantine은 하루 2회 투여해야 한다.
- 시작 용량은 첫 일주일간은 5mg/d로 아침 5mg을 투여하고, 둘째 주일은 10mg으로 증량하여 5mg bid (아침, 자기 전), 셋째 주일은 아침 10mg, 자기 전 5mg, 넷째 주일 이후는 10mg bid (아침, 자기 전)로 유지한다. 통상적인 유지용량은 20mg/d (10mg bid투여)이다.
- 보통 약물은 알약 형태이지만, 연하곤란이 있는 환자를 위하여 액상으로 된 약물도 보급되어 있다.

5) Summary
- 20mg/day가 권장용량이지만, 개인에 따른 최적 용량으로 유지해야 한다.
- 위약군과 비슷한 빈도의 이상반응을 보인다는 보고가 있다. 현기증, 변비, 혼돈, 두통이 위약군보다 빈번한 이상반응이다.
- 무작위 이중맹검 임상시험에 의하면 약물의 인지 효과는 추후 검증을 요한다.
- 치매행동정신증상과 일상생활수행능력에 대한 효과 보고가 있다.

8. Metrifonate

Metrifonate는 비가역적 (irreversible), 비선택적 ChEI이다. Metrifonate는 O,O-dimethyl- (1-hydroxy-2,2,2-trichloroethyl)-phosphonate로 1950년대에 유기인제로 개발되어 과일이나 농작물의 살충제나 주혈흡충 (schistosoma) 치료제로 사용되어 왔다. Metrifonate가 ChEI의 특성을 가지고 있고 3상 연구에서 임상효과를 보였지만 FDA는 근육 약화와 호흡근 저하의 위험을 들어 신약으로 인정하지 않았다.

1) Efficacies
초기 임상시험에서는 일주일에 한 번 약물을 투여하는 방식을 사용하다가 이후에는 혈중약물농도의 최고와 최저점의 차이를 줄이고 약 부작용을 감소시키기 위하여 하루에 한 번 투여로 변경하였다.

다양한 용량을 투여한 임상시험들에서 위약대조군에 비해 유의한 인지 향상을 보였고, 고용량이 저용량보다 더욱 효과적이었다[42-46]. 하루 40mg 이하는 효과가 없었다.

(1) Cognition

ADAS-cog 점수의 위약군과 약물군 사이의 차이로 확인된 metrifonate의 인지기능에 대한 효과는 40~80mg/d로 투여할 때 -3.25~-1.3점으로 여타의 ChEI와 유사한 수준이었다. 이러한 차이는 약물군의 호전에 기인하기 보다는 위약대조군의 악화에 기인한 바가 크다. 두 개의 6개월간의 임상시험에 대한 논문들이 측정편차에 대한 기술을 생략하였기 때문에 effect size를 알 수 없고, 치료효과로 설정한 ADAS-cog 점수가 4 점 감소 정도의 효과를 입증한 연구도 없었다.

(2) BPSD

Morris 등 (1998), Dubois 등 (1999), Rashkind 등 (1999)의 임상시험에서 환각과 aberrant motor behaviour 항목에서 유의한 수준의 효과를 보고하였다.

(3) Function

disability assessment for dementia scale (DAD)로 평가한 기능수준에서 약물군은 위약군에 비해 2.7~5.5점의 호전을 보였다.

2) Adverse events

약물의 복약내성은 다른 ChEI와 거의 차이가 없을 정도이다. 3상 임상시험에 참여했던 대부분의 환자들이 종료시까지 지속적으로 참여하였고, 콜린성 부작용이 다소 보고되었다.

- 콜린성 반응에 의해 설사, 오심, 복통, 경련성 근육통, 비염 등이 많이 발생하였다.
- 경련성 근육통 (leg cramp)는 metrifonate투여군의 7~10%에서 발생하여 발생률이 위약대조군보다 3~10배 높았다. 이는 말초의 근-신경말단의 니코틴 수용체에 metrifonate가 작용하면서 발생하는 것으로 다른 ChEI에서도 관찰되었다.

- 고용량의 metrifonate 투여시 심장박동이 5~9회/분 감소하는 미주신경자극효과 (vagotonic effect)가 있다. 다른 ChEI에서도 관찰되는 현상이다. Vagotonic effect는 약물 용량과 비례하여 발생하며, 위약군과 비교하여 7~32배 높았다.
- 심한 천식, 심한 폐색성폐질환, 심한 서맥 (심박수<50회/분)이 있는 경우 주의를 요한다
- metrifonate를 사용중인 환자가 수술을 해야 할 경우, 가능하면 국소마취 혹은 부분마취를 실시해야 한다.
- 신경독성작용이 있어 근육 약화가 발생하거나 장기적으로는 myasthenia가 발생하기도 한다. 임상연구대상 3,000명 중 20명에서 myasthnia가 발생했고, 4명에서는 인공호흡기를 사용해야 할 정도로 심한 근육 약화가 관찰되었다. 이로 인해 시판이 중단되고 개발프로그램도 더 이상 진행되지 않고 있다.

3) Summary

- 6개월 임상시험에서 효과와 내약성을 입증하기는 했지만, 아직 개발 단계이고, 치매 치료에 대한 적응증을 획득하지 못 하였고, 심각한 부작용 발생 가능성과 불확실한 안전성 등으로 현재 단계에서는 metrifonate의 사용을 권고할 수 없다.
- 도움이 되는 일부 환자가 있겠지만 사용을 위해서는 공식적인 허가가 필요하다.

9. Ginkgo biloba

은행잎 추출물이 수천년 동안 약물로 사용되어왔다. 약용으로 사용되는 Ginkgo biloba 추출물은 건조된 잎에서 제조되며 24% Ginkgo-flavoneglycosides와 6% terpenoid로 구성되어 있다. Terpenoid에는 biloblide와 ginkgolide A, B, C, M, J가 있다.

Ginkgolide에 항산화제 작용과 혈소판 활성요인 (platelet activating factor, PAF)의 길항제 효과가 있다.

PAF는 혈소판 활성화와 응집을 유발하는 작용 뿐만 아니라 염증반응을 일으키고 위궤양을 유발하며 기관지를 수축하게 한다. 특히 PAF는 신경계 기능이 있어 장기강화 (long-term potentiation)에 직접 관여한다.

Ginkgo에 있는 flavonoid는 항산화작용과 자유기 제거효과도 가진다.

1) clinical trials
(1) Randomized, double-blind trials[47-54]

불어나 독일어로 발표된 논문들이 다수 있었으나 이중맹검이나 위약대조군 연구가 아니거나 대상자 숫자가 너무 적은 등의 문제로 연구보고에 대한 신뢰성이 다소 낮지만, 선행 연구들에서는 Ginkgo가 노령, 치매, 알쯔하이머병 등으로 인한 기억력 장애에 효과가 있다는 일관된 보고를 하였다. 하지만, 이하의 기술은 영어로 발표된 최근 논문들만을 참조하였다.

Le Bars 등 (1997)은 202명의 치매 환자를 두 군 (placebo, 120mg/d 투여군)에 무작위로 배정하여 52주 동안 Ginkgo의 치매에 대한 효과와 내약성에 대한 임상시험을 실시하였다. 약물군은 위약군에 비해 ADAS-cog 점수가 1.4점의 차이를 보였고 (p=0.04), ADAS-cog 점수 4 점 이상 호전된 반응군이 약물군중에서는 27%, 위약군은 14%로 통계적으로 유의한 수준이었다 (p=0.005).

Van Dongen 등 (2003)은 121명의 치매 환자를 세 군 (placebo, 160mg/d 저용량군, 240 mg/d 고용량군)에 무작위로 배정하여 24주 동안 Ginkgo의 치매에 대한 효과와 내약성에 대한 임상시험을 실시하였다. 약물군과 위약군 사이에 통계적으로 유의한 차이가 발견되지 않았다.

Solomon 등 (2002)은 230명의 MMSE 점수 26점 이상인 정상집단에서 Ginkgo의 효과와 내약성에 대한 임상시험을 실시하였다. 40mg/tablet Ginkgo 제제를 하루 3회 복용, 6주간 지속하였다. 결과변수에 대하여 약물군과 위약군 사이에 통계적으로 유의한 차이가 발견되지 않았다.

2) Efficacies
(1) Cognition

ADAS-cog 점수의 위약군과 약물군 사이의 차이로 확인한 인지기능에 대한 효과는 1.4~2.5점 정도였다. Effect size가 만족할 만한 수준은 아니었고, 효과가 없다는 연구보고도 다수 발표되었다.

(2) BPSD & Function

이를 비교할 만큼 충분한 연구보고가 없었다.

3) Adverse events

- 이전 연구들에서 보고된 부작용은 거의 없다.
- Ginkgo가 PAF 길항제로 작용하기 때문에 출혈시간을 연장시킬 가능성이 있다. Ginkgo를 사용하고 있던 환자에서 발생한 출혈성 경향에 대한 사례보고들이 있었지만, 실제 연관 관계는 규명되지 않았다.
- 혈액응고장애, warfarin 복용, 심한 출혈의 과거력이 있는 경우, 주의를 요한다.
- 이론적으로 혈류 장애가 원인이 될 수 있는 혈관성치매에 더욱 효과적일 수 있고, 초기 혹은 고도 알쯔하이머병 환자에게는 효과적이지 않을 수 있다.
- Aspirin을 투여하고 있는 환자에게 Ginkgo를 병용하는 것이 출혈성 경향을 높이는지 여부에 대해서는 알려져 있지 않다.

4) Summary

- Ginkgo의 인지 향상 효과는 그리 크지 않다.
- 효과에 대해서는 면밀한 추후연구가 필요하다
- 판매되는 Ginkgo 제제의 순도와 역가가 일정하지 않을 수 있다.

치매행동정신증상의 치료

1. 서 론
2. BPSD 치료
3. BPSD 치료에 Risperidone이나 Olanzapine을 사용하지 못한다면?
4. BPSD 치료원칙
5. 결 론

서국희 | 한림의대

CHAPTER 04

치매행동정신증상의 치료

서 국 희 | 한림의대

01 서 론

치매는 기억력 장애뿐만 아니라 초조, 공격성, 편집증, 망상, 환각, 수면장애, 기분장애 등 매우 다양한 치매행동정신증상 (behavioural and psychological symptoms of dementia, 이하 BPSD)을 동반한다[1]. BPSD는 임상적으로 매우 중요하다. BPSD는 치매 경과 전반에 걸쳐 발생하면서 환자와 간병인의 일상적인 삶의 질을 심각하게 저하시키며[2], 한 시점에서 관찰하면 환자의 60~80%에 BPSD가 존재하고 일생동안에는 거의 100%에서 발생한다[3,4].

1. 항정신병약물 사용제한의 역사적 배경

1950~1960년대에 걸쳐 chlorpromazine, haloperidol, clozapine, sulpiride, pimozide, thioridazine 등의 항정신병약물이 개발되었다. 이후 정신병원이나 요양시설에서 신체적 강박 (physical restraint) 대신에 약물적 강박 (chemical restraint)의 목적으로 이들 항정신병약물을 빈번하게 사용함으로써 항정신병약물의 오남용에 대해 사회의 관심이 집중되기 시작하였다.

1980년대말 미국에서는 요양시설 개혁법안인 OBRA '87 (the Omnibus Budget Reconciliation Act of 1987)을 시행하면서 장기요양시설에 입소중인 환자에게 항정신병약물을 포함한 불필요한 일체의 약물 사용을 금지하였다[5]. 이후 묵시적으로 항정신병약물 사용은 BPSD의 치료에만 한정되었고 이후 항정신병약물의 사용이 반으로 감소하였다[6].

---

1. Suh GH. (2004). Agitated Behaviours among the Institutionalized Elderly with Dementia:Validation of the Korean Version of the Cohen-Mansfield Agitation Inventory. International Journal of Geriatric Psychiatry. 19(4): 378-385
2. Donaldson, C., Tarrier, N., Burns, A. (1997). The impact of the symptoms of dementia on caregivers. British Journal of Psychiatry, 170, 62-68
3. Ballard, C., O'Brien, J., Swann, A., & James, I. (2002). Treating Behavioural and Psychologicla Symptoms of Dementia. Oxford University Press, Oxford, UK
4. Finkel, S.I., Costa e Silva, J., Cohen, G., et al.(1996). Behavioural and psychological signs and symptoms of dementia:a consensus statement on current knowledge and implications for research and treatment. International Psychogeriatric, 9, 65-68
5. Zaraa AS (2003) Dementia update: Pharmacologic management of agitation and psychosis in older demented patients. Geriatrics 58(10), 48-53
6. Kidder, S.W. (2003) Deliberations on and myths about OBRA '87 psychopharmacological medication regulations. Journal of the American Medical Directors Associations, 4(5), 268-273

2. 현실의 쟁점

　2004년 3월, 영국 의약품안전성위원회 (United Kingdom Committee of Safety of Medicine:CSM)가 BPSD를 조절하기 위해 risperidone이나 olanzapine을 사용하면 뇌졸중 발생의 위험이 높고, olanzapine의 경우 사망률도 증가시킨다는 보고와 함께 BPSD의 치료에 risperidone과 olanzapine 사용을 금지시키는 강력한 권고안을 발표하였다[7]. Risperidone과 olanzapine은 BPSD의 치료에 가장 널리 사용되어온 두 가지 항정신병약물이다. Risperidone[8-13]과 olanzapine[14-17]의 BPSD에 관한 randomised, double-blind clinical trials 결과는 두 약물 모두 안전하고 효과적임을 주장해왔다. 전세계 수십만 명의 의사가 risperidone과 olanzapine을 BPSD의 치료에 사용해왔고 현재도 사용중이다. United States expert consensus panel도 risperidone과 olanzapine을 BPSD에 대한 일차 치료약물로 추천하였다[18]. 2005년 4월 미국 식품의약품안전청 (US Food & Drug Administration, FDA)이 17개의 위약대조군 연구결과를 분석하여 risperidone, olanzapine, quetiapine, aripiprazole의 사용이 위약에 비해 사망률을 1.6~1.7배 높인다는 안정성 경고를 발표하였다 [FDA (2005), FDA public health advisory:deaths with antipsychotics in elderly patients with behavioral disturbances. Available at:www.fda.gov/cder/ drug/advisory/antipsychotics.htm. Accessed May 10,2005]. 하지만 FDA는 사망률의 증가가 약물 사용과 연관될 수 있지만, 선정된 연구대상군의 특성과도 밀접한 연관이 있는 것 같다고 부연하였다. 왜냐 하면, 연구 대상자 대부분이 시설에 수용된 노쇠한 치매노인들로, 혈관성 질환의 위험인자 (뇌졸중, 고혈압, 당뇨, 심장질환, 고지혈증 등)를 가지고 있었기 때문이다. 2005년 5월 한국 식품의약품안전청 (Korea FDA)은 risperidone과 olanzapine 뿐만 아니라 quetiapine, clozapine, ziprasidone, aripiprazole까지 6 개 비정형 항정신병약물의 BPSD에 대한 안정성을 경고하였다 [KIMS Online (2005) 정신분열병 치료제 '부작용주의보', 식약청 경고. http://www.kimsonline.co.kr/medicalnews/monews/articleview.asp?id=9417& code2 =PHI. Accessed June 24, 2005]. 이런 일련의 발표들은 전세계적인 논쟁을 가속시켰다. BPSD 치료에 대한 항정신병약물 사용 반대론자들은 "인지적 저하 위험 2배, 뇌졸중 위험 3배, 사망률 증가 2배, 낙상과 골절의 위험을 상당히 높이고, 일단 환자에게 한 번 사용하기 시작하면 심각한 부작용이 발생할 때까지 계속 사용하는 심각한 부작용이 있는 항정신병약물이 환자들에게 무슨 도움이 된다는 말인가? 대부분의 의사들은 BPSD의 항정신병약물치료로 인한 위해를 알고 있다. 하지만, 1) 익숙한 약물을 손쉽게 사용하려는 의사들의 치료적 무능력 (therapeutic impotence), 2) 항정신병약

7. Committee of Safety of Medicines (CSM) (2004) Atypical antipsychotic drugs and stroke. http://medicines. mhra.gov.uk/ourwork/monitorsafequalmed/messages/risperidoneclinicaltrialdata_final.pdf. Date of Access: May 13, 2004
8. Katz, I.R., Jeste, D., Mintzer, J.E., Clyde, C., Napolitano, J., Brecher, M. (1999) Comparison of risperidone and placebo for psychosis and behaviour disturbances associated with dementia:a randomised, double blind trial. Journal of Clinical Psychiatry, 60, 107-115
9. De Deyn, P.P., Rabheru, K., Rasmussen, A., Bocksberger, J.P., Dautzenberg, P.J.L., Eriksson, S., Lawlor, B (1999) A randomised trial of risperidone, placebo, and haloperidol for behavioural symptoms of dementia. Neurology, 53, 946-955
10. Chan, W.C., Lam, L.C., Choy, C.N., Leung, V.P., Li, S., Chiu, H.F. (2001) A double-blind randomised comparison of risperidone and haloperidol in the treatment of behavioural and psychological symptoms in Chinese dementia patients. International Journal of Geriatric Psychiatry, 16, 1156-1162
11. Brodaty, H., Ames, D., Snowdon, J., Woodward, M., Kirwan, J., Clarnette, R., Lee, E., Lyons, B., Grossman, F. (2003) A randomised placebo-controlled trial of risperidone for the treatment of aggression, agitation and psychosis in dementia. Journal of Clinical Psychiatry, 64, 134-143
12. Suh, G.H., Son, H.G., Ju, Y.S., Jcho, K.H., Yeon, B.K., Shin, Y.M., Kee, B.S., Choi, S.K. (2004) A randomised, double blind, crossover comparison of risperidone and haloperidol in Korean dementia patients with behaviour disturbance. American Journal of Geriatric Psychiatry, 12 (5), 509-516
13. Mintzer J, Weiner M, Greenspan A, Caers I, Gharabawi G, van Hove I, Kushner S, Schneider L. Efficacy and safety of a flexible dose of risperidone versus placebo in the treatment of psychosis of Alzheimer's disease. Poster presented at the 2004 annual meeting of the International College of Geriatric Psychoneuropharmacology, October 14-17, Basel, Switzerland
14. Satterlee WG, Reams SG, Burns PR, Hamilton S, Tran PV, Tollefson GD. A clinical update on olanzapine treatment in schizophrenia and elderly Alzheimer's disease patients. Psychopharmacol Bull 1995; 31: 534
15. Street JS, Clark WS, Gannon KS, Cummings JL, Bymaster FP, Tamura RN, et al. Olanzapine treatment of psychotic and behavioral symptoms in patients with Alzheimer disease in nursing care facilities: a double-blind, randomized, placebo-controlled trial. The HGEU Study Group. Arch Gen Psychiatry 2000; 57: 968-76

물의 위해를 정확히 알지 못하고 비정형 항정신병약물이 '충분히 안전하다'는 제약사의 광고를 맹신하는 의사들의 무지, 3) 항정신병약물의 위약효과 (placebo effect), 4) 가족에게 고통을 주는 BPSD를 즉각적으로 호전시키라는 압력에 굴복함, 5) 비약물적 치료에 대한 지식이나 기술의 결여, 6) 기존 치매약물치료지침에 대한 맹신 때문에 의사들이 BPSD 치료에 항정신병약물을 계속 사용한다고 주장하였다[19].

히포크라테스 선서는 의사의 선의와, 선의는 아닐지라도 악의로 환자를 대하지 않는 의업의 정신에 근거하고 있다. 앞서 항정신병약물 사용 반대론자의 주장은 전형적 항정신병약물 (haloperidol, chlorpromazine)과 비정형 항정신병약물의 부작용을 구분하지 않고 통틀어 지칭함으로써 모든 항정신병약물이 공통적으로 심각한 부작용을 야기하는 것처럼 호도하고 있는 측면이 있다. 지금까지 출판된 BPSD 치료에 관한 수많은 review paper들이나 임상지침이 risperidone과 olanzapine을 BPSD의 치료약물로 추천했지만[20-26], 두 약물의 사용으로 인한 뇌혈관성 부작용 때문에 사용에 제한을 두어야 한다고 언급한 적은 없었다[27,28].

02 BPSD 치료

1. 비약물적 치료 Non-pharmacological interventions

BPSD에 대한 다양한 비약물적 치료가 있지만, 효과가 증명된 치료법은 드물다[29,30]. 음악치료 (Music therapy), 향기치료 (aromatherapy), 광선치료 (light therapy), reality orientation therapy, validation therapy, 회상요법 (reminiscence therapy) 등의 비약물적 치료법이 제공되어 왔다. 주간보호 (day care), 치매 특수 간호, 간병인 교육 등도 일종의 비약물적 치료법으로 간주될 수 있다. 환자가 좋아하는 음악을 들려주면 초조, 공격성 및 기분장애가 호전된다는 보고가 있다[31].

음악치료보다는 일 대 일 상호작용이나 가족들이 나오는 비디오를 보는 것이 환자의 언어적 폭력을 감소시키는 데 효과가 있다는 보고들이 있다[32]. 치매 환자는 후각도 둔감해지기 때문에 향기치료의 효과에 대해서는 회의적이다. 후각을 통하지 않고 essential oil의 피부 도포가 효과적이라는 주장도 있다[33]. 소수의 치매환자를 대상으로 밝은 빛을 쬐게 했더니 공격성, 초조 등의 다양한 BPSD가 감소했다는 보고가 있다[34]. 정신운동활성화프로그램 (Psychomotor activation program)이 인지 향상에 효과적이지만, 반항적이고 부정적 행동도 증가한다는 보고가 있다[35]. 현실정향요법 [Reality orientation(RO) therapy]는 인지적 기술로서 기억장애와 더불어 시간과 장소에 대한 지남력을 상실한 치매환자에게 반복적으로 환경을 올바르게 인식하도록 하는, 지속적인 자극을 통하여 장애를 극복하게 돕는 치료법이다. 알쯔하이머병 환자의 인지와 행동에 대한 현실정향요법의 효과는 제한적이었다[36,37]. Validation therapy는 validation의 일반 원칙, 즉 현실 수용과 타인 경험을 모방한 개별적 실현에 근거하여 행동치료와 정신치료기법을 복합적으로 적용하고 있다. 치매 혹은 인지장애 환자에 대한 validation therapy의 효능에 대해서는 잘 알려져 있지 않다[38]. 치매에 대한 회상요법의 효과를 문헌의 systematic review로 평가한 결과 행동에는 다소 긍정적 효과가 있지만 인지 기능에는 효과가 없고, 전체적으로는 효과를 인정할 수 없었다고 한다[39]. 산보와 가벼운 운동이 배회, 초조 및 공격성을 감소시킨다는 예비연구결과 보고가 있었다[40]. 특수간병시설 Special Care Unit (SCU)에서 치매 환자를 돌보면 초조가 감소하고 강박이나 파국반응의 발생이 감소한다는 보고가 있다[41,42]. 또한 특수간병시설의 인력을 수련시킴으로써 BPSD뿐만 아니라 향정신성약물 사용이나 신체적 강박 횟수가 감소하였다[43].

하지만, 비약물적 요법의 효능과 관련된 상당한 숫자의 논문이 발표되었음에도 불구하고, 연구방법론상의 문제 (effect size, 채점방식, 호전의 정의 등과 관련된 불확실성)로 인하여 실제 효과를 인정하기 어렵다.

2. BPSD 약물요법

1) 전형적 항정신병약물

전형적 항정신병약물 conventional antipsychotics의 치료 작용은 특이적으로 mesolimbic dopamine pathway에 있는 D2 receptor를 차단함으로써 발현된다. 그러나, mesocortical pathway에 있는 D2 receptors도 차단하게 됨으로써 음성증상이나 인지적 저하를 유발하거나 악화시키게 된다. 또한 nigrostrial pathway에 있는 D2 receptor를 차단함으로써 추체외로증상 extrapyramidal symptoms [EPS] (파킨슨증, 급성 근이상증 acute dystonia, 정좌불능증 akathisia)를 발생하는데, 장기간 차단되면 지연성 운동장애 tardive dyskinesia가 발생할 수 있다. Tuberoinfun-

치매행동정신증상의 치료

dibular pathway에 있는 D2 receptor를 차단하면 젖분비 (galactorrhea), 여성형유방증 (gynecomastia) 혹은 무월경 (amenorrhea)이 발생한다. 전형적 항정신병약물은 D2 receptor이외에 다른 수용체들도 차단한다. Muscarinic cholinergic receptors 차단으로 인하여 구갈, 시야 흐림 (blurred vision), 안압 상승, 변비, 소변 저류, 발기 부전, 빈맥, 기억력 장애, 심장 독성 및 정신 혼동이 발생할 수 있다. Alpha-1 adrenergic receptor가 차단되면, 기립성 저혈압, 빈맥, 부정맥 및 진전 tremor이 발생할 수 있다. H1 receptors가 차단되면, 기면 sedation과 체중 증가가 발생할 수 있다[44].

노인 환자에게 전형적 항정신병약물을 투여하면 지연성 운동장애 발생의 위험도가 증가하는데, 3개월만 투여해도 지연성 운동장애의 발생률이 5%가 넘는다[45]. 전형적 항정신병약물의 BPSD에 대한 효과를 메타분석한 결과에 의하면, 위약군에 비해 haloperidol이나 thioridazine을 투여한 군에서 나은 효과를 보이는 비율이 18%에 불과하다[46]. 이들 약물에 대한 내약성도 노인 환자군에서는 감소하여, 유효용량에서 심각한 부작용이 발생하는 경우가 많다[47].

Haloperidol은 수십년간 BPSD를 조절하기 위해 사용되어왔다. 1998년, Devanand 등은 정신증이나 이상행동을 보이는 71명의 알쯔하이머병 환자를 대상으로 12주에 걸친 double-blind, placebo-controlled crossover trial을 통해 haloperidol 표준용량군 (2~3mg/d), 저용량군 (0.5~0.75mg/d), 위약군의 효과를 비교연구하였다. 결과적으로 haloperidol 표준용량군 (2~3mg/d)이 약물에 대한 가장 좋은 치료효과를 보였지만, 이 군 환자의 대부분에서 중등도 혹은 고도의 추체외로부작용이 발현되었다[48]. 최근의 Cochrane review에 의하면, haloperidol은 공격성을 조절하는데 유용하지만, 필연적으로 부작용이 발생할 가능성이 매우 높아 BPSD 조절에 haloperidol을 일반적으로 사용하도록 권고할 수는 없다[49]. Haloperidol은 일반적이기 보다는 초조 혹은 공격성을 보이는 환자에서 부작용 발생에 유의하면서 개별적으로 사용되어야만 한다[49].

Thioridazine은 phenothiazine계 항정신병약물로 비교적 운동계 부작용의 발생이 덜 빈번하다는 통념으로 널리 처방되어왔다. Thioridazine은 심한 진정작용 (sedation)이 있어, 이를 통해 환자가 진정되어 조절되는 치료효과가 있었다. 하지만, 약리학적으로 Thioridazine은 심한 항콜린성작용이 있기 때문에 잠재적으로 인지기능에 해로운 영향을 미칠 수 있다. 실제 치매환자에게 thioridazine 처방을 권장할만한 임상적 근거가 없고, thioridazine의 사용은 환자만 심각한 부작용에 노출시키게 된다[50]. 최근 연구에서 전형적 항정신병약물로 인한 심각한 심혈관계

독성이 보고되었다. 이로 인해 thioridazine의 처방은 제한을 받게 되었고, droperidol은 시장에서 퇴출되었다[51].

2) 비정형 항정신병약물

비정형항정신병약물 risperidone, olanzapine, quetiapine, clozapine, ziprasidone, zotepine은 serotonin-dopamine 길항작용을 가지고 있다. 반면 amisulpiride은 selective D2/D3 antagonist이고, aripiprazole은 partial dopamine agonist이다. 이런 비정형적 특성은 뇌에 있는 네 개의 key dopamine pathways 안에서의 serotonin과 dopamine 상호작용으로 인한 것이다[44]. 비정형 항정신병약물은 D2 receptor에서 빨리 분리되는 특성이 있다. 이로 인하여 D2 receptor 관련 부작용도 훨씬 적고 음성 증상, 인지 증상 및 정동 증상에도 효과를 나타낸다. 5-HT2A receptor를 통한 Serotonin의 작용은 dopamine 활성을 조절함으로써 항정신병약물의 효과에도 영향을 미칠 뿐만 아니라, 인지 및 정동과 관련된 임상적 양상에도 영향을 미친다[52]. 비정형 항정신병약물이 작용하는 여타 serotonin receptors에서는 여러 가지 임상적 효과와 부작용이 발현된다[53,54].

예를 들면, 5-HT1A receptor는 불안, 우울 및 음성 증상과 관련이 있고, 5-HT2C receptor에 작용하면 체중은 증가하지만 추체외로증상은 감소한다. Histamine H1, alpha-adrenergic, 혹은 acetylcholine muscarinic receptors와 반응하면, 진정작용(sedation)을 발현한다. Alpha-adrenergic receptor를 차단하면 기립성 저혈압이 발생하여 낙상과 대퇴골 골절의 위험이 현저히 증가한다. 항콜린성 작용으로 인하여 구갈, 인지 저하 및 혼돈이 발생할 수 있다.

이런 약물 기전 때문에 BPSD에 비정형 항정신병약물을 사용하면서, 급만성 부작용은 현저히 감소하고 기분이나 인지적 호전 효과도 있어 내약성이 높을 것으로 기대되었다[55,56]. BPSD에 사용되는 비정형 항정신병약물의 용량은 정신분열병 치료보다 일반적으로 소량이기 때문에 보다 나은 내약성을 보인다[56].

(1) Risperidone

Risperidone은 BPSD의 치료에 가장 널리 사용되고 연구되어온 대표적 비정형 항정신병약물이다. BPSD에 대한 risperidone의 효과와 안전성을 연구한 6개의 무작위 이중맹검 임상시험 보고를 소개한다[8-12].

RANDOMIZED, DOUBLE-BLIND TRIALS

1999년, Katz 등은 시설에 거주하는 625명의 알쯔하이머병, 혈관성 치매 및 혼

---

51. Reilly JG, Ayis SA, Ferrier IN, Jones SJ, Thomas SHL. QT interval abnormalities and psychotropic drug therapy in psychiatric patients. Lancet 2000; 355: 1048-52

52. Remington G. Understanding antipsychotics "atypicality": a clinical and pharmacological moving target. J Psychiatry Neurosci 2003; 28(4):275-284

53. Megens AA, Awouters FH, Schotte A, Meert TF, Dugovic C, Niemeegeers CJ, et al. Survey on the pharmacodynamics of the new antipsychotics risperidone. Psychopharmacology 1994;114(1):9-23

54. Sussman N. The potential benefits of serotonin receptor-specific agents. J Clin Psychiatry 1994;55(suppl):45-51

55. Lawlor B, Bhriain SN. Psychosis and behavioural symptoms of dementia: defining the role of neuroleptic interventions. Int J Geriatr Psychiatry 2001;16 Suppl 1:S2-6

56. Jeste DV, Rockwell E, Harris MJ, Lohr JB, Lacro J. Conventional vs. newer antipsychotics in elderly patients. Am J Geriatr Psychiatry 1999b;7:70-6

재성 치매 환자를 대상으로 실시한 무작위 이중맹검 임상시험 결과를 보고하였다. 환자는 네 군으로 나뉘어 위약이나 0.5, 1, 또는 2mg/day risperidone군에 배정되어 12주 동안 연구가 진행되었다. 세 약물군 모두에서 공격성과 같은 행동증상을 완화시킴에 있어 위약군보다 탁월한 효과를 보였다. 약물 용량에 따라 증가하는 부작용으로는 추체외로증상, 기면, 경도 부종이 관찰되었다. 1mg/day 군에서의 추체외로증상의 빈도는 위약군과 유의한 차이가 없었다[8].

1999년, De Deyn 등은 344명의 치매와 동반된 정신증이나 초조를 보이는 입원 환자를 대상으로 실시한 무작위 이중맹검 임상시험 결과를 보고하였다. 환자는 위약군, risperidone군, haloperidol군 세 군에 배정되어 13주 동안 연구가 진행되었다. 두 약물의 용량은 0.5~4mg/day의 범위내에서 투여하였다. Risperidone 군이 haloperidol군이나 위약군보다 공격성을 조절하는 데 있어 우월한 효과를 보였다. 추체외로증상은 haloperidol군 (18.3%)에서 Risperidone군 (12.2%)이나 위약군 (4.4%)에 비해 유의하게 빈발하였다. 추체외로증상을 제외한 부작용의 빈도는 위약군과 Risperidone 군 사이에 유의한 차이가 없었다[9].

2001년, Chan 등은 58명의 알쯔하이머병이나 혈관성 치매 환자를 대상으로 실시한 이중맹검 임상시험 결과를 보고하였다. 환자는 Risperidone군과 haloperidol군 두 군에 배정되어 12주 동안 연구가 진행되었다. 두 약물의 용량은 0.5~2mg/day의 범위내에서 투여하였다. 소량의 risperidone (평균 0.85mg/d)과 haloperidol (평균 0.90mg/d)이 모두 효과적이고 내약성도 좋았다. Risperidone군이 haloperidol군보다 추체외로증상이 훨씬 적어 위험도와 임상적 효과를 비교할 때 우월하였다[10].

2003년, Brodaty 등은 시설에 거주하는 345명의 공격적 행동을 보이는 알쯔하이머병, 혈관성 치매 및 혼재성 치매 환자를 대상으로 실시한 무작위 이중맹검 임상시험 결과를 보고하였다. 환자는 두 군으로 나뉘어 위약이나 고정되지 않은 적정 용량을 투여받는 risperidone군에 배정되어 12주 동안 연구가 진행되었다. 세 약물군 모두에서 공격성과 같은 행동증상을 완화시킴에 있어 위약군보다 탁월한 효과를 보였다. 약물 용량에 따라 증가하는 부작용으로는 추체외로증상, 기면, 경도 부종이 관찰되었다. 1mg/day군에서의 추체외로증상의 빈도는 위약군과 유의한 차이가 없었다. 소량 (평균: 0.95mg/d) risperidone만으로 공격성, 초조, 정신증 등의 BPSD를 현저히 호전시킬 수 있었다. 위약군에서는 초조가, risperidone군에서는 기면과 요로감염이 더 빈번하였다. 추체외로증상빈도는 두 군 사이에 차이가 없었다. 하지만, 뇌혈관계 부작용 (cerebrovascular adverse events, CAEs)이 risperidone군 대상자중 6명에서 발생했고, 5명은 뇌졸중, 1명은 일과성뇌허혈 (transient ischemic attack, TIA)이었다. 이들 모두에게서 뇌혈관계 장애를 유발할 수 있는 신체적인 위험인자가 존재하였다[11].

2004년, Suh 등은 시설에 거주하는 120명의 BPSD를 보이는 알쯔하이머병, 혈관성 치매 및 혼재성 치매 환자를 대상으로 실시한 무작위 이중맹검 교차비교 임상시험 결과를 보고하였다. 환자는 두 군으로 나뉘어 risperidone군이나 haloperidol군에 배정되어 18주 동안 연구가 진행되었다. 약물은 1주간의 washout후 8주간 투여하고 1주일간 washout후 서로 약물을 바꾸어 8주간 투여하여 군간의 차이를 배제하였다. 두 약물의 용량은 0.5~1.5mg/day의 범위내에서 투여하였다. 소량의 risperidone (평균 0.80mg/d)과 haloperidol (평균 0.83mg/d)이 모두 BPSD를 조절하는데 효과적이고 내약성도 좋았다. Risperidone 군이 haloperidol군보다 추체외로증상이 훨씬 적어 위험도와 임상적 효과를 비교할 때 우월하였다[12].

2004년, Mintzer 등은 시설에 거주하는 473명의 알쯔하이머병 환자를 대상으로 실시한 무작위 이중맹검 위약대조군 임상시험 결과를 포스터로 발표하였다. 환자는 risperidone군이나 위약군에 배정되어 8주 동안 연구가 진행되었다. 약물의 용량은 0.5~1.5mg/day의 범위내에서 투여하였다. 연구결과, 정신증에 대한 risperidone의 효과가 위약군에 비해 통계적으로 유의하게 우월하지 않았다 (p=0.069). 하지만, 증상이 심한 알쯔하이머병 환자에서는 risperidone이 위약군에 비해 유의하게 효과적이었다. 이 연구에서도 4예 (1.7%,=4/235)의 뇌혈관계 부작용이 risperidone군에서 보고되었고, 위약군에서는 1예가 보고되었다 (0.4%, =1/238)[13].

OPEN-LABEL TRIAL

2004년, Wancata 등은 BPSD를 보이는 938명의 치매환자를 대상으로 전향적 개방연구를 실시하였다. 이 연구에서 Risperidone을 투여받은 환자의 99.3%가 현저한 호전을 보였다고 보고되었고, 부작용을 경험한 경우는 7.4%에 불과하였다[57].

SUMMARY FOR RISPERIDONE USED FOR BPSD

• 위약과 비교하면, risperidone 투여가 현저하게 정신증, 초조 및 공격성 등의

57. Wancata J. (2004) Efficacy of risperidone for treating patients with behavioral and psychological symptoms of dementia. International Psychogeriatrics 16: 107-115

BPSD를 호전시킬 수 있다.
- haloperidol과 비교하면, risperidone은 적어도 같은 수준의 효과와 현저히 적은 추체외로증상을 유발한다.
- 용량이 증가함에 따라 추체외로증상 발생빈도가 증가하므로, risperidone의 적정용량은 1mg/day 이하이다.
- BPSD를 치료하기 위해 risperidone을 투여받은 환자에서 뇌혈관계 부작용의 발생빈도가 높다는 보고가 있다[11,13,58].

58. Wooltorton E. (2002) Risperidone (Risperdal): Increased incidence of cerebrovascular events in dementia trials. CMAJ 167(11), 1269-1270

(2) Olanzapine

BPSD에 대한 olanzapine의 효과를 보고한 4개의 무작위 이중맹검 임상시험 보고를 소개한다[14,17].

RANDOMIZED, DOUBLE-BLIND TRIALS

1995년, Satterlee 등은 238명의 정신증과 행동장애를 보이는 알쯔하이머병 환자를 대상으로 실시한 이중맹검 임상시험 결과를 보고하였다. 환자는 olanzapine 군 (1~8mg/d)이나 위약군에 배정되어 8주 동안 약물을 투여받았다. Olanzapine군과 위약군 사이에 임상적 효과나 내약성에 있어 유의한 차이가 발견되지 않았다[14]. 하지만, olanzapine을 5mg/d 이상으로 투여받은 대상자가 불과 69명밖에 되지 않아 유의한 차이가 보이지 않은 것은 용량이 불충분하였기 때문이라고 언급하였다. 이 연구결과는 논문이 아닌 초록으로만 발표되었다[14].

2000년, Street 등은 시설에 거주하는 206명의 정신병적 행동장애를 보이는 알쯔하이머병 환자를 대상으로 실시한 무작위 이중맹검 임상시험 결과를 보고하였다. 환자는 네 군으로 나뉘어 위약이나 olanzapine (5, 10, 15mg/d)군에 배정되어 6주 동안 약물을 투여받았다. 특이하게도 5mg/d 혹은 10mg/d의 olanzapine을 투여받은 군들은 위약군에 비해 현저한 호전을 보였지만, 15mg/d의 olanzapine을 투여받은 군에서는 위약군과 차이를 보이지 않아 therapeutic window를 가정할 수 있었다. 위약군보다는 olanzapine군에서 기면과 보행장애가 더 빈번하였다. 구부정한 자세, 불안정한 발걸음, 앞으로 기대기, 기동성 저하 등의 보행장애가 관찰되었다[15].

2002년, Meehan 등은 272명의 급성 초조 증상을 보이는 알쯔하이머병, 혈관성 치매 및 혼재성 치매 입원환자를 대상으로 실시한 무작위 이중맹검 임상시험 결과를 보고하였다. 환자는 네 군으로 나뉘어 위약 주사군이나 olanzapine 2.5-2.5-1.25mg군, olanzapine 5-5-2.5mg군, lorazepam 1-1-0.5mg군, 위약-위약-olanzapine 5mg군에 배정되어 하루 동안의 경과를 관찰하는 연구가 진행되었다. Olanzapine만 투여받은 군에서는 효과가 시간 경과에 따라 다소 감소하지만 24시간 지속되었고, lorazepam군에서는 2시간까지만 지속되었다. 약물군 사이에 내약성이나 부작용의 차이는 관찰되지 않았다. Olanzapine 근육주사가 급성 초조를 보이는 치매환자에게 효과적이었다[16].

2004년, De Deyn 등은 시설에 거주하는 652명의 정신병적 증상(망상과 환각)을 보이는 알쯔하이머병 환자를 대상으로 실시한 무작위 이중맹검 임상시험 결과를 보고하였다. 환자는 다섯 군으로 나뉘어 위약이나 네 개의 서로 다른 용량의 olanzapine군 (1, 2.5, 5, 7.5mg/d)에 배정되어 10주 동안 약물을 투여받았다. olanzapine 7.5mg/d 군에서 정신병적 증상이나 행동증상이 유의하게 감소하였다. Olanzapine 투여 후 체중 증가, 식욕 저하, 요로 감염이 빈번하게 관찰되었다. Olanzapine 군에서 사망한 사례가 15예, 위약군에서는 1예로 유의한 차이를 보였지만, 연구자가 olanzapine과 관련하여 사망한 것으로 판단한 경우는 한 사례만이 있었을 뿐이다[17].

OPEN-LABEL TRIAL

2001년, Street 등은 BPSD를 보이는 105명의 치매환자를 대상으로 개방연구를 실시하였다. 대상자들은 고정 용량의 olanzapine을 사용하는 6주간의 이중맹검 임상시험 직후 18주 동안의 연장개방연구에 참여하였다. 이 연구에서는 olanzapine의 용량이 고정되지 않고 필요에 따라 용량을 조절하였다. 임상척도를 사용하여 측정한 olanzapine의 효과는 탁월하였다. 하지만, 기면 (27.6%), 우발적 사고로 인한 찰과상, 타박상, 낙상, 골절, 창상이나 절상 (24.8%), 피부 발진(18.1%)이 발생하였다[59].

SUMMARY FOR OLANZAPINE USED FOR BPSD

- 위약과 비교하면, olanzapine 투여가 현저하게 BPSD를 호전시킬 수 있다. 하지만 한 초기 연구에서는 효과가 입증되지 못했다.
- Olanzapine이 BPSD 치료용량에서 추체외로증상을 유발할 가능성은 낮지만, 기면과 보행장애가 발생한다.
- 용량과 관련된 BPSD에 대한 olanzapine의 효과를 고려하면, olanzapine의

59. Street JS, Clark WS, Kadam DL, Mitan SJ, Juliar BE, Feldman PD, et al. Long-term efficacy of olanzapine in the control of psychotic and behavioural symptoms in nursing home patients with Alzheimer's dementia. Int J Geriatr Psychiatry 2001; 16 Suppl 1: S62-70

적정용량은 2.5~10mg/day이다.
- BPSD를 치료하기 위해 olanzapine을 투여받은 환자에서 뇌혈관계 부작용의 발생빈도가 높다는 보고가 있다[60]. 한편 사망 위험이 증가한다는 보고도 있다[17].

(3) Quetiapine

이론적으로 Quetiapine은 항콜린성 작용이 거의 없고 dopamine receptor에서 빨리 분리되기 때문에 BPSD의 조절에 효과적인 약물로 꼽힌다.

RANDOMIZED, DOUBLE-BLIND TRIALS

2002년, Tariot 등은 시설에 기거중인 284명의 알쯔하이머병 환자를 대상으로 실시한 이중맹검 임상시험 결과를 포스터로 보고하였다. 환자는 quetiapine군, Haloperidol군, 위약군 중 한 군에 배정되어 10주 동안 약물을 투여받았다. 두 약물의 용량은 임상상태에 따라 연구자가 결정하고 변경할 수 있었다. Quetiapine군과 haloperidol군 모두 위약군보다 효과적이었다. Quetiapine군에서 haloperidol군이나 위약군보다 추체외로증상 등의 부작용이 유의하게 적었다[61]. Tariot 등의 다른 논문에서도 quetiapine군과 haloperidol 군 모두 위약군보다 효과적이었다[62].

2005년, Ballard 등은 시설에 기거중인 93명의 알쯔하이머병 환자를 대상으로 실시한 이중맹검 위약대조군 임상시험 결과를 보고하였다. 환자는 Quetiapine군, rivastigmine군, 위약군 중 한 군에 배정되어 26주 동안 약물을 투여받았다. Quetiapine과 rivastigmine 모두 시설에 기거중인 환자의 초조를 조절하는데 효과적이지 않았다. Quetiapine은 위약군과 비교할 때 인지적 저하를 유발할 위험이 더 높았다고 보고하였다[63].

OPEN-LABEL TRIAL

1999년, McManus 등은 정신병적 증상을 보이는 151명의 노인환자를 대상으로 12주간에 걸친 전향적 개방연구를 실시하였다. 이 연구에서 연구종료시점에서 정신증상도 감소하고 전반적 임상적 평가도 유의하게 호전되었다. 가장 흔한 부작용으로는 기면 (32%), 어지러움 (14%), 기립성 저혈압 (13%), 초조 (11%)가 있었고, 추체외로증상은 6%의 환자에서 관찰되었다[64].

2000년, Tariot 등은 정신병적 증상을 보이는 184명의 노인환자(알쯔하이머병 132명, 정신분열병 등 기타 정신병 52명)를 대상으로 52주에 걸친 전향적 개방연구를 실시하였다. Quetiapine의 일일 평균용량은 137.5mg이었다. 이 연구에서 연구종료시점에서 정신증상도 감소하고 전반적 임상적 평가도 유의하게 호전되었다. 가장 흔한 부작용으로는 기면 (31%), 어지러움 (17%), 기립성 저혈압 (15%)이 있었고, 추체외로증상이 13%의 환자에서 관찰되었다[65].

2002년, Scharre와 Chang은 정신병적 증상과 공격적 행동을 보이는 10명의 알쯔하이머병 환자를 대상으로 12주 동안 전향적 개방연구를 실시하였다. Quetiapine은 50~150mg/day로 투여되었다. 이 연구에서 quetiapine은 망상, 공격성 및 전반적 행동에서 현저한 호전을 보였고 인지적 저하를 초래하지 않았다[66].

2004년, Fujikawa 등은 BPSD를 보이는 16명의 알쯔하이머병 환자를 대상으로 8주간의 전향적 개방연구를 실시하였다. Quetiapine은 25~200mg/day로 투여되었다. 이 연구에서 quetiapine은 망상, 운동성 장애, 공격성, 일중주기 장애를 현저하게 감소시켰고 추체외로증상을 증가시키지 않았다[67].

CASE SERIES

2003년, Takahashi 등은 정신병적 증상과 공격적 행동을 보이는 9명의 루이체 치매환자를 대상으로 8주에 걸친 개방관찰연구를 실시하였다. quetiapine의 용량은 25~75mg/d로 처방하였다. 9명 중 5명의 BPSD가 호전되었고, 1명은 불변, 3명은 기면과 기립성 저혈압으로 인해 quetiapine 사용을 중단하였다[68].

SUMMARY FOR QUETIAPINE USED FOR BPSD

- Quetiapine이 BPSD 치료에 효과적이라는 임상 관찰보고 혹은 개방연구 보고들이 있었다. 반면, 최근 연구에서 quetiapine이 알쯔하이머병 환자의 초조 증상을 치료하는데 효과적이지 않고 인지 저하를 유발한다는 이중맹검 연구보고가 있었다.
- 노인인구에 사용되는 quetiapine의 중간 값 용량은 50~150mg/d이다.
- Quetiapine은 기면, 어지럼증, 기립성 저혈압뿐만 아니라 체중 증가의 원인이 될 수 있다. 하지만, 추체외로증상의 발생률은 위약군과 같은 수준으로 매우 낮다.

(4) Clozapine

Clozapine이 무과립구혈증 (agranulocytosis)을 유발하는 경향이 있고, 이의 위험도가 연령 증가에 따라 상승하기 때문에 노인에 clozapine을 사용할 때에는 주의를

---

65. Tariot PN, Salzman C, Yeung PP, Pultz J, Rak IW. Long-term use of quetiapine in elderly patients with psychotic disorders. Clin Ther 2000; 22: 1068-84

66. Scharre DW, Chang SI. Cognitive and behavioral effects of quetiapine in Alzheimer disease patients. Alzheimer Dis Assoc Disord 2002; 16: 128-30

67. Fujikawa T, Takahashi T, Kinoshita A, Kajiyama H, Kurata A, Yamashita H, Yamawaki S. Quetiapine treatment for behavioral and psychological symptoms in patients with senile dementia of Alzheimer type. Neuropsychobiology 2004; 49(4): 201-4

68. Takahashi H, Yoshida K, Sugita T, Higuchi H, Shimizu T. 2003. Quetiapine treatment of psychotic symptoms and aggressive behavior in patient with dementia with Lewy bodies: a case series. Prog Neuropsychopharmacol Biol Psychiatry 27(3): 549-553

요한다[69]. 또한 clozapine이 alpha-adrenergic, muscarinic, histaminergic receptors에 길항작용을 하기 때문에 노인에서 기면과 섬망을 초래할 우려가 있다[70].

RANDOMIZED, DOUBLE-BLIND TRIALS

연구 보고가 없다.

OPEN-LABEL TRIAL

연구 보고가 없다.

RETROSPECTIVE OBSERVATIONAL STUDY

편집증이나 사회병질적 행동으로 인하여 clozapine을 투여받은 18명의 노인정신과 환자(알쯔하이머병, 다발성경색치매, 정상뇌압수두증, 정신분열병, 분열정동장애)를 후향적 연구를 통하여 관찰하였다. 소량의 clozapine을 투여받은 환자 중 백혈구감소증을 보인 환자는 한 명도 없었고, 4명이 약물 부작용으로 투여를 중지하였다[71].

SUMMARY FOR CLOZAPINE USED FOR BPSD

- 위험과 대비한 효과 비교에 의하면, clozapine을 BPSD의 치료에 권고할 만한 근거가 없다.

(5) Aripiprazole

Aripiprazole은 D2 receptor와 5-HT1A receptor에 대한 부분적 효현제 (partial agonist) 작용이 있지만 D4 receptor에 대한 친화력이 낮고, dopamine autoreceptor에도 작용을 한다. 반면 5-HT2A receptors에 대해서는 길항작용을 한다[72].

RANDOMIZED, DOUBLE-BLIND TRIALS

2003년, De Deyn 등은 시설에 기거중인 208명의 알쯔하이머병 환자를 대상으로 실시한 이중맹검 임상시험 결과를 보고하였다. 환자는 aripiprazole군 혹은 위약군 중 한 군에 배정되어 10주 동안 연구가 진행되었다. Aripiprazole 용량은 2~15mg/d 이었다. 간병인이 평가한 정신증 척도에서는 두 군간에 차이가 없었지만, 임상의사가 평가한 정신증 척도에서는 Aripiprazole이 유의하게 효과적이었다. 또한 aripiprazole 투여 후 관찰된 부작용의 빈도는 위약군과 차이가 없었다[73].

OPEN-LABEL TRIAL
연구보고가 없었다.

CASE REPORT
고도 알쯔하이머병과 경도 뇌혈관성질환을 가진 73세 여자 환자가 거울 속의 자신을 도둑으로 오인하고 망상에 근거한 행동을 하여 약물치료를 시작하였다. Aripiprazole 7.5mg/d 투여 1주일 후에도 초조와 부적절한 행동을 보여 aripiprazole을 15mg/d로 증량하였다. 이후 현실감을 되찾고 주변 상황을 올바로 인식하고 심지어 자신이 병적인 상태에 있음도 인식하기 시작하였다. 45일 후 환자는 우울증상이 발현되기 시작하였고, 12주 후에는 뇨 저류로 인하여 aripiprazole을 11.75mg/d로 감량하였다. 이후 뇨 저류는 해소되었고, 감량에도 불구하고 정신증상의 재발은 관찰되지 않았다. 이후에도 우울증상은 해소되지 않고 지속되고 있었다 (Laks et al, Use of aripiprazole for psychosis and agitation in dementia. International Psychogeriatrics. In press).

SUMMARY FOR ARIPIPRAZOLE USED FOR BPSD
- aripiprazole을 BPSD의 치료에 권고할 만한 근거가 부족하다.

(6) Zotepine
Zotepine은 phenothiazines 및 clozapine과 유사한 구조를 가진 약물이다. Dopamine D1과 D2 receptors, 4개의 serotonin receptor (5-HT$_{2A}$, 5-HT$_{2C}$, 5-HT$_6$, 5-HT$_7$), histamine H$_1$ receptor를 차단하고, noradrenaline의 재흡수 또한 억제하는 기전을 가진 것으로 알려져 있다[74].

RANDOMIZED, DOUBLE-BLIND TRIALS
연구보고가 없었다.

OPEN-LABEL TRIAL
24명의 BPSD를 보이는 치매환자를 대상으로 한 8주간의 개방연구에서 CGI score 및 caregiver burden에는 효과가 없었다. 하지만, 약물투여시점과 비교할 때 neuropsychiatric symptom score와 CMAI score는 유의한 호전을 보였다. 진정 (17%)과 피로감 (21%)이 가장 빈번한 부작용이었고, 추체외로증상은 관찰되지 않았다[75].

74. Fleischhacker WW, Hummer M. (1997) Drug treatment of schizophrenia in the 1990s. Achievements and future possibilities in optimizing outcomes. Drugs 53, 915-929

75. Rainer MK, Mucke HA, Kruger-Rainer C, Haushofer M, Kasper S. Zotepine for behavioural and psychological symptoms in dementia:an open-label study. CNS Drugs. 2004; 18(1): 49-55

SUMMARY FOR ZOTEPINE USED FOR BPSD
- Zotepine을 BPSD의 치료에 권고할 만한 근거가 부족하다.

(7) Ziprasidone

Ziprasidone은 benzisothiazolylpiperazine (dibenzotheolylpiperazine)계의 비정형 항정신병 약물로 D2 및 D3수용체에 강한 친화성을 가질 뿐만 아니라, 5-HT_{2A}, 5-HT_{2C}, 5-HT_{1D}수용체에는 강력한 대항제로, 5-HT_{1A}에는 강한 작용제로 작용한다.

RANDOMIZED, DOUBLE-BLIND TRIALS
연구보고가 없었다.

OPEN-LABEL TRIAL
연구보고가 없었다.

CASE REPORT

2002~2003년 사이에 초조/정신병적 증상의 치료를 위해 ziprasidone을 사용한 치매환자 4명의 증례를 후향적 chart review를 통하여 보고하였다. Ziprasidone 20~160mg/d 투여 후 현저한 증상 호전을 보이고, 최종적으로 심전도 검사를 받은 2명에서 QTc interval의 연장이 관찰되지 않았다[76].

후향적 chart review를 통하여 노인 환자의 초조 증상을 치료하기 위해 ziprasidone을 사용한 23예에서 사용 전후의 QTc interval의 변화를 조사보고하였다. QTc interval이 0.5msec 이상으로 연장되어 약물을 중단한 1예를 제외하고는 QTc interval이 거의 변화가 없었다[77].

SUMMARY FOR ZIPRASIDONE USED FOR BPSD
- 아직 ziprasidone을 BPSD의 치료에 권고할 만한 근거가 부족하다.

(8) Other Atypical Antipsychotics

Amisulpride나 loxapine과 같은 비정형 항정신병약물의 BPSD에 대한 효과 및 안전성에 관한 연구보고는 아직 없다.

---

76. Cole SA, Saleem R, Shea WP, Sedler M, et al. Ziprasidone for agitation or psychosis in dementia : four cases. Int J Psychiatry Med 2005; 35(1): 91-8

77. Greco KE, Tune LE, Brown FW, Van Horn W. A retrospective study of the safety of intramuscular Ziprasidone in agitated elderly patients. J Clin Psychiatry 2005; 66: 928-929

3. 대체 약물요법 Alternative Pharmacological treatments

1) Acetylcholinesterase inhibitor

Acetylcholinesterase inhibitors (donepezil, rivastigmine, galantamine)가 BPSD를 감소시킨다는 보고들이 상기 약물들의 이중맹검 임상시험 결과로 제시되어왔다[78-80]. 하지만, BPSD 감소 여부를 확인하는 것이 연구의 일차적인 목적이 아니었기 때문에 통계적 분석결과의 신뢰도가 낮을 수밖에 없어 이를 전체로 확대하여 신뢰하기는 어렵다.

2001년 Feldman 등은 290명의 중고도 및 고도 알쯔하이머병 환자를 세 군 (placebo, 5mg/d, 10mg/d)에 무작위로 배정하여 30주 (24주 투약+6주 위약 washout) 동안 donepezil의 알쯔하이머병에 대한 효과와 내약성에 대한 임상시험을 실시하였다. Donepezil 투여 4주와 24주 후 모두 약물군은 위약군에 비해 BPSD 평가도구 NPI 점수 비교에서 유의한 수준의 호전을 보였다[81]. Donepezil이 대부분의 연구에서 BPSD에 효과적이라고 보고되었지만[82,83], 일부 연구들은 효과를 입증하지 못하였다[79,84].

2004년, Finkel은 6개월 rivastigmine 위약대조군 시험 세 개를 메타분석한 결과 rivastigmine 6~12mg/d가 경도 및 중등도 알쯔하이머병 환자의 BPSD를 호전시키고 발생을 예방하는 효과가 입증되었다고 발표하였다. 또한 이들보다 더 진행된 심한 치매 환자들을 대상으로 한 12개월 개방연구 2개를 분석한 결과 rivastigmine을 사용하면서 향정신성약물의 사용이 감소하였다고 보고하였다[85]. 이중맹검 위약대조군 시험결과 알쯔하이머병뿐만 아니라 루이체치매 환자들에서도 이런 행동조절 효과가 있다[85].

2004년 Suh 등은 234명의 경도 및 중고도 알쯔하이머병 환자를 세 군 (8mg/d, 16mg/d, 24mg/d)에 무작위로 배정하고 임상환자군과 동일한 기준으로 선정된 66명의 지역사회 알쯔하이머병 환자를 대조군으로 하여 16주 동안 galantamine의 알쯔하이머병에 대한 효과와 내약성에 대한 임상시험을 실시하였다. 16주 후 세 약물군은 연구개시 시점과 지역사회 대조군에 비해 BEHAVE-AD로 평가한 BPSD에서 통계적으로 유의한 수준의 호전을 보였다[86]. Galantamine이 대부분의 임상연구에서 BPSD에 효과적이라고 보고되었다[87,88]. 한 연구에서 효과가 입증되지 못하였지만, galantamine군은 호전되는 양상을 보이고 위약군은 악화되는 양상을 보였다고 한다[80].

78. Tariot PN, Cummings JL, Katz IR, Mintzer J, Perdomo CA, Schwam EM, Whalen E (2001) A randomized, double-blind, placebo-controlled study of the efficacy and safety of donepezil in patients with Alzheimer's disease in the nursing home setting. J Am Geriatr Soc 49(12), 1590-1599
79. Aupperle PM, Koumaras B, Chen M, Rabinowicz A, Mirski D. (2004) Long-term effects of rivastigmine treatment on neuropsychiatric and behavioral disturbances in nursing home residents with moderate to severe Alzheimer's disease: results of a 52-week open-label study. Curr Med Res Opin 20(10), 1605-12
80. Rockwood K, Mintzer J, Truyen L, Wessel T, Wilkinson D (2001) Effects of flexible galantamine dose in Alzheiemr's disease:A randomized, controlled trial. J Neurol Neurosurg Psychiatry 71, 589-595
81. Feldman H, Gauthier S, Hecker J, Velles B, for the Donepezil MSAD study investigators group. (2001) A 24-week, randomized, double-blind study of donepezil in moderate to severe Alzheimer's disease. Neurology 57, 613-620
82. Cummings JL, Donohye JA, Brooks RL (2000) The relationship between donepezil and behavioral disturbances in patients with Alzheimer's disease. Am J Geriatr Psychiatry 8, 134-140
83. Mattews HP, Korbey J, Wilkinson DG, Rowden J (2000) Donepezil in Alzheimer's disease: Eighteen-month results from Southampton Memory Clinic. Int J Geriatr Psychiatry 15, 713-720
84. Winblad B, Engedal K, Soininen H, Verhey F, Waldemar G, Wimo A, Wetterholm AL, Zhang R, Haglund A, Subbiah P, for Donepezil Nordic Study Group (2001) A 1-year, randomized, placebo-controlled study of donepezil in patients with mild to moderate AD. Neurology 57, 489-495
85. Finkel SI. (2004) Effects of rivastigmine on behavioral and psychological symptoms of dementia in Alzheimer's disease. Clinical therapeutics 26(7), 980-990
86. Suh, G.-H., Jung, H.Y., Lee, C.U., Oh, B.H., Bae, J.N., Jung H.-Y., Ju, Y.-S., Yeon, B.K., Park, J, Hong, I.H., Choi, S, and Lee, J.H. (2004). A prospective, double-blind, community-controlled comparison of three doses of galantamine in the treatment of mild to moderate Alzheimer's disease in a Korean population. Clinical Therapeutics, 26, 1608-1618

2) NMDA Receptor Antagonist Memantine

Memantine이 경도부터 고도까지의 알쯔하이머병과 혈관성치매 환자에서 BPSD를 감소시킨다는 4개의 임상시험보고가 있다[89-92].

3) Benzodiazepines

과거부터 Benzodiazepine이 BPSD 치료에 널리 사용되어왔다. 하지만, Benzodiazepine의 BPSD에 관한 임상연구들이 매우 오래 전에 시행되었고, 지나치게 짧은 기간동안만 시행되거나, 환자 숫자가 적거나 연구대상군을 명백히 규정하지 않은 채 연구를 진행하거나, 위약대조군을 사용하지 않는 등 다양한 방법론적 오류가 지적되고 있다[93]. Benzodiazepine의 사용으로 인한 다양한 부작용이 보고되고 있다 (보행실조, 낙상, 혼돈, 전향성 건망증, 기면, 어지러움, 내성 및 금단 증상, 뇌졸중)[94].

4) Mood Stabilizers

세 개의 무작위 임상시험을 통한 단시간 작용 및 장시간 작용 valproate의 BPSD에 대한 효과는 입증되지 못하였다[95-97]. 이중맹검 임상시험 후 연장 개방연구를 실시한 한 연구에서 valproate가 치매환자의 초조 증상에 도움이 될 수 있었다는 보고가 있다[98]. 위약군과 비교했을 때 Valproate는 지나친 진정효과를 나타내는 경우가 많았다. Valproate를 BPSD의 치료에 권고할 만한 근거가 부족하다.

Carbamazepine이 BPSD 치료에 효과적이라는 소규모 연구보고가 있었지만[99], 이후에 실시된 연구에서는 효과가 재입증되지 못하였다[100]. Carbamazepine은 백혈구를 감소시키는 등의 혈액학적 독성이 있고 특히 노인에 흔히 처방되는 약물들과 상호작용을 일으키기가 쉽다. 그러므로, BPSD 조절을 위해 carbamazepine을 사용할 경우 위험과 이득을 잘 평가하여 결정하여야 한다.

현재까지 알려진 바로는 lithium, gabapentin, lamotrigine의 BPSD 치료와 관련된 임상시험보고는 아직 없었다.

5) Antidepressants

항우울제의 BPSD에 대한 효과를 검증하기 위한 5개의 임상시험이 있었지만 (sertraline, fluoxetine, citalopram, trazodone)[99-103], citalopram에 대한 임상시험만이 BPSD에 대해 효과적이라는 보고를 하였다[101]. 하지만, 해당 임상시험은 지나치게 중도탈락률이 높아, 양 군 모두에서 완료율이 50%가 되지 않았으며 중도탈락의 가장 흔한 원인이 효과가 없었기 때문이라는 주장도 있다[101-105].

항우울제중 세로토닌계 약물의 약물내성이 우수하였지만, 이들 약물의 효과는 우울증에만 한정되었고 전반적인 BPSD 치료에는 효과적이지 않았다[106].

미국의 Expert Consensus Guideline은 trazodone을 수면장애의 일차약물로 사용하지만, 경도의 초조 증상에 대해서는 이차 혹은 삼차 약물로 권고하고 있다[107].

6) Buspirone

Buspirone은 partial 5-HT1A agonist로서 범불안장애의 치료에 효과적인 불안해소제이다[108]. Buspirone은 benzodiazepine과는 달리 약물 의존의 위험이 거의 없고 부작용도 매우 적은 약물이다. 지금까지 Buspirone의 BPSD에 대한 효과는 단일 증례보고들만 있었을 뿐이다[108,109]. 이론적으로는 BPSD 치료에 적합한 조건을 지니고 있지만, 무작위 통제시험을 통한 효과와 안전성에 대한 연구보고가 없었다. 그러므로, Buspirone은 BPSD에 대한 일차 혹은 이차약물로 권고할 수 없다.

SUMMARY FOR ALTERNATIVE TREATMENT FOR BPSD
- 현재 시판중인 세 가지 acetylcholinesterase inhibitor가 공통적으로 알쯔하이머병 환자의 정신병적 및 비정신병적 증상을 호전시키고 예방하는데 효과가 있고 복약내성도 우수하다.
- Memantine 또한 BPSD의 조절에 효과적이다.
- Benzodiazepine 자체는 BPSD에 대한 치료효과가 인정되지 않고 심각한 부작용이 있어 권고할 수 없음에도 불구하고, 널리 사용되고 있다.
- 기분조절약물은 BPSD 치료에 효과적이지 않다.
- 세로토닌계 항우울제는 BPSD중 우울증에는 효과적이지만 나머지 증상들에는 효과적이지 못하다. Trazodone은 수면장애의 치료에 효과적이다.
- Buspirone은 BPSD에 대한 일차 혹은 이차약물로 권고할 수 없다.

97. Sival RC, Haffmans PM, Jansen PA, Duursma SA, Eikelenboom P. (2002) Sodium valproate in the treatment of aggressive behavior in patients with dementia:a randomized placebo controlled clinical trial. Int J Geriatr Psychiatry 17, 579-585
98. Porsteinsson AP, Tariot PN, Jakimovich LJ, Kowalsk N, Holt C, Erb R, Cox C. Valproate therapy for agitation in dementia. Open-label extention of a double-blind trial. Am J Geriatr Psychitry 11(4), 434-440
99. Tariot PN, Erb R, Podgorsk CA, et al. (1998) Efficacy and tolerability off carbamazepine for agitation and aggression in dementia. Am J Psychiatry 155, 54-61
100. Olin JT, Fox LS, Pawluczyk S, Taggart NA, Schneider LS. (2001) A pilot randomized trial of carbamazepine for behavioral symptoms in treatment-resistent outpatients with Alzheimer disease. Am J Geriatric Psychiatry 9, 400-405
101. Pollock BG, Mulsant BH, Rosen J, Sweet RA, Mazumdar S, Bharucha A, Marin R, Jacob NJ, Huber KA, Kastango KB, Chew MI. (2002) Comparison of citalopram, perphenazine, and placebo for the acute treatment of psychosis and behavioral disturbances in hospitalized, demented patients. Am J Psychiatry 159, 460-465
102. Teri L, Logsdon RG, Peskind E, Raskind M, Weiner MF, Tractenberg RE, Foster NL, Schneider LS, Sano M, Whitehouse P, Tariot P, Mellow AM, Auchus AP, Grundman M, Thomas RG. (2000) Neurology 55, 1271-1278
103. Lyketsos CG, DelCampo L, Steinberg M, Miles Q, Steele CD, Munro C, Baker AS, Sheppard JE, Frangakis C, Brandt J, Rabins PV. (2003) Treating depression in Alzheimer's disease. Efficacy and safety of Sertraline therapy, and the benefits of depression reduction: The DIADS. (2003) Arch Gen Psychiatry 60, 737-746
104. Finkel SI, Mintzer JE, Dysken M, Krishnan KRR, Burt T, McRae T. (2004) A randomized, placebo-controlled study of the efficacy and safety of sertraline in the treatment of the behavioral manifestations of Alzheimer's disease in outpatients treated with donepezil. International Journal of Geriatric Psychiatry 19, 9-18
105. Auchus AP, Bissey-Black C. (1997) Pilot study of haloperidol, fluoxetine, and placebo for agitation in Alzheimer's disease. J Neuropsychiatry Clin Neurosci 9, 591-593

03 BPSD 치료에 Risperidone이나 Olanzapine을 사용하지 못한다면?

한국 식약청의 권고대로 비정형 항정신병약물들을 BPSD 치료에 사용할 수 없다면, 먼저 이로 인해 발생할 수 있는 간병부담을 포함한 포괄적인 사회경제적 부담을 고려해야만 한다. 부담이 가볍고 쉽게 대체할 수단이 존재한다면, 이들 비정형 항정신병약물을 BPSD 치료에 사용하지 않는 것이 합리적이고 타당한 권고일 것이다. 하지만, 만약 안전한 대체수단이 없고 이들 약물 사용을 금지함으로써 발생할 부담이 무겁다면, 당장 이들 비정형 항정신병약물을 BPSD 치료에서 제외시키는 것이 바람직한 방법이 아닐 것이다. 만약 항정신병약물을 BPSD 치료에 전면 금지시킨다면 환자의 행동을 적절하게 통제할 수단이 없어 아수라장이 되고 치료진이나 간병인의 부담이 급증할 것은 자명한 일이다[110]. 만약 risperidone과 olanzapine만 사용할 수 없다고 하면, 임상가들은 곧 전형적 항정신병약물 (phenothiazine, butryrophenone 또는 thioxanthene groups, sulpiride)이나 기타 비정형 항정신병약물 (quetiapine, aripiprazole, clozapine, zotepine, ziprasidone, amisulpiride)의 투여를 고려하게 될 것이다[111]. 메타분석에 의하면 전형적 항정신병약물의 BPSD에 대한 효과는 기대만큼 크지 않은 수준이며[46], 뇌졸중 발생이나 사망 위험에 대해서는 철저하게 검증되지 않았다. 전반적으로 전형적 항정신병약물의 BPSD에 대한 효과와 부작용에 대해서는 잘 알려져 있지 않다. 10여년 전에 행해진 무작위 위약대조군 임상시험에서는 BPSD 측정을 위한 표준화된 도구를 사용하지 않는 등 방법론상의 오류가 지적되고 있다. 또한 전형적 항정신병약물의 일반적인 부작용으로 지나친 진정작용, 기립성 저혈압, 항콜린성 부작용, 추체외로증상 등에 대해서는 널리 알려져 있고, 이들 모두 치매노인 환자들에게서 심각한 결과를 초래할 수 있다. 최근에는 haloperidol이 위약군에 비해 높은 뇌졸중 발생 위험이 있는 것으로 보고되었다[112]. Olanzapine과 risperidone의 사용을 억제함으로써, 역으로 효과와 안전성에 대한 연구가 부족한 약물들이 사용될 가능성이 높아져 새로운 약물 안전성 문제가 출현할 가능성이 대두되고 있다[111].

04 BPSD 치료원칙

치매의 진행은 뇌 병변의 확산과 관련되며, 이에 따라 새로운 증상이 발현된다. 발현된 증상의 원인이 치매인지 환경이나 신체적인 질환에 기인한 것인지를 파악하기 위해서는 면밀한 진찰과 검사를 요한다. 환경이나 신체적인 질환으로 발현된 증상을 치료하려는 노력을 일차적으로 해야 하고, 약물 투여는 이차적인 수단으로 간주되어야 한다. 치매 환자의 거소가 어디인가와 상관없이 BPSD에 대해서는 우선적으로 철저한 의학적이고 신경정신과적 치료를 실시해야 한다.

흔하지만 간과하기 쉬운 BPSD의 원인으로 반드시 염두에 두어야 할 것은 다음과 같다. (1) 신체 감염 혹은 뇌혈관계 이상과 같은 발견되지 않은 신체질환, (2) 통증과 변비, (3) 수면장애, (4) 우울증, (5) 기타 정서적 문제 (예: 유기공포). 이런 원인들을 우선 치료해야 한다. 일단 가역적 원인이 더 이상 존재하지 않음을 확인하면, 환자 및 보호자와 함께 비약물적 요법 및 약물요법에 대해 의논하여 결정해야 한다. 많은 BPSD가 환경조정, 신체적 활동 권장 및 행동요법 등 비약물적 요법으로 치료된다.

BPSD의 치료 약물은 주 증상과 행동 양식을 정확히 파악하여 이에 가장 적합한 약물군 중에서 선택되어야 한다. 같은 약물군 중에서도 BPSD중 목표 증상뿐만 아니라 각 약물의 효과와 안전성에 근거하여 선택되어야 한다. 일반적으로 효과적인 최저 용량을 최단기간 동안 사용하여야 한다. 일단 증상이 소실되고 일정 기간 약물투여를 유지하다가 약물을 중단하여 증상 재발 여부를 관찰해야 한다. 증상 재발이 없으면, 중단하는 것이 바람직하다[113].

113. Rosenquist, K., Tariot, P., Loy, R. (2000). Treatments for behavioral and psychological symptoms in Alzheimer's disease and other dementias. In: O'Brien, J., Ames, D., Burns, A., eds. Dementia, 2nd Ed. London: Edward Arnold Ltd, 2000, pp 571-601

05 결론

치료 약물을 선택할 때 효과뿐만 아니라 안전성도 함께 고려되어야 한다. 임상 전문가집단이 선정한 항정신병약물의 일차 적응증은 망상이나 초조가 동반된 치매이다. 뇌졸중 발생이나 사망 위험 보고에도 불구하고, 현시점에서 BPSD에 대

치매행동정신증상의 치료

한 치료효과가 입증된 비정형 항정신병약물은 risperidone과 olanzapine 뿐이다. Cholinesterase inhibitor도 BPSD에 효과가 있다는 많은 연구결과가 있지만, risperidone과 olanzapine에 비해 효과 발현이 느리고 효과 크기도 적은 것으로 알려져 있다. 현재까지는 memantine, 기분조절제, 항우울제, benzodiazepines, buspirone과 같은 약물들이 효과적이라는 근거가 부족하다. 또한 비약물적 개입의 BPSD에 대한 효과는 치료시간에만 국한되는 등 임상적 효과를 입증할 만한 연구결과가 매우 부족하다.

BPSD의 약물치료에 있어 뇌졸중 발생이나 사망 위험과 같은 약물 안전성의 문제는 비단 risperidone과 olanzapine에 국한된 것이 아니며, 이미 거의 모든 전형적 항정신병약물과 여타 비정형 항정신병약물에도 마찬가지로 적용되고 있다. 상기 약물들이 노인에게 널리 사용되기 이전에 청장년 환자들에게 먼저 널리 사용되어졌지만 뇌졸중 발생이나 사망 위험과 같은 약물 안전성의 문제가 제기된 적이 없었다 (이에 대해서는 더욱 면밀한 검토를 요한다). 일견 상기 약물들의 안전성 문제가 노인 환자들에 국한된 것으로 보인다. 노인에서의 약물 안전성 문제는 상기 약물 뿐만 아니라 여러 가지 다른 요인들과 밀접하게 연관될 수 있다. 첫째 뇌졸중의 위험을 높이는 선행 공존신체질환(뇌혈관계 질환, 심혈관계질환, 만성 고혈압, 당뇨, 고지혈증 등)의 존재이다. 둘째 건강과 관련된 습관으로, 흡연, 음주, 불법마약 사용, 무분별한 약물 복용 등을 들 수 있다. 셋째, 많은 질환으로 인하여 여러 가지 약물을 병용처방하면서 발생하는 약물상호작용을 들 수 있다. 넷째 노화와 관련된 약역동학적 변화를 고려해야만 할 것이다. 향후 BPSD 치료 약물에 대한 보다 면밀하고 철저한 연구가 시행되어야만 할 것이다.

CHAPTER 05

노년기 기분장애

1. Mood disorder

기 백 석 | 중앙의대

CHAPTER 05

노년기 기분장애

기 백 석 | 중앙의대

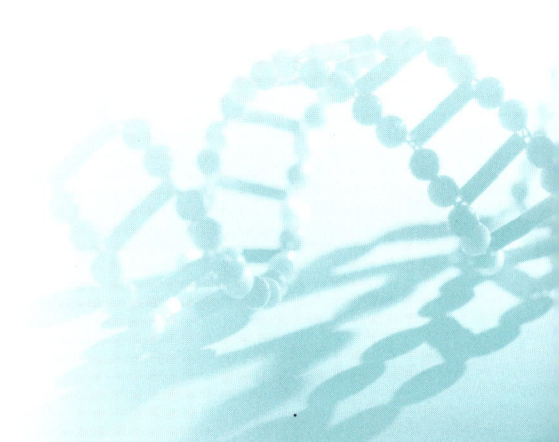

01 Mood disorder

1. Depression

1) 서 론

노인우울증은 정상 노화가 아니다. 기분, 인지 및 운동 기능의 영역에 증상을 수반하며 전반적인 직업 및 사회 생활 기능에 장애뿐 아니라 삶의 질에도 영향을 주는 대표적인 질환이다. 우울증은 환자와 가족에게 고통을 주고, 인간의 기능을 방해하며, 기존의 신체 질환을 악화시키고 건강 서비스의 이용을 증가시키는 질병이다[1,2]. 우울증은 건강한 사람을 아프게 만들기도 하고 사망률을 높이기도 한다. 고령화 사회 (aging society)에서 고령 사회 (aged society)로 진입하면서, 급속한 노인 인구의 증가로 인해 노인우울증은 큰 사회적 문제로 대두되고 있다. 그렇지만 효과적으로 우울증을 치료하면 환자와 그 가족들의 삶의 질을 향상시키고 부적절한 의료비용 부담도 경감시킬 것이다[3].

노인우울증의 특징은 다른 연령대의 우울증에 비해서 더 흔하게 발병된다는 것과, 우울증과 관련된 요소인 낮은 사회경제적 위치, 배우자의 상실, 동반된 신체질환, 사회적 고립을 흔히 겪는다는 것 등이 있다. 그리고 노인우울증은 전반적으로 저평가되고 있으며 치료적인 접근도 다른 연령보다는 적게 시행되고 있다. 경증의 치매의 경우에 역시 노인우울증과 감별하기 어렵다. 그리고 가성치매로 진단 받은 환자 중에도 치매로 진행하는 환자가 많이 있다.

이 장에서는 노인우울증의 진단과 효과적인 약물치료 및 대응책을 살펴보고자 한다.

1. Alexopoulos GS, Chester JG. Outcomes of geriatric depression. Clin Geriatr Med 1992; 8(2): 363-76
2. Alexopoulos GS, Vrontou C, Kakuma T, et al. Disability in geriatric depression. Am J Psychiatry 1996; 153(7): 877-85
3. Koenig HG, Blazer DG. Epidemiology of geriatric affective disorders. Clin Geriatr Med 1992; 8(2): 235-51

2) 역학

노년기의 상당 인구, 약 15~25%에서는 특정 우울 질환의 진단 기준에 맞지는 않지만, 고통을 받아 일상생활에 지장을 받는 우울증상을 갖고 있다[4]. 그리고 노년기 우울증은 지속해서 유병률이 증가하는 경향이 있다. 노인 우울증은 일반적 내과 질환 속에서 발생하는 경향이 있다. 일차 진료 환자의 17~37%가 우울증이고, 이중 약 30% 정도가 주요 우울장애이고, 나머지도 치료받으면 좋아지는 다양한 우울증상을 보인다[5]. 내과 질환으로 입원치료 받는 환자의 11%가 주요 우울장애이고, 전체 입원 환자의 약 25%가 임상적으로 중요한 우울증상을 보인다[6]. 치매 환자의 약 50%는 다양한 우울증상을 보이고, 17~31% 정도는 주요 우울장애로 진단된다[7]. 알쯔하이머병 환자의 15%는 주요 우울장애이다[8]. 뇌졸중 환자의 약 25%는 우울하고[9], 뇌졸중 환자의 30~60%는 뇌졸중 발생 2년 이내에 우울증을 경험한다[10,11]. 파킨슨병 환자는 약 40% 정도까지 우울증이 발생한다고 한다[12].

3) 진단

노인 우울증의 진단기준은 국제적인 분류인 ICD-10이나 DSM-4-TR 등에 자세하게 언급되지만 큰 영역은 주요우울증 (major depression)과 기분부전장애 (dysthymic disorder)로 구분하며[12,13] 주요 우울증은 단일 에피소드, 반복성으로 구분한다. 일반적으로 노인우울증은 노인 인구의 약 15%에서 나타나며 에너지의 감소, 수면장애, 식욕 및 체중 감소와 신체적 증상의 호소, 인지기능의 감퇴 및 불안, 초조가 특징적이다[14,15]. 노인우울증의 진단적 평가에 환자와 가족 구성원을 포함한 임상적 면담은 필수적이다. 면담 과정에는 현재 우울삽화의 기간, 정도, 우울증의 과거력, 가족력, 자살사고나 자살시도, 약물과 알코올 남용의 병력, 이전 치료의 반응 여부 및 신체적 기능상실 정보가 포함되어야 한다. 정신상태 검사를 통한 환자의 기분상태, 우울증에 동반될 수 있는 망상 등의 사고장애나 환각 등의 지각장애는 구분되어야 한다. 치매와의 감별을 위한 인지기능 평가 및 신체적 검사, 신경학적 검사, 뇌기능 검사를 통한 신체적 감별진단이 이루어져야 한다[16,17]. 현재까지 알려진 노인우울증의 진단 특징을 살펴보면 신체적 질환은 일차적인 연관 및 중요한 위험요소로 작용한다. 기분장애의 가족력은 성인우울증에 비해 적으며 인지기능장애가 더 심하게 나타나고 치매의 유병률이 높은 것으로 보고되었다[17]. 뇌실의 확장이 보다 흔하며 뇌자기공명영상촬영상 뇌백질의 신호증강이 나타나는 것으로 보고되었다[18]. 현재 문제시 되고 있는 혈관성 우울증과의 관련을 보면 뇌혈관 질환의 약 25% 정도에서 우울장애가 발생하며, 피질성 경색 (cortical infarction)과 열공성 경색 (lacunar infarction)이 가장 높은 발병률을 보였고

4. Alexopoulos GS. Geriatric depression in primary care. Int J Geriatr Psychiatry 1996; 11: 397-400
5. Blazer DG II. Epidemiology of late life-depression. In: Schneider LS, Reynolds CF III, Lebowitz BD, et al., eds. Diagnosis and Treatment of Depression in Late Life: Results of the NIH Consensus Development Conference. Washington, DC: American Psychiatric Press; 1994: 9-19
6. Alexopoulos GS, Abrams RC. Depression in Alzheimer's disease. Psychiatr Clin North Am 1991; 14(2); 327-40
7. Wragg RE, Jeste DV. Overview of depression and psychosis in Alzheimer's disease. Am J Psychiatry 1989; 146(5): 577-87
8. Robinson RG, Starkstein SE. Current research in affective disorders following stroke. J Neuropsychiatry Clin Neurosci 1990; 2(1): 1-14
9. Astrom M, Adolfsson R, Asplund K. Major depression in stroke patients: a three year longitudinal study. Stroke 1993; 24(7): 976-82
10. Cummings JL. Depression and Parkinson's disease: a review. Am J Psychiatry 1992; 149(4): 443-54
11. Tew JD Jr, Mulsant DII, Haskett RF, et al.Acute efficacy of ECT in the treatment of major depression in the old-old. Am J Psychiatry 1999;156(12): 1865-70
12. Blazer D. Depression in the elderly. N Engl J Med 1989; 320: 164-6
13. American Psychiatric Association. Practice guideline for the treatment of patients with major depressive disorder (revision). Am J Psychiatry 2000;157: 1-45
14. 오병훈, 김헌수, 김정훈, 조항석, 조경혜, 유계준. 한국 한 농촌지역의 노인성 인지기능장애 및 우울증상 역학조사. 노인정신의학 1998; 2: 176-86
15. 김재현, 고효진, 최상철. 내과입원 노인환자에서 우울증의 양상에 대한 연구. 주요 우울장애를 중심으로. 노인정신의학 1999; 3: 174-83
16. Salzman C, Satlin A, Burrows AB. Geriatric psychopharmacology, In:Schatzberg AF, Nemeroff CB. eds. Textbook of Psychopharmacology, 2nd Edition. Washington DC: American Psychiatric Press, 1998: 961-77
17. Baldwin R. Depressive disorders. In:Jacoby R, Oppenheimer C, eds. Psychiatry in the elderly, 3rd Edition. New York: Oxford University Press, 2002: 627-76
18. Salzman C. Mood disorders. In: Coffey CE, Cummings JL, eds. Textbook of geriatric neuropsychiatry. Washington DC: American Psychiatric Press, 2000: 313-28

19. Alexopoulos GS, Meyers BS, Young RC, Campbell S, Silbersweig D, Charlson M. The "vascular depression" hypothesis. Arch Gen Psychiatry 1997; 54: 915-22
20. Kalayam B, Alexopoulos GS. Prefrontal dysfunction and treatment response in geriatric depression. Arch Gen Psychiatry 1999; 56: 713-8
21. Alexopoulos GS, Meyers BS, Young RC, Kalauam T, GabrielleM, Hull J, et al. Executive dysfunction and long-term outcomes of geriatric depression. Arch Gen Psychiatry 2000; 57: 285-90
22. Amado-Boccara I, Gougoulis N, Poirier Littre MF, Galinowski A, Loo H. Effects of antidepressants on cognitive functions: A review. Neurosci Biobehav Rev 1995; 19: 479-93

Binswanger병이 가장 낮았다[19]. 좌반구 병변, 특히 전두엽에 가까운 경우가 뇌졸중후 우울증과 가장 높은 연관 관계를 보였으며 피질하 위축 (subcortical atrophy)도 우울증의 중요한 유발인자로 보고되었다[20]. 대표적인 주요 우울증과의 감별진단으로는 치매, 신체적 질환에 의한 우울증, 정신분열병, 건강염려증, 수면장애, 알코올 중독증 등을 들 수 있다[21,22]. 조기에 우울증을 발견하지 못하고 악화시키거나 심하면 자살에 이르게 할 수도 있다는 점에서 조기 진단이 중요하다. 문제점으로 드러난 양상으로는 첫째, 신체 증상을 주소로 여러 과의 병원을 전전하는 동안 증상의 악화를 가져오거나, 둘째, 가성 치매로 인한 오진 및 망상이나 환청 동반시 정신분열병과의 감별이 어려운 경우이다.

4) 치료

노인우울증의 치료는 체계적으로 실시되어야 한다. 일차적으로 정확한 진단 및 이에 대한 평가가 이루어져야 한다. 평가의 부분에는 신체적 질환의 유무가 반드시 선별되어야 하며, 우울증으로 인한 전반적인 인지기능의 상실은 물론 일상적인 기능상태가 평가되어야 한다. 우울시 입원치료가 필요한 경우로는 자살을 기도했거나 자살이 예상될 때, 심한 불면증, 심한 초조, 절망감, 갑작스런 감정의 폭발 및 식욕부진 등으로 인하여 신체적으로 심하게 쇠약해졌을 때, 일을 포기하거나 직장을 사직할 정도의 기능상실이 왔을 경우, 환자 자신이 치료를 거부하거나 치료에 협조가 안 될 경우에 국한되어야 한다.

(1) 노인우울증 약물치료에 있어서의 주의점

약물치료는 필수적인 노인우울증의 치료방법이다. 그러나 그에 따른 부작용 및 유지 치료기간 등에 유의하여야 한다. 약물치료 선택 시에는 반드시 나이와 연관된 약동학 (pharmacokinetics)과 약력학 (pharmacodynamics)의 변화 및 흔히 동반되는 전반적인 의학적 문제, 그리고 다른 약물의 투여를 고려하여 과다한 진정작용, 혼돈, 기립성 저혈압 및 추체외로증상 등의 부작용에 유의하여야 한다. 특히 낙상은 노인에서 심각한 결과를 초래할 수도 있는 부작용이다.

노인에서는 크레아티닌 청소율, 간혈류 그리고 혈장 단백질 농도가 감소하기 때문에 많은 약물 (특히 TCAs)의 혈장 농도를 높인다. 그러나 새로운 항우울제들은 농도의 변화가 크지 않기 때문에 용량 조절이 그렇게 필요하지는 않다. Paroxetine과 citalopram과 같은 일부 선택적 세로토닌 재흡수 억제제(SSRI)의 경우에는 배설 반감기가 매우 높아지지만 다른 SSRI (fluoxetine 또는 fluvoxamine)의 경우 뚜렷하지 않다. 그러나 예를 들어 시토크롬 (cytochrome) P450 동위효소

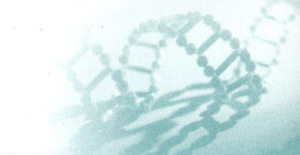

(isoenzyme) 수준이 유전적으로 서로 다르게 결정되기 때문에 약물의 흡수, 분포, 대사 및 배설에 있어서 개인차가 클 수 있다는 것을 명심해야 한다. 그러므로 노인의 이러한 신체변화와 다른 약물과의 상호작용에 대한 민감성 때문에 노인에게 약물을 투여할 시에는 더욱 주의를 하여야 한다.

노인우울증의 치료기간은 치료 전략을 짜거나 약물을 바꾸기 전에 얼마나 오랫동안 기다릴지를 결정한다. 만약 노인환자가 초기 치료에 충분한 반응을 보이고 있지 않다면 용량은 환자가 견딜 수 있는 최고 용량으로 사용한다. 환자가 적은 용량의 약물을 사용하고 있을 때 거의 반응을 보이고 있지 않은 경우에는 약물을 바꾸기 전에 2~4주간 기다리는 것이 좋고, 환자가 약간의 반응을 보이고 있다면 3~5주 정도 기다리는 것이 좋다. 환자가 높은 용량을 사용하고 있을 때는 변화를 주기 전에 조금 더 길게 기다려 볼 수도 있는데 거의 반응을 보이고 있지 않다면 3~6주, 약간의 반응을 보이고 있다면 4~7주 정도 기다려 보아야 한다. Agency for Healthcare Policy and Research (AHCPR)의 기준에 따르면, 항우울제 사용은 거의 증세가 없다면 6주간 지속하고 약간의 반응을 보일 때는 12주 정도 기다려 보는 것이 좋다고 한다[23]. 노인우울증에서 좋은 치료 결과를 얻으려면 약물 치료를 강하게, 그리고 지속적으로 할 필요가 있다.

(2) 급성 치료 전략과 약물선택
Acute treatment strategies and medication selection

① 단극성 비정신병적 주요 우울장애 *Unipolar non-psychotic major depression disorder*

심한 단극성 비정신병적 주요 우울장애 (Severe unipolar non-psychotic major depressive disorder)인 경우, 항우울제의 약물요법과 정신치료를 병행하는 것이 좋고, 또한 약물치료만 하는 것도 가능하다. ECT는 심한 우울증에서 대안으로 사용 가능하다. 항우울제를 적당 용량을 사용하였음에도 불구하고 치료에 실패한 정신병적 증세가 없는 심한 우울증 환자, 자살 사고가 있거나, 내과적인 문제로 인해 약물 치료에 어려움이 있는 환자에게도 ECT는 적당한 치료법으로 선택된다. ECT는 또한 노인 우울증에서도 효과가 있으며, 특히 내과적인 질환이 겹친 경우에 안전하게 사용될 수 있다[11,24].

그러나, 정신치료만 단독으로 하는 것은 심한 우울증에는 적합하지 않으며 경도의 우울증세가 있을 때도 정신치료와 약물 치료를 병행하는 것이 우선이다. 그러나 이런 경우에는 약물이나, 정신치료 한가지 방법으로 가능하기도 한다.

② Unipolar psychotic major depressive disorder

Unipolar psychotic major depressive disorder의 경우에 일반적으로 항우울제와

23. Depression Guideline Panel. Clinical Practice Guideline Number 5:Depression in Primary Care. Volume 2:Treatment of Major Depression. Rockville, MD.US Department of Health and Human Services, Agency for Health Policy and Research; 1993: AHCPR Publication 93-0550

24. Alexopoulos GS. Affective disorders. In:Comprehensive Review of Geriatric Psychiatry. Edited by Sacavoy J, Lazarus LW, Jarvik LF, et al. Washington, DC: American Psychiatric Press; 1996: 563-92

항정신병약물의 병합요법을 사용하거나, 전기 충격요법 (ECT)을 사용한다. 또한 약물치료와 정신치료를 병행하는 것은 고려해볼 수 있으나, 정신치료만 하는 것은 추천되지 않으며, 초기 치료시에 항우울제와 항정신병약물을 병행했음에도 불구하고 효과가 없을 경우에는 전기충격요법 (ECT)을 고려한다. 항우울제 중에서는 SSRI, venlafaxine XR이 주로 고려되고, TCA는 주로 그 다음으로 고려된다. 노인우울증에서 정신증적 증상을 치료하는 데에는 비전형적인 항정신병약물인 risperidone, olanzapine, quetiapine 등이 가장 유용한 것으로 알려져 있으며, 그 외에 ziprasidone 같은 약물도 유용하다. 그러나 clozapine이나 저역가의 전형적인 항정신병약물은 가급적 사용하지 않는 것이 좋다. 어떤 연구에서는 TCA의 항우울제와 전형적인 항정신병약물을 사용하는 것이 효과가 있다고 하나[25], 노인우울증에서는 SSRI와 비전형 약물과 같이 사용하는 것이 효과적이다.

③ Dysthymic disorder and minor depressive disorder

최근에 증상이 시작된 minor depressive disorder의 치료에는 아직 정확한 의견일치를 보이고 있지 못하고 있다. 대개 이런 경우 일반적으로는 정신교육을 하면서 몇 주간 기다려 보는 것이 일반적이며, 물론 정신치료를 하는 것만으로도 가능하기도 하다. 그러나 minor depressive disorder의 증상이 2~3개월 지속된다면, 더 이상 기다리지 말고 치료를 시작한다. 우선 정신치료와 항우울제를 병행해서 치료하는 것이 일반적이나 정신치료나 약물치료중 한가지 방법으로만 치료하기도 한다. Minor depressive disorder와 dysthymic disorder를 앓고 있는 노인환자의 약물 치료에는 SSRI가 가장 우선으로 추천되며[26-29], 다음으로 venlafaxine XR이 추천된다.

④ Complementary/Novel therapies for treatment-resistant depression

노인우울증에서 치료에 반응이 없는 경우, 다양한 치료를 고려할 수 있다. 계절성 우울증의 경우에는 상용 항우울제에 광선치료를 하기도 한다. 대체요법만 사용하는 것은 추천하지 않으며 이런 종류의 치료로는 S-Adenosylmethioninee (SAMe), Omega-3 fatty acids, sleep deprivation 등의 방법이 있다.

⑤ Treating insomnia in an older patient with depression

불면증을 가진 노인우울증 환자가 인지기능에 장애를 가지고 있지 않다면, 진정효과가 있는 항우울제를 첨가하기도 한다. 그러나 인지기능에 장애를 가지고 있거나, 치매가 있을 때는 진정효과가 있는 약을 주기 전에 불면증을 일으키는 환경적 요인을 밝히는 것이 매우 중요하다. Nursing home setting에서는 시끄러운 roommate가 흔한 불면증의 원인이 되기도 한다. 우울한 노인환자에서 불면증을 위해 약을 사용해야 한다면, 우선 trazodone을 first-line으로 사용하고 그 외에 zolpidem, mirtazapine, lorazepam 등을 사용한다. 노인에서 benzodiazepine을 사

25. Spiker DG, Weiss JC, Dealy RS, et al. The pharmacological treatment of delusional depression. Am J Psychiatry 1985; 142(4): 430-6
26. Williams JW Jr., Barrett J, Oxman T, et al. Treatment of dysthymia and minor depression in primary care:a randomized controlled trial in older adults. JAMA 2000; 284 (12): 1519-26
27. Ravindran AV, Guelfi JD, Lane RM, et al. Treatment of dysthymia with sertraline: a double-blind, placebo-controlled trial in dysthymic patients without major depression. J Clin Psychiatry 2000; 61(11): 821-7
28. Nobler MS, Devanand DP, Kim MK, et al. Fluoxetine treatment of dysthymia in the elderly. J Clin Psychiatry 1996; 57(6): 254-6
29. Devanand DP, Kim MK, Nobler MS. Fluoxetine discontinuation in eldely dysthymic patients. Am J Geriatr Psychiatry 1997; 5(1): 83-7

용하는 것은 낙상이나 기억력장애 등을 일으킬 수 있으며, 반감기가 긴 benzodiazepine (예: flurazepam)을 사용하는 경우에는 오히려 초조증세를 유발할 수 있으므로 이런 약물의 사용을 피하는 것이 좋다.

⑥ Treating residual anxiety in an older patient with depression

인지기능에 장애없이 불안증세가 남아 있다면, 대개는 항우울제를 최고 용량으로 늘리는 것이 좋다. 치매나 인지기능의 장애가 있다면, non-TCA 항우울제의 용량을 올리더라도 sedatives는 쓰지 않는 것이 좋다.

⑦ Use of mood stabilizers in continuation/maintenance treatment

항우울제와 기분안정제를 같이 사용하는 것은 unipolar late-life depression에 적합하다. 이는 항우울제만으로 효과가 없거나, ECT에도 효과가 없는 경우에 항우울제와 기분 안정제의 병합요법이 추천된다. 기분 안정제를 쓰기로 결정했을 때 노인에서는 lithium, generic valproate보다는 divalproex를 쓰는 것이 좋다.

⑧ 특정질환군에서의 약물의 선택 [30]

노인은 여러 가지 신체적 질환을 함께 가지고 있는 경우가 많이 있으므로 타과

[30]. Sandra A. Jacobson, Ronald W. Pies, David J. Greenblatt Geriatric psychopharmacology, American psychiatric publishing Inc. 2002; 169-186

표 1. 특정질환군에서의 약물의 선택

임상질환	약물의 선택	원인
녹내장	TCA 피할 것 SSRI, bupropion, nefazodon trazodone 등 사용	항콜린성부작용이 angle 폐쇄 악화
알쯔하이머병	TCA 피할 것 SSRI, bupropion, venlafaxine 등 사용	항콜린성부작용이 인지기능 악화
심장전도장애	TCAs 피할 것 SSRI, bupropion, venlafaxine nefazodone 등 사용	전도장애의 악화 가능
허혈성 심질환	TCA 피할 것 SSRI, bupropion, venlafaxine 등 사용	부정맥의 가능성이 있음
심근경색후	TCA 피할 것 SSRI, bupropion, venlafaxine 등 사용	사망률의 증가
당뇨	TCA 피할 것 SSRI, bupropion,venlafaxine 등 사용	혈당의 증가 가능 혈당을 낮추거나(SSRI), 영향이 적음
복합약물처방	citalopram, sertrlaine, venlafaxine bupropion 등 사용	약물 상호작용이 적다
호흡기장애	SSRI, trazodone 등 사용	SSRI는 호흡기능을 향상시키기도 하며 trazodone은 영향을 적게 미친다
신장기능이상	SSRI의 사용	대사산물이 TCA보다 안전하다
간기능이상	TCA 피할 것 반감기 짧은 SSRI, venlafaxine bupropion 등 사용	치료범위가 좁다 적은용량으로 치료시작
비만	SSRI, TCA, MAOI 피할 것 bupropion, venlafaxine, psychostimulant, nefazodone 등 사용	체중의 증가 체중에의 영향이 적다
간질	bupropion 피할 것	경련의 가능성 증가

질환의 공존시 치료 방법에 대하여 더욱 유의해야 한다. 이에 흔한 노인의 질환별 치료약물의 선택은 다음과 같은 방법으로 계획을 세울 수 있을 것이다 (표 1).

(3) 우울증 치료의 원칙과 전망

지난 30년간에 걸친 항우울제의 발달은 우울증의 치료와 예후에 커다란 진보를 보였으나 이상적일 정도로 효과적이지는 못하다는 제한점이 있다. 또한 노인우울증에 대해서는 미국 국립보건원의 특별위원회가 지적한 바와 같이 아직 모르는 부분이 많으며 생물학적 측면에서 노년우울증의 병태 생리와 발병 기전들이 규명되어야 하기 때문에 추후 많은 연구의 필요성이 제시되고 있다. 지난 10년간 약물 치료의 경향은 급성 환자로부터 장기 환자의 치료로 관심이 바뀌고 있으며, 구조적으로 독특하고 생화학적으로 선택적 작용이 있는 새로운 약물의 개발에 관한 것이었다. 치료작용의 기전에 관해서는 항우울제의 치료효과가 2~3주의 시간을 요한다는 관점에서 수용체 수준에서의 적응 변화에 관한 소견들에 관심이 집중되었다. 현재 가장 널리 사용되고 있는 선택적 세로토닌 재흡수차단제를 비롯한 새 세대 항우울제의 주요 장점은 항콜린성 부작용이나 심장혈관성 부작용들의 원하지 않는 부작용을 피하도록 하는 면에서는 현저한 장점이 있으나 비용부담의 단점을 지니고 있다. 한편, 치료 약물들을 더욱 효율적으로 사용하기 위하여 치료적 약물 모니터링 등 여러 가지 분야에서 연구가 진행중이다. 그 중 대표적인 치료적 약물 모니터링 (therapeutic drug monitring, TDM)은 약물의 혈중농도를 측정함으로써 적정용량을 투여하려는 시도로서 같은 임상 용량에도 환자에 따라 개인차가 너무 큰 약력학적 소견을 보이고 있기 때문에 부적절한 약물투여를 막기 위한 지표로 현재 임상에서 중요하게 인식되고 있다. 향후 약물에 반응이 없는 환자나 부작용의 예방과 치료에 크게 유용할 것으로 기대되고 있다.

노인우울증의 약물치료 원칙을 요약하면, 우선적으로 치료의 결정에 있어서 어떤 증상이 우울증에 의한 증상이며 어떤 증상이 동반질환 또는 병용 약물에 의한 반응인가를 판단하는 게 가장 중요하다. 왜냐하면 약물의 항콜린성 부작용이나 심혈관계에 미치는 영향은 우울증의 증상 악화와 유사하기 때문이다. 두 번째로 항우울제의 사용은 소량으로 시작하여 서서히 증량을 하여야 한다. 보통 상용량의 1/3~1/2정도로 혈중치료농도에 도달할 수 있다. 또한 노인에게서는 신체변화에 따른 부작용의 발현이 더욱 크므로 주의를 기울여야 하고 동반질환을 위해 사용중인 다른 약물과의 상호작용을 고려해야 하며 신체질환에 미치는 영향까지 고려하여야 한다. 마지막으로 치료의 효과를 판단하기 위해서는 더욱 장기간의 치료 후 결정하여야 하며, 유지용량은 급성기 치료용량과 동일한 용량을 적어도 6개월 이상 사용하여야 한다. 현재 사용되고 있는 항우울제로는 기존의 삼환계 항우울제에서 serotonin 재흡수 차단제 등 다양하며 이를 살펴보면 다음과 같다[31-32] (표 2).

표 2. 노인 우울증에서 사용되는 대표적인 항우울제

	Generic name	Dosage(mg/daily)[33]
Tricyclics	Amitriptyline	25 ~ 100
	Clomipramine	50 ~ 150
	Doxepin	30 ~ 150
	Imipramine	30 ~ 100
	Nortriptyline	10 ~ 75
RIMA	Moclebemide	300 ~ 450
5-HT2 Receptor Blockers	Trazodone	50 ~ 200
	Nefazodone	200 ~ 600
SNRI	Venlafaxine	25 ~ 225
SSRI	Fluoxetine	5 ~ 40
	Fluvoxamine	20 ~ 200
	Paroxetine	10 ~ 40
	Sertraline	25 ~ 150
	Citalopram	10 ~ 20
NASSA	Mirtazapine	75 ~ 30
Other	Bupropion	75 ~ 150

31. Schneider LS. Pharmacologic considerations in the treatment of late-life depression. Am J Geriatr Psychiatry 1996; 4(Suppl l): S51-65
32. Flint A. Choosing appropriate antidepressant therapy in the elderly: A risk-benefit assessment of avalilable agents. Drugs& Aging 1998; 13: 269-80
33. Jerrold S. Maxmen, Nicholas G. Ward Psychotropic drugs fast facts, 3rd edition, WWnorton professilonal book 2002; 101

5) 결 론

노인우울증의 진단과 치료에 대한 전반적인 현황 및 전망을 살펴 보았다. 우울증은 우리 삶에 가장 밀착되어 있으며, 특히 노인우울증은 급속한 노인 인구의 증가와 더불어 삶의 질을 좌우하는 가장 중요한 질병으로 부각되고 있다. 노인우울증의 진단과 치료에서 가장 중요한 점은 조기 진단이다. 치료의 접근방법은 약물치료, 전기경련치료 등의 신체적 치료와 정신치료로 대별되지만 약물치료는 필수적이다. 그러나 약물치료와 더불어 지지정신요법 또한 반드시 병행해야 한다. 현재 임상에서 폭넓게 사용되는 SSRI는 fluoxetine, sertraline, paroxetine 등이며 SSRI는 TCA와는 달리 therapeutic index가 넓고, 심각한 독성의 위험도가 없기 때문에 노인환자에게 권장할 만한 약물로 알려지고 있다. 최근에는 tianeptine, SNRI (venlafaxine), NaSSA (mirtazapine) 등이 사용되고 있다. 약물치료 이외에도 환자들은 인지치료 및 행동치료를 통해서 자기조절과 자기통제 방법을 배우고 주위 환경을 조절할 수 있다는 희망과 자신감을 갖게 된다. 노인우울증의 예후는 1980년대까지는 좋지 않다는 보고들이 주종을 이루고 있었으나 1990년대에 들어서면서 긍정적인 연구 보고들이 제시되고 있다. 그러나 노인우울증은 노화와 관련된 생물학적 측면에서 병태생리와 발병 기전들이 규명되어야 하기 때문에 추후 많은 연구의 필요성이 제시되고 있다. 결론적으로 볼 때 노인우울증의 치료는 반드시 집중적인 치료의 접근이 이루어져야 하며 우울증의 극복이 가능하다는 자세와 치료진과 환자의 신념이 필요할 것이다.

2. Mania

1) 서 론

노인의 양극성 장애는 아직 노인의 우울증만큼 충분하게 연구되지 못하고 있는 분야이다. 따라서 노인 양극성 장애에 있어서 약물의 사용이나 약물 사용에 대한 지식은 일반 인구에서의 약물 연구를 통해서 이루어지거나 또는 양극성 장애보다는 노인 경련환자, 노인 치매환자나 노인 정신병 환자를 대상으로 한 약물 연구를 통해 간접적으로 이루어지고 있다. 실제로 노인 양극성 장애 환자에 많이 사용되는 valproate나 carbamazepine의 처방은 경험에 근거한 데이터에 바탕을 둔 것이 아니다. 그러나 노인의 양극성 장애를 치료하는 것은 동반된 신체 문제나 나이와 연관된 치료반응의 차이로 인해 복잡하고 주의를 해야 할 부분을 많이 가지고 있다. 따라서 좀더 노인 양극성 장애에 초점을 맞춘 연구와 경험들이 앞으로 더욱 더 축적되어야 할 것이다.

2) 역학과 분류

지역사회연구에서 노인의 조증은 1000명당 1명 이하의 비교적 낮은 유병률을 보인다. 이는 양극성 장애를 가진 젊은 환자들이 가진 높은 사망률의 결과 때문이거나 또는 기분 안정제의 효과적인 치료의 결과 때문일 수 있다. 또한 젊은 환자에서 발생한 양극성 장애는 환자가 오랫동안 생존할 때 나이가 들어감에 따라 점차 호전되는 경향을 보이기 때문일 수도 있다. 그러나 조증은 비교적 노인 입원환자들에서는 정신과 입원환자의 4~8% 정도로 흔한 편이다.

토론토 그룹은 노인 조증을 4가지 하위 집단으로 분류할 것을 제안하였다[34]. 즉, 일차성 양극성 장애 (primary mania, 조기 발병 양극성 장애의 노년기 재발); 잠복성 양극성 장애 (latent mania, 다수의 우울 삽화 후의 첫 조증 삽화로 뇌혈관장애와 연관될 가능성이 있는 기분 변조, mood switch); 단극성 조증 (unipolar mania, 우울 삽화가 없는 조기 발병); 이차성 조증 (secondary mania, 대개는 뇌혈관질환 또는 심혈관질환과 같이 동반된 신체 질병에 의해 유발).

34. Cornelius K., Gill L. Drug treatment in Old Age Psychiatry, Martin Dunitz, 2003; 57

3) 진단

노인의 조증은 신체적 문제 (특히 심혈관계통의 문제)와 매우 밀접하게 관련을 가지기 때문에 완전한 신체검사는 필수적이다. 고혈압이나 당뇨와 같은 심혈관에 영향을 미치는 요인들이 확인되고 치료되어야 한다. 조증의 첫 삽화 시에 뇌영상 기법이 중요하고 때로는 필수적인 검사법이다. 노인환자의 조증 증상은 젊은 성인 환자의 증상과 유사하다. DMS IV-TR에 따른 증상으로는 고양된 기분, 이자극성 (irritability), 탈억제성 (disinhibition), 공격성 (aggression), 주관적 혼란 (subjective confusion), 언어압박 (pressure of speech), 사고의 비약 (flight of idea), 과대망상 (grandiosity)이 있다. 그러나 극적인 과다행동, 폭력, 범죄행동, 전염성 다행감 (infective euphoria), 과대성과 같은 행동장애는 대개 적다. 주관적인 혼란이나 당황스러움은 비교적 노인 조증환자에서 뚜렷하게 나타나는 증상이다. 인지장애 또한 노인환자에서 흔하다[35]. 우울증과 조증이 함께 있는 혼합형도 노인 양극성 장애에서 생길 수 있다. 노인에서는 생활에서 오는 스트레스 사건들이 조증을 유발하는데 중요한 요인이 될 수 있다[36].

이전에 정신장애가 없었던 노인에서 조증이 첫 발병되었을 때는 대개 신경학적 질환, 특히 뇌혈관질환과 동반되는 경우가 많다[37]. 이러한 이차성 조증 (신경학적 상황에서는 탈억제 증후군이라함)은 대개 인지기능의 장애와 어느 정도 관련된다[38]. 뇌영상소견상 뇌백질의 신호증강이 보이며 특히 orbitofrontal region에서 우측에 국소적인 뇌병변이 관찰되는 수가 많다[39]. 이러한 이차 조증은 가족력과 이전의 정신과적 문제와는 대개 연관이 없다. 노인 단극성 우울증과 비교한 노인 조증의 예후에 대한 두 개의 코호트 연구가 평균 6년 동안 이루어졌다[34]. 조증에서의 사망률이 50%로 우울증에서의 사망률 20%보다 더 높았으며 조증환자의 사망원인은 주로 뇌혈관질환과 연관되었다. 그러나 생존자의 정신과적 예후는 놀랍게도 3/4에서 증상이 호전되었고 독립적인 생활을 할 수 있게 될 정도였다.

4) 치료

노인의 양극성 장애에 대한 체계적인 연구가 아직 충분히 이루어지지 않고 있을 뿐 아니라 치료에 대한 구체적인 지침도 없다. 그러나 노인인구가 점차 늘어나고 있으며 기분장애를 가진 노인인구도 증가하고 있고 기분장애가 노인의 건강에 중요한 문제를 야기하기 때문에 구체적인 치료 지침의 개발은 노인 기분 장애 환자의 건강 관리와 건강증진에 중요한 진보를 가져다 줄 수 있다. 노인의 기분장애는 기능의 저하, 장해, 삶의 질 저하, 사망률증가, 간병인의 부담증가, 치료 비용의 증가와 같은 문제를 야기한다.

35. Osuji IJ, cullum CM. Cognition in bipolar disorder. Psychiatr Clin North Am. 2005 Jun; 28(2): 427-41. Review.
36. Johnson L, Andersson-Lundman G, Aber-Wistedt A, Mathe AA. Age of onset in affective disorder:its correlation with hereditary and psychosocial factors. J Affect Disord. 2000 Aug; 59(2): 139-48.
37. Shulman KI, Herrmann N. The nature and management of mania in old age. Psychiatr Clin North Am. 1999 Sep; 22(3): 649-65
38. Shulman KI. Disinhibition syndromes, secondary mania and bipolar disorder in old age. J Affect Disord. 1997 Dec; 46(3): 175-82.
39. Shulman KI, Herrmann N. Bipolar disorder in old age. Can Fam Physician. 1999 May; 45: 1229-37.

약물 치료의 원칙은 일반 조증 환자와 비슷하다. 만일 환자가 항우울제를 복용하고 있다면 끊어야 한다. 항조증 약물 용량은 일반적으로 적게 사용해야 한다 (특히 리튬). 항정신병약물, 특히 비정형 항정신병약물이 급성 조증증상 치료에 널리 사용되고 있다. 그러나 현재 모든 조증 환자들 특히 노인환자들에서 일차약으로 기분 안정제의 사용이 점차 증가되고 있다. 왜냐하면 기분안정제는 강력한 급성 항조증 효과를 가지고 있고 다수의 약물사용의 위험성을 줄일 수 있기 때문이다. 급속 순환형을 보이는 환자를 효과적으로 치료하는 것은 어렵다. 이 경우 carbamazepine 단독 또는 리튬과의 병용이 유용하다.

노인에서 나이 변화에 따른 간기능 감소 때문에 약물의 대사가 감소하여 약물의 배설을 지연시키고 신기능의 감소 때문에 약물의 분포에 영향을 주기 때문에 노인에서의 약물 용량을 결정할 때는 이러한 사실을 인식하는 것이 중요하다.

항조증약물의 범위를 아래와 같이 정리하였다 (표 3).

40. Sajatovic, M, Madhusoodanan S, Coconcea N. Managing Bipolar Disorder in the Elderly, Drug Aging 2005; 22(1) 41-50

표 3. 노인 양극성장애에서 사용되는 대표적인 항조증제

	Generic name	Dosage(mg/daily)[40]
Lithium	Lithium	200 ~ 600
Anticonvulsants	Valproate	1000 ~ 1500
	Carbamazepine	400 ~ 800
Novel anticonvulsants	Gabapentin	300 ~ 1200?
	Lamotrigine	50 ~ 200
	Topiramate	50 ~ 200
Antipsychotics	Clozapine	Starting dose 6.25 Maximal dose 400
	Olanzapine	2.5 ~ 10
	Risperidone	0.5 ~ 2.0
	Quetiapine	50 ~ 250
	Ziprasidone	40 ~ 160
	Aripiprazole	10 ~ 30

CHAPTER 06

항정신병제
Antipsychotics

1. 정형 항정신병제 *Typical antipsychotics*
2. 비정형 항정신병제 *Atypical antipsychotics*

정희연 | 서울의대

CHAPTER 06

항정신병제
Antipsychotics

정 희 연 | 서울의대

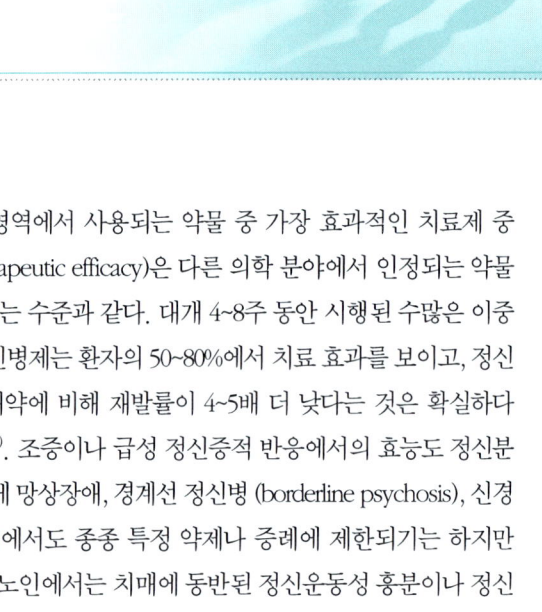

항정신병제는 정신의학 영역에서 사용되는 약물 중 가장 효과적인 치료제 중 하나이다. 치료적 효능 (therapeutic efficacy)은 다른 의학 분야에서 인정되는 약물 (medication)에서 얻을 수 있는 수준과 같다. 대개 4~8주 동안 시행된 수많은 이중 맹검법 임상 시험에서 항정신병제는 환자의 50~80%에서 치료 효과를 보이고, 정신 분열병의 유지치료에서는 위약에 비해 재발률이 4~5배 더 낮다는 것은 확실하다 (Davis와 Andriukaitis, 1986)[1]. 조증이나 급성 정신증적 반응에서의 효능도 정신분열병에서와 비슷하다. 그 밖에 망상장애, 경계선 정신병 (borderline psychosis), 신경학적 질환, 그리고 행동장해에서도 종종 특정 약제나 증례에 제한되기는 하지만 증상을 현저히 호전시킨다. 노인에서는 치매에 동반된 정신운동성 흥분이나 정신증의 치료, 섬망, 정신분열병, 우울증 또는 조증 치료에 항정신병제를 많이 사용하고 있다. 그러나 노인이 부작용이나 약물 상호작용을 일으킬 위험성이 더 높음에도 불구하고, 아직 이런 문제에 대한 연구는 많지 않은 편이다. 노인에서 항정신병제를 사용할 때는 동반 질환 및 다중약물요법을 포함하는 적절한 다차원적 평가와 함께, 약물 상호작용과 노화에 따른 약동학적 및 약역학적 변화에 대한 지식을 갖고 있는 것이 성공적인 치료에 필수적이다.

항정신병제는 화학적 특성과 신경약물학, 임상적 작용에 근거하여 정형 (typical) 약제와 비정형 (atypical) 약제로 구분한다. 정형 항정신병제는 주로 D_2 수용체에 작용하며 도파민의 신경전달을 용량의존적으로 차단한다. 반면, 비정형 약제는 도파민과 5-HT 수용체에 동시에 작용하는 다른 수용체 프로파일을 갖기 때문에 부작용도 상당히 다르게 나타난다.

1. Davis JM, Andriukaitis S. The natural course of schizophrenia and effective maintenance drug treatment. J Clin Psychopharmacol. 1986;6(1 Suppl): 2S-10S

01 정형 항정신병제
Typical antipsychotics

거의 모든 항정신병제는 D_2 수용체에 친화성을 갖는데, 대부분은 D_1과 D_2 대항 작용을 하면서 동시에 비도파민성 수용체에 대해 다양한 정도로 영향을 미친다. 정형 항정신병약제 중 phenothiazines (예를 들면, chlorpromazine)은 주로 D_1과 D_2에 대해 대항 작용을 하는 반면, butyrophenones (예를 들면, haloperidol)와 diphenyl-butylpiperidines (예를 들면, pimozide)는 주로 D_2에 대해 대항 작용을 한다. 수용체에 특이적 작용을 하는 butyrophenones와 비교해서 phenothiazincs은 아드레날린성, 무스카린성, 히스타민성 차단 작용이 더 크기 때문에 특징적인 부작용 프로파일을 갖는다. 정형 항정신병제는 유사한 결사슬 (side chain)의 치환에 따라 몇 개의 아강 (subclass)을 나눌 수 있는데, 대개 비슷한 약리적 효과를 나타낸다. 〈표 1〉에 정형 항정신병제의 분류, 〈표 2〉에는 항정신병약제들의 상대적인 수용체 결합 친화도가 나와 있다. 수용체에 대한 친화도가 서로 다르면 부작용 프로파일도 그에 따라 다르다. 정형 약제의 부작용 프로파일은 〈표 3〉에 제시되어 있다. Haloperidol은 대표적인 고역가 항정신병제이고 chlorpromazine은 저역가 항정신병제의 원형 (prototype)이다.

표 1. Chemical structures and classification of typical antipsychotics

	Drugs
Phenothiazines	
Aliphatic	Chlorpromazine
Piperidine	Thioridazine
Piperazine	Trifluoperazine, Perphenazine, Fluphenazine
Butyrophenone	Haloperidol
Diphenylbutylpiperidine	Pimozide
Thioxanthene	Thiothixene, Chlorprothixene
Substituted Benzamide	Sulpiride, Nemonapride
Dibenzoxazepine	Loxapine
Dihydroindole	Molindone

표 2. Relative receptor binding affinities of antipsychotics

Drugs	D_1	D_2	D_3	D_4	M_1	α_1	$5HT_2$	H_1
Amisulpride	−	++++	++++	++	−	−	−	−
Clozapine	++	+++	++	++++	++++	++++	++++	++++
Chlorpromazine	+	+++	−		++	++	++	++
Haloperidol		++++	−	−	−	−	+	−
Olanzapine	+	++	++	++	++	++	++++	+++
Quetiapine	+	++	++	+	+	+	++	++
Risperidone	−	+++	++	++	−	−	++++	+++
Zotepine	+	++	++	++	+	−	+++	+++

++++ Very high affinity ; +++ High affinity ; ++ Moderate affinity ; + Weak affinity ; − Absent affinity
D = Dopaminergic ; M = Muscarinic ; α = Adrenergic ; 5HT = Serotonergic ; H = Histaminic

표 3. Adverse effects of typical antipsychotics

Drug	Sedation	Extra-pyramidal	Anti-cholinergic	Hypotension	Prolactin elevation
Chlorpromazine	+++	++	++	+++	+++
Flupentixol	+	++	++	+	+++
Fluphenazine	+	+++	+	+	+++
Haloperidol	+	+++	+	+	+++
Loxapine	++	+++	+	++	+++
Perphenazine	+	+++	|+	+	+++
Pimozide	+	+	+	+	+++
Promazine	+++	+	++	++	++
Sulpiride	−	+	−	−	+++
Thioridazine	+++	+	+++	+++	++
Trifluoperazine	+	+++	+/−	+	+++
Zuclopenthixol	++	++	++	+	+++

++++ High incidence/severity ; ++ Moderate ; + Low ; − Very low

항정신병제 Antipsychotics

1. 효능 Efficacy

정형 항정신병제의 정신병 치료에 대한 효과는 이미 잘 입증되어 있다. 일반적으로 약물의 종류에 따라 항정신병 효과 자체에는 차이가 없지만, 수용체 친화성에 따라 부작용의 유형과 심각도, 그리고 약물 상호작용에서 서로 차이가 난다. 대체로 망상, 환각 및 와해된 행동과 같은 양성 증상에서의 효과가 사고의 빈곤, 무감동, 사회적 위축과 같은 음성증상 치료 효과보다 더 좋은 편이다. 특히 음성증상은 약물에 의한 추체외로 증상 (extrapyramidal symptoms, 이하 EPS)이나 우울증과의 감별이 필요하다.

정신병뿐 아니라 틱, 조증, 또는 치매에서 동반되는 정신 및 행동 증상의 치료에도 효과적임이 알려져서 비정형 약제가 나오기 전까지 노인환자에서도 많이 사용되었다. 정형 약제는 아직도 노인정신질환에서 치료제로 유용하게 사용되고 있고, 비정형 약제에 내약성이 나쁜 환자들을 위한 대체 약물로도 사용된다.

2. 약물 상호작용 Drug interactions

약물 상호작용은 노인에서 동반이환된 질환이 많기 때문에 더 중요한 문제가 된다. 병용 약물은 간 효소 결합 부위에서 경쟁적으로 항정신병제의 대사를 저해하여 혈중 농도를 증가시키거나, 아니면 대사를 유도하여 혈중 농도를 낮추기도 한다.

정형 항정신병제와 같이 항콜린성 부작용이 있는 약물은 위배출 시간과 흡수를 지연시킨다. 항정신병제는 알코올이나 다른 중추신경 억제제와 병용한 경우 중추신경 억제 효과가 심화되고 EPS가 더 심해질 수 있다. 알루미늄을 포함한 제산제와 같이 복용하면 위장관에서의 흡수를 방해하여 효과가 떨어질 수 있고 cimetidine은 대사를 촉진하거나 흡수를 억제하여 혈중 농도를 감소시킨다. 항콜린성 작용이 강한 약물과 같이 복용하면 정신증상이 더 나빠지거나 항콜린성 부작용이 더 심해질 수 있다.

Phenytoin, barbiturate, carbamazepine과 같은 항경련제는 간의 효소를 유도하여 항정신병제의 대사를 촉진하는 반면, 항정신병제는 그런 약물의 대사를 저해할 수 있다. Phenothiazine은 bromocriptine의 효과를 감소시키고, 삼환계 항우울제는 항정신병제 혈중 농도를 증가시킬 수 있고, 역으로 haloperidol이나 phenothiazine이 삼환계 항우울제의 혈중 농도를 높일 수 있다. Propranolol은 phenothiazin의 혈중 농도를 증가시켜 저혈압을 초래할 수 있다. Fluvoxamine은 대사를 억제하여 항정신병제의 혈중 농도를 증가시켜 심한 EPS를 일으킬 수 있다. Phenothiazine이나 haloperidol과 lithium을 병용할 경우 신경 독성의 위험성이 증가하나 그 기전은 잘 모른다.

Chlorpromazine은 ACE 저해제의 혈압 강하 효과를 증가시키고, 활성 탄소는 흡수를 감소시킨다. 또 amiodarone과 병용시 심실 부정맥의 위험성이 증가한다. Valproic acid와 phenytoin의 혈중 농도를 증가시킨다.

Haloperidol 고용량 복용 시 (예를 들면, 자살 기도로 인한 과량복용) 발생한 저혈압의 치료로 epinephrine을 사용하면 역설적 저혈압을 유발시킬 수 있으므로 금기에 해당한다. 그러나 상용량에서는 큰 문제가 없다. Perphenazine도 상용량에서는 epinephrine과의 병용이 가능하다. Haloperidole은 levodopa의 효과를 떨어뜨릴 수 있다.

Thioridazine은 propranolol과 병용시 CYP2D6에 의한 대사 저하로 혈중농도/심장독성이 증가하므로 병용하면 안된다. Pimozide는 amitriptyline HCl, imipramine HCl, nortriptyline HCl과 병용시 심장독성 위험성 (QT 간격 연장, torsade de pointes, 심장 정지)이 증가하기 때문에 병용이 금지되어 있다. 또한 CYP 3A4 저해제인 itraconazol과 같은 azole계통 약물과 병용하는 경우 역시 상기한 심장독성이 더 증가하기 때문에 사용하지 않는 것이 더 좋다. 또한 clarithromycin이나 erythromycin과 같은 macrolides계통 항생제와 병용했을 때 심각한 심장독성이 발생하였다는 증례 보고도 있다.

3. 안전성 *Safety*

노인은 동일 용량을 투여하더라도 젊은 사람에 비해 혈중 농도가 높아져서 부작용이 잘 생긴다. 부작용은 각 약물의 수용체 친화도에 따라 다양하게 나타나는데 크게 진정, EPS, 항콜린성 효과 그리고 항아드레날린성 효과로 나눌 수 있다. 〈표 4〉에 약물 부작용 발생 기전과 그로 인한 부작용의 유형이 제시되어 있다.

진정 작용이나 졸음은 치료 시작 첫 2주 내에 가장 흔하게 발생하는데 대개 시간이 지남에 따라 내성이 생긴다. Chlorpromazine이나 thioridazine 같은 저역가 약물에서 흔하다. 졸음이 지속되거나 지나치면 약물 용량을 줄여야 한다.

D_2 수용체에 대한 차단 작용의 결과로 EPS가 종종 발생한다. 급성 근육긴장이상 (dystonia), 정좌불능증 (akathisia), 가성파킨슨병 (pseudoparkinsonism)과 같은 증상은 haloperidol과 같은 고역가 약제에서 흔히 관찰된다. 노인에서는 더 흔하고

항정신병제 Antipsychotics

2. Neil W, Curran S, Wattis J. Antipsychotic prescribing in older people. Age Ageing. 2003;32(5): 475-483
3. Masand PS. Side effects of antipsychotics in the elderly. J Clin Psychiatry. 2000;61 Suppl 8: 43-9

심하며, 때로는 약물 비순응이나 낙상의 원인이 되기도 한다. 한 연구에서는 정형 약제로 치료 받은 치매 환자의 20%에서 EPS가 발생한다고 한다 (Neil 등, 2003)[2]. 소량이라도 장기간 사용시 지연 운동이상증 (tardive dyskinesia, 이하 TD)이나 지연 근육긴장이상 (tardive dystonia)이 발생할 수 있는데, 예측하기 어렵고 때로는 비가역적이다. 50세 이상의 노인에서의 발생률이 젊은 사람보다 3~5배 더 높다 (Masand, 2000)[3]. Haloperidol과 같은 고역가 약물 사용시 항정신병약물 악성증후군 (neuroleptic malignant syndrome, 이하 NMS)이 종종 발생하는데 저역가 약물에서도 일어날 수 있다.

항콜린성 부작용으로 항콜린성 섬망, 심박동 증가, 시력불선명, 오심, 구토, 입마름, 식욕 증가 또는 저하, 요저류, 변비, 심할 때는 장폐색까지 일어날 수 있다.

α_1 아드레날린성 차단 효과로 인한 동맥의 저혈압 외에도 중추 및 말초에서 항아드레날린성 및 항히스타민 효과로 정맥압을 감소시켜 기립성 저혈압을 초래할 수 있다. 특히 노인에서는 이로 인해 낙상하거나 골절을 일으킬 위험이 크다. 보통 항정신병제 치료를 시작한 초기에 잘 일어나며 고강도 약물보다는 저강도 약물에서 더 흔하다. 또는 전도 장해나 부정맥을 유발할 수 있다.

도파민 차단 작용에 의한 혈중 프로락틴 상승으로 여자에서는 무월경이나 리비도의 변화가 올 수 있다. 흔하지는 않지만 chlorpromazine 사용 후 무과립구증 (agranulocytosis)이 발생했다는 보고가 있다. 경한 정도의 백혈구 감소증도 일어날 수 있으나 치료를 중단할 필요는 없다. 고용량을 장기간 사용하는 경우 광감수성 반응이 일어날 수 있고, 주로 저역가 약제에서 발기기능 장해나 사정장해가 올 수 있

표 4. The mechanism of action and adverse effects of typical antipsychotics

Mechanism of action	Clinical examples
Blocking of norepinephrine	Tremor, tachycardia, sexual dysfunction, enhancement of the vasopressor effects of sympathomimetic amines
Blocking of serotonin reuptake	Gastrointestinal disturbance, sexual dysfunction, extrpyramidal symptoms, serotonin syndrome (drug interaction with L-tryptophan, MAOIs, fenfluramine)
Blocking of dopamine reuptake	Psychomotor activation, antiparkinson effect, worsening of psychotic symptoms
Blocking histamine H_1 receptor	Potentiation of the effect of CNS depressants, sedation, weight gain, hypotension
Blocking muscarinic receptors (anticholinergic)	blurred vision, dry mouth, reduced sweating, raised intraocular pressure, tachycardia, urinary retention, constipation, impotence, confusion, memory impairment, cardiotoxicity
Blocking α_1- adrenergic receptors	orthostatic hypotension, dizziness, reflex tachycardia, sedation
Blocking dopamine D_2 receptors	extrapyramidal symptoms, sexual dysfunction (male), prolactin elevation
Blocking serotonin receptors	Ejaculatory disturbance, weight gain

다. 항정신병제가 기침반사를 억제할 수 있고, 노인이나 의식이 나쁜 환자에서 중추성 갈증 감각 (central thirst sensation)을 저하시켜 탈수증이나 혈액농축이 일어날 수 있다. 드물게 치명적인 기관지 폐렴을 일으킨다. 일종의 과민반응으로 생각되는 담즙정체성 황달이 투약 후 2~4주 이내에 발생할 수 있고 때로는 만성 황달로 진행하기도 한다. 발생 즉시 투약을 중단하면 대부분 소실된다.

고용량을 사용하다 갑자기 중단하면 오심과 구토, 어지러움, 떨림과 같은 금단증상이 일어날 수 있으므로 노인에서는 특히 주의해야 한다. 그 밖에 항정신병제로 인한 정신적 부작용으로 불쾌감 (dysphhoria), 우울 반응, 인지기능 부작용, 발작성지각변화증후군 등이 발생할 수 있다 (정희연 등, 1998)[4].

4. 정희연, 안용민, 김용식. 항정신병약물의 생리 및 정신적 부작용. 김용식 편저. 정신분열병의 약물치료. 1판. 서울: 일조각;1998. p. 59-78

4. 주의 / 지침 Warnings / Precautions

항정신병제는 간손상, 심한 저혈압이나 고혈압, 골수기능 억제 또는 혈액 질환이 있을 때는 사용하지 말아야 하고, 필요한 경우 선택된 환자에게 주의하여 투여해야 한다.

Chlorpromazine과 같은 저역가 약제는 심전도 변화를 일으켜 QT 간격 연장, 드물게 심실성 부정맥이나 급사를 일으킬 수 있다. 특히 thioridazine이 이런 심장 독성과 관련이 많아서 최근 국내에서 사용이 금지되었다. 항콜린성 작용이 강한 저역가 항정신병제는 협우각 녹내장을 악화시켜 심한 통증이나 시력저하를 일으킬 수 있으다. 또한 항정신병제가 경련 역치를 낮추어 간질 발작을 일으킬 수 있기 때문에 경련성 질환의 병력이 있는 환자에서는 주의해야 한다. 이미 파킨슨병을 앓고 있는 환자에서는 항정신병제가 EPS를 더 악화시키므로 비정형 약제를 사용하는 것이 더 낫다. 신 기능 장해나 간 기능 장해가 있는 환자에서는 약물의 청소율이 떨어지므로 약물 감량과 면밀한 감시가 필요하다. 심한 고온에 노출된 경우 신체 온도 조절 기능이 저하되어 체온저하나 고열이 발생할 수 있다.

임산부에 대한 안전성은 확립되어 있지 않다. 모든 약물은 태반을 통과하지만, 최기형성 (teratogenecity)에 대해서는 잘 연구되어 있지 않다. 임신 말기에 복용하면 저혈압이나 EPS를 일으킬 수 있다. 임신한 여성에서는 위험성과 이익을 잘 따져서 처방해야 한다. 모유로 배출되므로 수유부는 사용 금기에 해당한다 (강웅구 등, 1998)[5].

과량 복용 (overdose)시 저혈압과 함께 졸음, 깊은 수면 또는 혼수와 같은 심각한 중추 억제 현상이 일어난다. 또한 초조/안절부절 못함, 경련, 열, 심전도 변화, EPS가 나타날 수도 있다. 이때는 입원 치료를 하는 것이 더 안전하다.

5. 강웅구, 신영민, 김용식. 신체적 문제를 동반한 정신분열병 환자의 치료. 김용식 편저. 정신분열병의 약물치료. 1판. 서울: 일조각;1998. p. 274-304

5. 투약 지침 *Dosing guidelines*

노인에서는 약물 비순응이 높고 동반된 인지 장해로 약 복용법을 혼동하는 수도 있으니 주의해야 한다.

기립성 저혈압과 같은 부작용 발생을 피하기 위해 소량을 여러 번 나누어 복용하는 것으로 시작하여 서서히 증량하는 것이 안전하다. 급성 EPS와 기립성 저혈압에 의한 낙상은 약물 적정 속도가 빠를수록 위험성이 커진다. 통상 젊은 성인 용량의 1/3 또는 그 이하가 적절하다. 항정신병제로 충분한 임상적 효과를 얻으려면 6주 이상이 걸린다. 장기간 투여시 TD 발생 위험이 젊은이보다 높기 때문에 가능한 한 용량을 줄여서 유지 치료를 하는 것이 필요하다. 정형 항정신병제의 통상 사용량은 〈표 5〉와 같다.

고용량을 쓰다가 갑자기 약물 투여를 중단하면 위염, 오심과 구토와 같은 소화기계 증상, 어지러움, 떨림, 빠른 맥, 불면, 운동이상증, 정좌불능증과 같은 금단증상이 일어날 수 있으므로 천천히 감량해야 한다. 노인에서는 필요할 때만 최소 유효 용량으로 사용하고, 정신분열병의 치료가 아닌 경우에는 효과를 얻고 부작용을 최소화할 수 있는 가장 짧은 기간 동안만 사용하는 것이 좋다

약물 혈중 농도와 임상적 효과 사이에 관련이 있다는 항정신병제가 있기는 하지만, 대개의 경우 혈중 농도 측정이 크게 유용하지는 않다. 다만 비순응을 감시하거나 독성을 피하거나 약물 상호작용을 평가하기 위해서 항정신병제의 혈중 농도를 측정할 수 있다.

표 5. Therapeutic doses of typical antipsychotics

Drugs	Chlorpromazine equivalent doses (mg/d)	Range of therapeutic doses (mg/d)	Mean recommended dosage for the elderly (mg/d)
Chlorpromazine	100	200 ~ 600	25 ~ 75
Thioridazine	100	200 ~ 600	50 ~ 200
Trifluoperazine	5	6 ~ 20	–
Perphenazine	10	8 ~ 40	–
Fluphenazine	1.5 ~ 3	1 ~ 20	–
Haloperidol	3	6 ~ 20	5 ~ 7
Pimozide	2	2 ~ 10	2 ~ 4
Thiothixene	3 ~ 5	6 ~ 30	–
Chlorprothixene	50	50 ~ 400	–
Sulpiride	200	600 ~ 1800	100 ~ 200
Nemonapride	–	9 ~ 36	–
Loxapine	10	20 ~ 100	–
Molindone	5 ~ 10	20 ~ 60	–

02 | 비정형 항정신병제
Atypical antipsychotics

새로운 항정신병제는 정형 약제와는 달리 도파민과 5-HT 수용체 모두와 상호작용을 하는 수용체 결합 프로파일을 갖는다 〈표 6〉. 따라서 EPS, TD 및 고프로락틴혈증 발생이 적거나 거의 없다. 또한 항콜린성 부작용이 적어서 인지 기능 장해가 적다는 이점도 있다. 정형 항정신병제와 마찬가지로 정신분열병에서 양성 및 음성 증상의 개선에도 효과적이며, 노인이나 치매 환자의 행동 증상에도 효과적이고 내약성도 좋다. 무과립구증 때문에 사용에 제한이 있는 clozapine을 제외한 대부분의 비정형 약제들은 노인정신질환 치료에서 일차 치료제로 선택되어 널리 사용되고 있다.

최근 미국 FDA는 17개의 위약 대조연구를 분석한 결과 olanzapine, aripiprazole, risperidone, quetiapine과 같은 비정형 약제가 위약에 비해 노인 치매 관련 정신병 환자의 사망률을 약 두 배 더 높힐 수 있다는 경고를 하였다. 따라서 미국에서는 상기 네 가지 약물에 clozapine과 ziprasidone까지 포함한 비정형 항정신병약제는 치매 관련 정신병의 치료에 승인을 받지 못하고 있다 (Kuehn, 2005)[6].

6. Kuehn BM. FDA warns antipsychotic drugs may be risky for elderly. JAMA 2005;293: 20: 2462

표 6. Receptor biding profiles and relative affinities for each receptor of atypical antipsychotics

Drug	D_1	D_2	5-HT_{1A}	5-HT_{2A}	Muscarinic M_1	Adrenergic α_1	Histamine H_1
Clozapine	+++	+++	+	++++	++++	++++	++++
Risperidone	+++	++++	++	++++	0	++++	+++
Olanzapine	++++	++++	+	++++	++++	++++	++++
Quetiapine	+	++	+	+++	+	++++	++++
Ziprasidone	+++	++++	++++	++++	0	++++	++++

Affinity for receptor, from high (++++) to low(+), 0 indicates no affinity for receptor

1. Clozapine

Clozapine은 serotonin-dopamine 대항제로 비정형 항정신병제 중 가장 먼저 개발되었다. 도파민 수용체를 차단할 뿐 아니라 5-HT_2 수용체에도 작용한다. 또한 히스타민 (H_1), 무스카린, α_1 아드레날린성 수용체에도 결합한다. Loxapine과 구조적으로 유사한 dibenzodiazepine 유도체로 정형 약제와는 달리 변연계에 특이성이 더 커서 EPS 발생 위험이 현저히 낮다. 이런 이유로 초기에는 큰 기대를 모았으나 치명적인 부작용인 무과립구증 (agranulocytosis)의 발생으로 한동안 사용되지 못하다 1989년 미국에서 처음으로 사용 허가를 받고 시판되었다. 현재는 미국 FDA에서 치료저항성 정신분열병과 반복적인 자살 행위의 위험이 높은 정신분열병 및 정신분열정동장애 치료에서 사용허가를 받았다.

1) 약동학 Pharmacokinetics

Clozapine은 경구 복용 후 신속히 흡수되며 흡수율은 90~95% 이상이다. 음식물 섭취가 흡수율에 영향을 주지는 않는다. 간에서의 일차통과 대사(first-pass metabolism)가 큰 편이라서 생체 이용률(bioavailability)은 50~60% 정도이다. 흡연, 간 대사, 위장관내 흡수, 연령, 및 성과 같은 개인적 요인이 약물 반응을 변화시킬 수 있다. 흡연은 clozapine의 청소율을 증가시켜 혈중 농도를 상당히 감소시킨다 (Desai 등, 2001)[7]. 최고 혈중 농도에 도달하는 시간은 평균 2.5시간으로 대개 6시간 이내이며, 반감기는 10~17시간이라 하루 한번 복용이 가능하다. 단백질 결합능이 매우 높아서 95%가 혈중 단백질과 결합하고, 혈액뇌장벽을 통과하고, 모유로도 배출될 수 있다. 따라서 단백질 결합능이 높은 wafarin, phenytoin, digoxin과 같은 약물을 같이 복용했을 경우 혈중 농도의 감시가 필요할 수 있다. 대사는 일차적으로 간의 CYP1A2와 CYP3A4 효소에 의해 주로 norclozapine과 clozapine N-oxide로 대사되는데, 이중 nor-clozapine은 약리학적 효과 및 조혈 전구물질에 대한 독성 효과를 모두 가지고 있다. 대사산물은 50%는 소변으로, 30%는 대변으로 배설된다 (Taylor, 1997)[8].

2) 효능 Efficacy

Clozapine은 항정신병 효과가 좋으며, 치료저항성 환자나 음성 증상의 개선에는 정형 항정신병제나 다른 일부 비정형 약제보다 우수하다는 사실은 확실한 것으로 보인다 (Davis 등, 2003)[9]. Clozapine이 자살 방지효과가 있다는 최근의 연구 결과를 토대로 (Meltzer 등, 2003)[10] 2002년 12월 미국 FDA는 정신분열병 및 정신분열정동장애에 있어 자살위험을 예방하는 데 clozapine 사용을 정식으로 승인하였다. 뿐만 아니라 치료 저항성 양극성 장애와 다른 치료에 반응하지 않는 정신병 또는 다른 뇌질환에 의한 공격성 및 난폭 행동에도 효과가 있는 것으로 알려져 있다. 인지 기능에 대한 효과는 항콜린성 효과 때문에 오히려 기억력이 감퇴되었다는 보고도 있었으나 (Goldberg 등, 1993)[11], 치료 후 양성 증상의 호전과는 독립적으로 인지기능이 개선이 관찰되었다는 보고가 대부분이었다 (Meltzer, 1993; Grace 등, 1996)[12,13].

Clozapine의 효과를 연구한 결과를 요약하면 적절한 치료적 반응을 기대하기 위해선 혈중 농도가 최소 350~420ng/ml 이상으로 유지되어야 한다 (Perry 등, 1991;

Potkin 등, 1994)[14,15]. 그리고 효과 판정을 위해서는 적어도 12주에서 24주를 투여해 봐야 한다고 권한다 (Lieberman 등, 1994)[16].

3) 약물 상호작용 *Drug interactions*

선택적 세로토닌 재흡수 억제제 (selective serotonine reuptake inhibitor, 이하 SSRI) 인 fluvoxamine 또는 fluoxetine과 병용시 이들 약물이 cytochrome P450과 관련된 clozapine 대사를 감소시켜 혈중 clozapine과 norclozapine의 농도가 높아져서 독성을 증가시킬 수 있다. 마찬가지로 cimetidine, erythromycin, ketoconazol 역시 대사를 저하시켜 clozapine 혈중 농도를 증가시킬 수 있다. Phenytoin과 carbamazepine은 clozapine 대사를 증가시켜서 혈중 농도를 감소시킬 수 있다. Risperidone을 병용할 경우 clozapine과 risperidone 모두 혈중 농도가 상승할 수 있다.

Clozapine도 정형 항정신병제와 비슷하게 lithium과 병용 시 신경독성을 일으킬 수 있다. 마찬가지로 benzodiazepine의 독성작용 (예를 들면, 진정, 고혈압, 호흡정지)을 증가시키나 그 작용 기전은 잘 모른다. 앞서 언급한 바와 같이 흡연이 clozapine의 대사를 증가시켜 항정신병 효과가 떨어질 수 있다.

4) 안전성 *Safety*

Clozapine은 정신병 증상에 대한 효능은 좋으나 노인에서의 내약성은 나쁜 편이다. 따라서 노인환자에서의 사용은 많이 제한된다. 흔한 부작용으로는 어지럼증, 진정, 두통, 빠른 맥, 저혈압, 구역, 변비, 입마름, 체중 증가를 들 수 있다. 치료 첫 주에 일시적인 경한 체온 증가가 있을 수 있는데, 이때는 무과립구증이나 NMS의 가능성을 염두에 두어야 한다.

Clozapine의 히스타민 (H_1) 수용체 차단 효과는 진정과 체중 증가를 일으킬 수 있다. 또한 $α_1$ 수용체 차단 효과로 어지러움, 진정 및 저혈압이 발생할 수 있다. 투여 초기에 흔한 기립성 저혈압은 노인에서 낙상 등 다칠 위험을 높인다. 콜린성 수용체나 아드레날린 수용체에 대한 작용이 큰 경우 심장 부작용 발생이 많아진다. 최근 FDA에서는 심근염의 위험이 높다는 사실을 명시하라는 요구를 하기도 했다. 그러나 clozapine이 QTc 간격 연장과 상관이 있는지는 알려지지 않았다. 특히 clozapine은 diltiazem과 enalapril에 의한 혈압 강하 효과를 증강시킨다. 따라서 위험성이 높은 환자들은 정기적인 혈압 모니터링을 받아야 하며, 위험성을 낮추려면 약물을 천천히 증량해야 한다.

무스카린성 (M_1) 수용체 차단으로 입마름, 변비 및 진정작용이 일어날 수 있다. 항콜린성 작용으로 말미암아 일시적 지남력 장애가 일어날 수 있으며, 심하면 항

14. Perry PJ, Miller DD, Arndt SV, Cadoret RJ. Clozapine and norclozapine plasma concentrations and clinical response of treatment-refractory schizophrenic patients. Am J Psychiatry. 1991;148(2): 231-5
15. Potkin SG, Bera R, Gulasekaram B, Costa J, Hayes S, Jin Y, Richmond G, Carreon D, Sitanggan K, Gerber B, et al. Plasma clozapine concentrations predict clinical response in treatment-resistant schizophrenia. J Clin Psychiatry. 1994;55 Suppl B: 133-6
16. Lieberman JA, Safferman AZ, Pollack S, Szymanski S, Johns C, Howard A, Kronig M, Bookstein P, Kane JM. Clinical effects of clozapine in chronic schizophrenia: response to treatment and predictors of outcome. Am J Psychiatry. 1994; 151(12):1744-52

콜린성 섬망에 빠지기도 한다. 증상을 더 악화시킬 수 있으므로 전립선 비대증, 마비성 장폐색, 협우각 녹내장이나 요저류가 있는 사람에서는 매우 주의하여 사용한다. 따라서 노인에서는 적은 용량을 천천히 증량해야 하며, 하루 용량이 100mg을 넘지 않는 선에서 유지하는 것이 바람직하다.

Wiltfang 등 (2001)[17]은 clozapine이 용량-의존적으로 혈장 콜린에스테레이스 (cholinesterase)를 증가시키므로 clozapine이 간에서의 지방 대사에 영향을 주거나 콜린에스테레이스 효소 유도에 영향을 미칠 수 있을 것으로 추측하였다. Clozapine에 의해 유발된 간염, 황달, 담즙정체, 및 간 기능 부전에 대한 보고들이 있다 (Taylor 등, 2003)[18]. 간 장해 정도가 그 보다 덜 심할 때는 12.5mg부터 시작하여 혈중 농도로 대사 능력를 측정하면서 천천히 증량한다. 신체가 건강한 사람에서도 10%는 일시적인 AST, ALT 상승 (정상범위의 약 두 배 정도까지) 소견을 보일 수 있다.

이 밖에 혈당 증가, 혈중 중성 지방 증가와 같은 대사 이상의 위험성도 증가한다. 요실금 또는 야뇨증에 대한 보고도 있다. Clozapine은 특이하게 침 분비 (sialorrhea)가 30~50%의 환자에서 발생한다. 원인으로는 M_4수용체의 자극, $α_2$ 길항작용 때문 또는 침을 제대로 삼키지 못하기 때문에 고이는 것이라는 설명이 있으나 확실한 이유는 잘 모른다.

Clozapine은 Pregnancy Category B에 속하는 약물로 모유에서 혈장의 3~4배 높은 농도로 분비되므로 수유부에서는 사용하지 말아야 한다.

5) 주의 / 지침 Warnings / Precautions

독감과 같은 증상 또는 감염 증상을 동반한 무과립구증 (absolute neutrophil count < 500/mm³)이 가장 위험한 부작용이다. 누적 발생률은 사용 후 첫 3개월 동안 0.64%에서 1년 후 1.5%에 이른다 (Alvir 등, 1993)[19]. 가장 위험성이 큰 시기는 치료를 시작한 후 4주에서 18주 사이이나, 뒤늦게 발생하는 경우도 흔하다. 치료 시작 전에 백혈구 수가 3,500/mm³보다 낮으면 약물 치료를 시작해서는 안된다. 연령이 높은 것이 위험 인자 중 하나이므로 노인인 경우 주의해야 한다 (Honigfeld 등, 1998; Barak 등, 1999)[20,21]. 무과립구증의 치료를 위해선 조기 발견이 가장 중요하다. 치료 시작 전에 백혈구 수와 백혈구 백분율이 정상임을 확인하고 투약 후 첫 18주 동안과 중단 후 4주까지는 매주 백혈구 검사를 하는 것이 하는 것이 필요하다. 무과립구증이 발견되면 즉시 clozapine을 중단해야 하나 고용량을 사용하고 있는 경우 급격한 중단은 위험하다. Clozapine은 골수증식질환이나 clozapine에 의해 유발된 무과립구증 병력이 있는 환자 또는 골수억제 치료를 받고 있는 사람에게는 금기에 해당한다. 골수에 대한 독성이 부가될 수 있으므로 carbamazepine을 동시

에 처방해서는 안된다.

또한 간질발작도 연간 5%의 빈도로 발생하는데 용량 의존적이다. 특히 하루 600mg/d 이상 투여하거나 증량속도가 100mg/d 보다 빠를 때 발생 위험률이 높다. 간질 병력이 있거나 간질발작 위험성이 있는 maprotiline이나 bupropion을 병용할 경우 주의 한다. 그 밖에 NMS는 흔치는 않으나 다른 약물과 병용할 때 발생할 수 있고, 폐 색전증, 심근염도 clozapine 사용과 상관이 있을 수 있다.

소변으로 배출되는 clozapine은 미량이지만 사이질콩팥염 (interstitial nephritis) 과 급성신부전이 온 증례 보고가 있으므로 심한 신장해 환자에게는 금기에 해당한다. 진정작용이 매우 강하고 변비를 일으키므로 구역, 식욕부진 혹은 황달을 동반한 활동성 간질환, 진행성 간질환, 및 간기능 부전 환자에게는 금기에 해당된다. 백혈구 감소증과 같이 내과적 처치가 필요한 상황이 아니면 clozapine 투여의 급작스런 중단은 바람직하지 않다. 발한, 구토, 오심, 설사, 섬망, 초조, 불면과 같은 금단 증상이 나올 수 있고, 때로는 정신병적 증상이 더 악화되기 때문이다. 노인에서 흔한 양성전립샘비대나 협우각 녹내장이 있는 경우 조심해서 사용해야 한다.

6) 투약 지침 *Dosing guidelines*

젊은 환자에서는 2~3주내 300~450mg/d를 표적 용량으로 삼는데, 대개 300~600mg/d 에서 치료 반응을 보인다. 그러나 clozapine을 정신분열병이나 양극성 장애가 있는 노인에서 사용할 경우 젊은이 보다 상당히 낮은 용량 즉, 하루 6.25~12.5mg으로 시작하고, 내약성이 있을 경우에는 하루에 25~50mg씩 증량한다. 노인에서의 권장 용량은 정신분열병의 경우 50~100mg/d, 파킨슨병은 25~50mg/d, 치매의 경우 25~50mg/d 이다. 노인에서는 적은 용량을 천천히 증량해 나가야 하며 유지용량으로 하루 100mg 을 넘지 않는 것이 바람직하다. 이보다 고용량을 투여하거나 빠른 속도의 적정은 간질발작, 저혈압 또는 진정작용과 같은 부작용 발생의 위험성을 증가시키므로 노인에서는 적절하지 않다. 낮에 졸리는 것을 피하기 위해 취침 전에 복용한다. (Gareri 등, 2003)[22]. 하루 550mg 이상 복용하는 경우 간질발작의 위험성이 증가하므로 표준적인 항경련제를 병용하는 것이 권장된다.

22. Gareri P, De Fazio P, Stilo M, Ferreri G, De Sarro G. Conventional and atypical antipsychotics in the elderly. Clin Drug Invest 2003; 23 (5): 287-322

2. Risperidone

1990년대 이후 benzisoxazole 유도체로는 처음으로 개발되었다. 다른 비정형 항정신병제와 마찬가지로 5-HT$_2$와 D$_2$ 수용체에 강한 친화성을 갖고 있고, α 아드레

항정신병제 Antipsychotics

날린과 히스타민성 수용체에도 같은 작용을 한다. 이에 비해 콜린성 또는 β 아드레날린성 수용체에는 거의 결합하지 않는다. 1994년도에는 미국을 포함한 대부분의 국가에서 정신분열병 치료제로서, 1999년에는 치매의 공격성 및 정신병 증상 치료제로도 허가를 받았다. 현재 초발 정신병, 정신분열정동장애 또는 정신병 증상을 동반한 정동장애와 같은 주요 정신병의 치료 및 소아·청소년 정신질환의 치료에서도 많이 사용되고 있다.

1) 약동학 Pharmacokinetics

경구 복용으로 신속하게 흡수된다. 거의 대부분이 위장관 내에서 흡수되는데, 음식물 섭취가 흡수 속도나 총 흡수량에 영향을 주지는 않는다. 정상인에서의 경구 생체이용률은 67% 정도다. 그러나 risperidone과 주요 대사 산물인 9-hydroxy-risperidone (9-OH-RSP)은 모약물과 비슷한 약물학적 활성이 있기 때문에 절대 경구 생체이용률은 개인의 대사 능력에 상관없이 100%가 된다. 단백질 결합은 risperidone은 88%, 9-OHRSP은 77%정도이다 (Mannens 등, 1994)[23]. 80%는 9-hydroxylation과 N-dealkylating으로 대사된다. 주로 간의 cytochrome-P450 동종효소 (주로 CYP2D6)에 의해 대사되나 일부는 CYP3A4로도 대사된다 (Fang 등, 1999)[24]. 1mg 경구 복용 1~2시간 후 최대 혈중 농도인 3~8ng/ml에 도달한다. 하루가 지나면 항정 상태 (steady state)에 도달하고, 반감기는 2.8~22시간 정도 된다. 배설은 주로 신장 (70%)으로 이루어지고, 담즙 배설은 14% 정도이다. 활성 성분인 9-OH-RSP의 평균 소실 반감기가 약 23시간 정도 되므로 하루 한 번 혹은 두 번 복용이 가능하다 (Borison 등, 1994)[25].

혈장 단백질 결합은 노인이나 심한 신장해 환자에서도 건강인과 큰 차이가 없다. 그러나 간 기능 장해 환자에서는 알부민과 α_1-acid glycoprotein의 감소로 단백질에 결합한 risperidone의 농도가 정상인에 비해 유의하게 감소한다 (Mannens 등, 1994)[23]. 노인이나 신기능 장해 환자에서는 건강한 젊은이에 비해 활성 성분의 신장 청소율 및 전신 청소율 (total body clearance)이 30~50% 수준으로 상당히 감소하므로, 혈장 농도가 더 높아질 수 있고 소실 반감기가 24~29시간 정도로 유의하게 길어진다 (Snoeck 등, 1995)[26]. 반면에 간기능 장해 환자는 건강인과 비교해서 약동학적 차이가 없다.

2) 효능 Efficacy

Risperidone은 변연계의 도파민계에 대항작용을 함으로써 양성 증상을, 중간겉질로 (mesocortical tract)에서는 선택적으로 5-HT$_2$ 수용체를 차단함으로써 도파민 전달을 증가시켜 음성 증상을 치료한다. 그러나 nigrostriatal pathway에서는 고용

---

23. Mannens G, Meuldermans W, Snoeck E, Heykants J. Plasma protein binding of risperidone and its distribution in blood. Psychopharmacology (Berl). 1994; 114(4): 566-572
24. Fang J, Bourin M, Baker GB. Metabolism of risperidone to 9-hydroxyrisperidone by human cytochromes P450 2D6 and 3A4. Naunyn Schmiedebergs Arch Pharmacol. 1999; 359(2): 147-151
25. Borison RL, Diamond B, Pathiraja A, Meibach RC. Pharmacokinetics of risperidone in chronic schizophrenic patients. Psychopharmacol Bull. 1994;30(2): 193-7
26. Snoeck E, Van Peer A, Sack M, Horton M, Mannens G, Woestenborghs R, Meibach R, Heykants J. Influence of age, renal and liver impairment on the pharmacokinetics of risperidone in man. Psychopharmacology (Berl) 1995; 122(3): 223-229

량이 아니면 도파민에 영향을 주지 않아 EPS 발현이 적다. 따라서 이런 이점으로 정신분열병 및 정신분열정동장애의 치료에 일차 선택제로 사용되고 있다. 노인의 정신병에서도 마찬가지로 일차 치료제로 사용되고, 특히 치매환자의 초조, 공격성, 배회와 같은 행동 증상의 치료에도 매우 효과적이다. 또한 몇몇 연구에서는 항무스카린 활성이 적기 때문에 노인에서 인지 증상에 긍정적인 효과가 있음을 보여주었다 (Borison 등, 1994; Jeste 등, 1996)[25,27].

또한 risperidone은 양극성 장애나 정신분열정동장애의 조증 증상 치료에 효능이 있음을 인정받고 있고 정신병적 우울증 치료에서의 효과에 대한 연구 결과도 나오고 있다 (Miodownik와 Lerner, 2000)[28]. Risperidone의 5-HT 및 D_2 수용체에 대한 이중 작용 때문에 강박현상과의 관련성이 추론되어, 강박장애, 뚜렛증후군 및 발모광 (trichotillomania) 치료에 일차제제 혹은 보조제로서 연구되고 있지만 강박증상에 감수성이 있는 사람은 리스페리돈에 의해 강박증상의 악화나 유발이 일어날 위험이 있다. 그 밖에 섬망, 소아·청소년 환자의 공격성, 틱장애 및 뚜렛장애의 치료제로 사용되고 있다.

3) 약물 상호작용 Drug interactions

이론적으로는 CYP2D6의 같은 부위에 경쟁적으로 작용하는 haloperidol, chlorpromazine, SSRI 및 procyclidine이 risperidone이 9-OH-risperidone으로 대사 되는 것을 방해하여 risperidone의 혈중 농도를 올리며, 같은 효소유발제인 carbamazepine과 phenobarbital은 그 반대 작용을 한다. 그러나 CYP2D6에 의한 대사 산물이 모약물과 같은 활성을 갖기 때문에 활성 성분의 농도에는 영향을 미치지 못하므로 이로 인한 임상적 차이는 발생하지 않는 것으로 생각한다. 실제 임상 연구에서 대사 저하자와 급속 대사자를 비교했을 때 동일한 용량 투여 시 부작용의 발현율에서 별 차이가 없었다. 또한 시험관 내 연구에서, risperidone의 CYP2D6에 대한 억제 효과가 약하므로 같은 효소에 의해 대사되는 다른 약물의 대사에는 큰 영향을 주지 않는 것으로 생각된다. Venlafaxin은 risperidone 청소율에 영향을 주고, amitriptyline은 100mg까지 복용해도 risperidone의 약동학에 영향을 미치지 않는다.

Lithium과 병용하여 NMS나 섬망이 발생했다는 증례가 보고된 이후, lithium과 risperidone 병용에 의한 신경독성의 가능성에 대한 논란이 생겨났다 (Swanson 등, 1995; Bourgeois와 Kahn, 2003)[29,30]. Clozapine과 병용 시 risperidone의 청소율이 저하된다. Risperidone이 저혈압을 일으킬 가능성이 있으므로 혈압 강하 효과가 있는 약물과의 병용할 때 혈압강화 효과가 더 커질 수 있으므로 주의해야 한다. Risperidone은 levodopa와 도파민 작용제의 효과를 증가시킬 수 있다. Risperidone

---

27. Jeste DV, Eastham JH, Lacro JP, Gierz M, Fieldmg, Harris MJ. Management of late?life psychosis. J Clin Psychiatry 1996; 57 Suppl 3: 39-45
28. Miodownik C, Lerner V. Risperidone in the treatment of psychotic depression. Clin Neuropharmacol. 2000;23(6): 335-7
29. Swanson CL Jr, Price WA, McEvoy JP. Effects of concomitant risperidone and lithium treatment. Am J Psychiatry. 1995;152(7): 1096
30. Bourgeois JA, Kahn DR. Neuroleptic malignant syndrome following administration of risperidone and lithium. J Clin Psychopharmacol. 2003;23(3): 315-7

과 valproate를 동시에 투여하면 valproate의 최고 혈중 농도가 20% 정도 증가한다.

같은 CYP2D6동종효소에 의해 대사되는 donepezil과의 병용 및 각각 단독 투여를 비교하였을 때 활성 성분의 약동학에서의 차이는 없었다. 그러나 최근 donepezil과 병용 시 심한 EPS가 발생했다는 보고가 있다 (Neil 등, 2003)[2]. Rivastigmine은 간의 에스테라제 (esterase)에 의해 주로 대사되므로 약동학적인 면에서는 donepezil과는 다를 것으로 생각된다 (Bhana와 Spencer, 2000)[31].

4) 안전성 Safety

흔히 발생하는 부작용은 진정, EPS, 변비, 기립성 저혈압, 비염, 소화불량과 빠른 맥이다.

기립성 저혈압은 α_1 차단 작용으로 발생하는데 이는 치료가 시작될 때 잘 일어나고 용량 의존적이다. 흔히 어지러움, 동성 빠른 맥 또는 실신이 발생할 수 있다. 따라서 심혈관계 질환을 앓고 있는 환자나 노인에서는 저혈압의 위험성이 크므로 주의해야 한다. Risperidone과 9-OH-risperidone은 QTc 간격을 연장시킨다고 알려져 있으나 (Yerrabolu 등, 2000)[32], 다른 임상 연구에서는 QT 간격 연장을 포함한 심전도에서의 변화는 위약과 차이가 없었다고 하였다 (Katz 등, 1999; De Deyn 등, 1999)[33,34].

최근 치매 환자를 대상으로 한 네 개의 임상 시험에서, 연구 도중에 일어나는 뇌일혈이나 일과성 허혈 발작을 포함한 뇌혈관장애의 발생률이 위약(2%)보다 risperidone 사용군(4%)에서 더 높았다는 보고가 있었다 (Wooltorton, 2002)[35]. 그러나 일반적으로 비정형 약물이 당뇨병, 비만, 혈중 지질 수준 증가를 초래할 가능성은 있지만 이런 부작용과 뇌혈관장애 발생과의 직접적인 관련성이 어떠한지는 확실히 알려지지 않았다.

EPS 발생은 2.1% 정도로 haloperidol과 같은 정형 약제에 비해 상당히 낮다. 이는 도파민 활성에 반대 작용을 하는 강한 세로토닌 대항작용 때문일 것으로 생각된다. EPS는 용량 의존적이어서 하루 4~6mg에서는 거의 없지만 10mg 이상 복용 시 발생 위험이 높아진다. TD는 동일한 등가 용량의 haloperidol에 비해 발생률이 5~10배 더 낮다. 노인환자를 대상으로 한 1년간의 공개 임상 연구에서 2.6%의 환자에서만 새로운 TD가 발생하였다 (Jeste, 2000)[36]. NMS 발생에 대한 보고도 있다. 열 스트레스, 신체적 피로, 탈수, 노인에서 흔한 기질성 뇌질환과 같은 소인이 NMS를 일으킬 수 있다.

Risperidone은 haloperidol에 비해 간염, 황달, 일시적인 간의 아미노전이효소 (transaminase)의 증가가 적다고 알려져 있다. 제조회사에서는 간 장해 환자에서

---

31. Bhana N, Spencer CM. Risperidone: a review of its use in the management of the behavioural and psychological symptoms of dementia. Drugs Aging. 2000;16(6): 451-71
32. Yerrabolu M, Prabhudesai S, Tawam M, Winter L, Kamalesh M. Effect of risperidone on QT interval and QT dispersion in the elderly. Heart Dis. 2000;2(1): 10-2
33. Katz IR, Jeste DV, Mintzer JE, Clyde C, Napolitano J, Brecher M. Comparison of risperidone and placebo for psychosis and behavioral disturbances associated with dementia: a randomized, double?blind trial. Risperidone Study Group. J Clin Psychiatry 1999; 60(2): 107-115
34. De Deyn PP, Rabheru K, Rasmussen A, Bocksberger JP, Dautzenberg PL, Eriksson S, Lawlor BA. A randomized trial of risperidone, placebo, and haloperidol for behavioral symptoms of dementia. Neurology. 1999;53(5): 946-55
35. Wooltorton E. Risperidone (Risperdal): increased rate of cerebrovascular events in dementia trials. CMAJ 2002; 167(11): 1269-1270
36. Jeste DV. Tardive dyskinesia in older patients. J Clin Psychiatry 2000: 61(suppl 4): 27-32

최대 사용량은 하루 4mg이라고 권고하였지만 그 정도의 용량에서도 간 기능 이상이 초래된 증례 보고들이 있다. 따라서 risperidone 처방 시 특히 치료 초반에 간 기능 효소과 함께 담즙정체 지표를 반드시 모니터링해야 한다. Risperidone의 경우 신기능 장해 환자에서 소실 반감기가 24~29시간 정도로 유의하게 길어져 활성 대사물의 청소율이 50% 정도 감소한다 (Snoeck 등, 1995)[26]. 따라서 크레아티닌 청소율이 10ml/min 이하인 심한 신장해가 있는 경우 하루 0.5mg씩 두 번으로 시작해서 일주일 단위로 0.5mg 하루 두 번씩 천천히 증량하여 최대 4mg/d까지 투여한다.

졸음도 흔히 발생하고, 비교적 드문 부작용으로는 피부의 광과민성, 변비, 복통, 오심, 구토, 침분비 증가 또는 감소, 시력 불선명, 피로, 발기부전, 사정 장해 등이 있다. 최근 당뇨 발생의 위험성에 대한 보고가 잇따르고 있으므로 주의한다.

Risperidone은 Pregnancy Category C에 해당되는 약물이기 때문에 태아에게 미칠 수 있는 위험보다 이점이 클 때에 한해 사용해야 한다. 그리고 동물 실험에서 모유로 분비되는 것이 확인되었으므로 수유부에서는 사용해서 안된다.

5) 주의 /지침 Warnings / Precautions

초기에 고용량을 사용하거나 빠르게 용량을 적정하면 노인에서는 기립성 저혈압에 의한 어지러움증, 빠른 맥, 실신이 일어날 수 있다. 기립성 저혈압 발생의 위험을 낮추기 위해서는 성인에서는 초기 용량을 하루 2mg으로, 노인이나 간 혹은 신장해가 있을 때는 0.5mg씩 하루 두 번 정도로 제한하는 것이 바람직하다. 기립성 저혈압이 발생하면 약물 용량을 줄인다. 심근 경색이나 허혈, 심부전, 혹은 전도장해 병력이 있거나 뇌혈관 질환, 저혈압을 일으킬 소인 즉, 탈수, 혈액량 감소와 같은 상태에 있는 환자에서는 특별히 조심해서 사용해야 한다. 항고혈압약물과 같이 병용할 경우 때로는 임상적으로 심각한 저혈압이 발생할 수도 있다.

간질발작의 빈도는 3% 정도된다 (Markowitz 등, 1999)[37]. 빈도는 비교적 낮지만 간질발작의 병력이 있는 환자에서는 주의하여 사용해야 한다. 리스페리돈이 식도의 운동성을 떨어뜨리고 흡인 (aspiration)을 초래할 수 있다. 이는 전신에 발생한 EPS의 일부일 수도 있고 또는 인두 (pharynx) 및 주위 근육의 병리 때문일 가능성도 있다. 연하곤란 이외에도 여러 가지 형태의 상기도 곤란증을 일으킬 수도 있다.

지속적인 고프로락틴혈증이 보고되어 있으므로 유방암 병력이 있는 환자에서는 피하는 것이 좋다. 도파민 작용제 (levodopa)에 대항작용을 하므로 파킨슨병 환자에서 운동 증상을 악화시킬 수 있다. 그 밖에 지속발기증 (priapism), 혈전저혈소관혈증자색반병이 발생한 증례보고가 있고, 심한 고온에 노출될 경우 주의해야 한다.

37. Markowitz JS, Brown CS, Moore TR. Atypical antipsychotics. Part I: Pharmacology, pharmacokinetics, and efficacy. Ann Pharmacother. 1999;33(1): 73-85

6) 투약 지침 *Dosing guidelines*

젊은 환자에서는 초기에 1mg을 하루 두 번씩으로 시작하여 보통 4~6mg/d에서 최적의 효과를 보인다. 6mg/d 이상 투여 시 더 효과적이라는 증거도 없고 EPS 같은 부작용의 위험성이 더 커진다.

노인에서는 부작용에 더 민감하므로 0.25mg씩 하루 두 번으로 시작하고, 치매 또는 파킨슨병이나 기립성 저혈압이 있는 경우 하루 1mg을 넘지 않는 것이 좋고, 다른 합병증이 없는 정신병일 때는 보통 하루 2.5mg 정도 사용한다. Williams (2001)[38]는 하루 0.25mg으로 시작하여 천천히 적정해야 하고, 증량할 때는 하루에 0.5mg씩 또는 두 번으로 나누어 복용하는 것이 더 안전하며, 일반적으로 하루 2mg으로 EPS 없이 충분한 치료 반응을 얻을 수 있다고 하였다. 그러나 일부 환자에서는 3~4mg까지 사용해야 하는 경우도 종종 있다.

38. Williams R. Optimal dosing with risperidone: Update recommendations. J Clin Psychiatry 2001; 62(4): 282-289

3. Olanzapine

Olanzapine은 clozapine과 비슷한 구조를 가진 thienobenzodiazepine계 항정신병제다.

세로토닌, 도파민, 히스타민, α 아드레날린 및 콜린성 수용체에 작용한다. 경구제제가 먼저 사용되었고 최근 근육 주사제가 개발되었다. 1996년 정신분열병 치료제로 미국 FDA의 승인을 얻었다. 정신분열병에 대해서는 장·단기 치료 모두에 승인되었으며, 양극성 장애 조증기에 대해서는 단기 치료만 2000년에 승인을 받았다. 다른 비정형 약물과 마찬가지로 정형 약제에 비해 양성 및 음성증상에 효과가 좋고 운동성 부작용이 적다고 알려져 있다. 노인에서 비교적 안전하게 사용되며, 노인정신분열병, 정신분열정동장애, 치매에 동반되는 행동장애 및 정신병적 증상에 널리 사용되고 있다.

1) 약동학 *Pharmacokinetics*

Olanzapine은 경구 투여후 잘 흡수되며, 투여 후 6시간 정도에 최고 혈중농도에 이른다. 음식물은 위장관에서의 약의 흡수와 속도에 영향을 미치지 않는다. 경구 투여 시 일차통과 효과가 매우 커서 흡수량의 40%가 일차적으로 간에서 대사된다. 지속적인 투여시 약 1주 이후 항정 상태에 도달한다. 93%가 혈장 단백질과 결합하며 주된 결합단백질은 알부민과 α_1-acid glycoprotein이다. 혈중 반감기는 평균 30시간 (21~54시간), 혈장 청소율 (plasma clearance)은 평균 25 L/시간 (12~47 L/시간)이다. 이런 약동학적 변인에 영향을 미치는 주요 인자는 성별 및 흡연으로 남성 흡연자에서 청소율이 높다. 노인에서는 최고혈장농도에 이르는 시간 및 반감기가 길고 청소율이 줄어드는 경향이 있으나, 연령에 따른 의미 있는 약동학적 차이는 시사되지 않는다.

일차적으로 간에서 glucuronidation과 CYP oxidation (CYP1A2와 CYP2D6)으로 대사되고 주된 대사 물질은 약리학적 활성이 없다. CYP2D6는 주된 효소는 아니라 생각되므로 유전적으로 CYP2D6 활성이 저하된 사람에서 약물 대사가 크게 달라지지 않는다. 간기능 장해가 있을 경우 혈중 농도가 증가할 수 있다. 소실 반감기는 30시간 정도이고 소변으로 57%, 대변으로 30%가 배출된다.

2) 효능 Efficacy

많은 연구에서 olanzapine은 정신분열병, 급성 조증과 행동 및 정신 증상을 보이는 치매를 앓는 모든 연령대의 환자에서 비교적 안전하게 치료를 할 수 있다는 것을 보여주었다 (Gareri 등, 2003)[22]. 치매와 정신병을 앓는 노인환자에서는 risperidone과 비교 시 더 나은 사회 기능 개선을 보여주었으나, 인지 장해, 당대사 이상, 혈압 저하와 같은 부작용이 더 많았다고 한다 (Seeman, 2002)[39]. 그러나 다른 연구에서는 olanzapine이 5-HT₆ 대항 작용을 가지고 있으므로 acetylcholine을 분비하게 만들어 인지 기능이 향상된다는 주장을 한다 (Meltzer, 1999)[40]. 일부에서는 단극성 정신병적 우울증 환자의 일부는 olanzapine으로 효과적인 치료를 할 수도 있다고 주장한다 (Nelson 등, 2001)[41]. 정신병 증상이 있는 파킨슨병 환자에서 EPS의 악화 없이 증상을 개선시켰다는 보고가 있었으나 (Aarsland 등, 1999)[42], 저용량의 olanzapine이 환각의 개선 효과가 없었고 오히려 운동 기능만 더 악화시켰다는 상반된 연구 결과도 있다 (Ondo 등, 2002)[43]. Olanzapine 주사 제제는 정신분열병 환자나 치매의 급성 초조와 공격성을 치료하는데 도움이 될 것이다.

3) 약물 상호작용 Drug interactions

Olanzapine과 다른 약물과의 병용에 대해서는 잘 연구된 바 없으므로 주의해야 한다. 특히 중추신경계에 영향을 미치는 알코올, 혈압 저하를 일으키는 항고혈압제 등은 약물 효과를 강화할 수 있으므로 주의해야 하며, olanzapine은 levodopa 및 도파민 작용제의 작용을 대항할 가능성이 있다. 그러나 알코올, lithium, diazepam, imipramine, valproate 등의 향정신성 약물 및 biperidine, cimetidine, 수산화 알루미늄/마그네슘 제산제, aminophylline, warfarin과 같은 약물들은 olanzapine과 약동학적 상호작용이 없다고 보고된 바 있다. Rifampine이나 omeprazole은 대사를 촉

39. Seeman P. Atypical antipsychotics: mechanism of action. Can J Psychiatry. 2002;17(1):27-38
40. Meltzer HY. The role of serotonin in antipsychotic drug action. Neuropsychopharmacology. 1999;21 (2 Suppl): 106S-115S
41. Nelson EB, Rielage E, Welge JA, Keck PE Jr. An open trial of olanzapine in the treatment of patients with psychotic depression. Ann Clin Psychiatry. 2001;13(3): 147-51
42. Aarsland D, Larsen JP, Lim NG, Tandberg E. Olanzapine for psychosis in patients with Parkinson's disease with and without dementia. J Neuropsychiatry Clin Neurosci. 1999;11(3): 392-4
43. Ondo WG, Levy JK, Vuong KD, Hunter C, Jankovic J. Olanzapine treatment for dopaminergic-induced hallucinations. Mov Disord. 2002; 17(5): 1031-5

진시켜서 olanzapine의 혈중 농도를 감소시킬 수 있다. Phenytoin과 carbamazepine 역시 대사를 촉진하여 혈중 농도를 감소시킬 수 있으나 임상적으로는 큰 의미가 없다. Olanzapine의 대사효소 중 특히 CYP1A2의 억제제는 olanzapine의 대사를 크게 감소시킬 수 있다. Fluvoxamine은 CYP1A2 억제제로서, olanzapine 청소율을 1/2로 감소시키며, 최고 혈중 농도를 2배 가까이 증가시킨다. 따라서 병용 시 olanzapine의 용량조절이 필요할 수 있다. Carbamazepine은 CYP1A2 발현을 유발하고, 흡연, omeprazole 및 rifampin은 olanzapine 대사를 촉진하여 혈중 농도를 감소시킨다. 대표적인 CYP2D6 억제제인 fluoxetine은 60mg 한번 또는 8일간 매일 투여 시 olanzapine의 혈중농도와 청소율을 통계적으로 유의하게 증가 및 감소시키나 임상적으로 의미 있는 수준은 아니다.

활성탄 1g은 olanzapine의 최대혈장농도를 60% 정도 감소시킨다. Olanzapine의 혈장 최고농도는 투여 후 6시간 이후에 도달하므로 이 시간 이전에는 활성탄 투여가 과량복용 (overdoese)시 유용할 수 있다.

4) 안전성 Safety

흔한 부작용으로는 졸음 (26%), 어지러움, 초조, 변비, 정좌불능증, 기립성 저혈압과 체중 증가를 들 수 있다. 체중 증가는 약물 비순응으로 이어질 수 있다.

Olanzapine은 위약에 비해 자발적으로 보고된 EPS 발생률은 낮았고 떨림, 정좌불능증, TD와 같은 부작용은 위약과 차이가 없었다. 일반적으로 10~15mg/d 이하의 용량에서는 EPS가 크게 문제되지 않는다. 정좌불능증과 달리 EPS는 용량이 10mg/d 이상일 때 더 흔하게 발생한다. TD의 발생 빈도는 1% 정도이고 때로는 비가역적이다.

가장 흔한 심혈관계 부작용은 기립성 저혈압이다. 빈도는 5.5% 정도이고 어지러움의 원인이 된다. Olanzapine은 치료 용량에서 QTc 간격 연장과 유의한 상관성이 없다 (Czekalla 등, 2001)[44]. 노인에서는 약물에 의한 보행 장애, 혼돈, EPS, 기립성 저혈압 및 진정과 같은 부작용에 의해 낙상이 발생할 위험이 높아진다. 게다가 olazapine이 risperidone 보다 보행장애와 진정 작용의 발생비율이 높아서 낙상 위험이 더 크다 (Masand, 2001)[3]. 따라서 노인에서는 저용량에서 시작하여 천천히 증량하여 이런 부작용을 최소화하도록 노력해야 한다.

Olanzapine으로 치료하는 환자의 9.2%에서 일시적으로 용량과 관련된 무증상의 간 효소 상승을 보인다. 따라서 간질환이 있는 사람은 그 위험성이 증가할 수도 있다. 이 밖에 드물게 보고되었던 부작용으로는 성기능 장해, 횡문근융해, 고혈당증이 있다. 한 증례 보고에 의하면 고혈당증은 치료를 중단하면 없어지지만 다시 투여를 시작하면 당뇨병을 일으켰다고 하였다 (Mir와 Taylor, 2001)[45]. 따라서 치료 전에 이미 혈중 지방 수준이 높거나 체중 증가, 또는 당뇨병과 같은 심혈관계질환 발생의 위험 요인이 있을 때는 olanzapine을 사용하지 않는 것이 좋다.

최근 5개의 이중맹, 위약 대조 임상 시험에서, 치명률을 포함한 뇌혈관계 부작용을 조사한 결과, 치매 관련 정신병 환자에게 olanzapine 사용시 위약 (0.4%)에 비해 olanzapine은 1.3%로 유의하게 높은 발생률을 보였다 (Wooltorton, 2004)[46]. 그러나 이 결과의 해석에 대해서는 아직 논란이 많다.

5) 주의 / 지침 Warnings / Precautions

Olanzapine은 운동성 부작용의 발생이 적다고 알려져 있지만, 파킨슨병에서는 운동증상의 악화를 보이므로 주의해야 한다. 심장병이 있는 환자에서는 탈수나 항고혈압제 투여로 인한 저혈압 에피소드가 일어날 가능성이 높기 때문에 주의해야 한다. 고프로락틴혈증이 적다는 것을 제외하고는 주의할 점은 정형 항정신병제에서와 비슷하다.

Olanzapine은 간에서 대사가 거의 대부분 일어나지만 심한 간 장해 환자에서도 약동학적 변화는 별로 없다고 한다. 그러나 진정 및 변비를 일으키므로 심한 간질환에서는 주의해서 투여해야 한다. 이런 경우 정기적인 간 기능 검사가 필요하다. Olanzapine은 pregnancy category C에 속하는 약물로 수유부에서는 사용을 피해야 한다.

6) 투약 지침 Dosing guidelines

젊은 성인에서는 저녁에 5~10mg을 투여하는 것으로 시작해서 수일 후 10mg까지 증량한다. 보통 20mg/d까지 사용하나 때로는 30~40mg/d가 필요한 환자도 있다.

노인에서는 취침 전 2.5~5mg부터 시작해서 5~7일간에 걸쳐서 하루 5~15mg 정도의 유지 용량까지 증량한다. Olanzapine은 하루 한 번 복용하므로 편하기는 하나, 기립성 저혈압을 최소화하기 위해서 천천히 적정하는 것이 필요하다. 특히 흡연하지 않는 여성 노인이나 쇠약한 사람에서 약물대사를 느리게 하는 위험 요인이 있을 때는 특별히 주의한다. 알쯔하이머병이나 파킨슨병 환자는 젊은 정신분열병 환자와 내약성이 다를 수 있으므로 다른 중추신경계 작용 약물과 마찬가지로 노인에서 사용시 주의하여야 하고, 약동학적으로 청소율을 감소시킬 수 있는 조건이 있으므로, 저용량으로 시작하여야 한다. 노인정신분열병에서는 10~20mg/d, 파킨슨병에서는 5~7.5mg/d, 치매에서는 5~7.5mg/d가 평균 권장량에 해당한다.

---

45. Mir S, Taylor D. Atypical antipsychotics and hyperglycaemia. Int Clin Psychopharmacol. 2001;16(2): 63-73
46. Wooltorton E. Olanzapine (Zyprexa): increased incidence of cerebrovascular events in dementia trials. CMAJ. 2004;170(9): 1395

4. Quetiapine

Quetiapine은 구조적으로 clozapine과 유사한 dibenzothiazepine이다. D_2 수용체보다는 5-HT_2 수용체에 더 큰 친화성을 갖고 차단 작용을 한다. 히스타민과 α 아드레날린, 히스타민성 수용체에 대한 대항작용을 하지만, 콜린성 무스카린 수용체와 benzodiazepine 수용체와는 결합하지 않는다. 따라서 EPS의 발생 없이 정신병의 양성 및 음성 증상의 치료에 효과적이다.

1) 약동학 Pharmacokinetics

Quetiapine은 경구로 투여하면 빠른 속도로 흡수된다. 1.5시간 후 최고 혈중 농도에 도달하고 83%가 혈장 단백질과 결합한다. 대부분 간에서 대사되고 1% 미만이 대사되지 않은 채 배출된다. 주요 대사물은 CYP3A4에 의해 생산되는 비활성 sulphoxide대사물과 oxidation으로 생성되는 산성 대사물이다. 혈장 내 평균 반감기는 6시간 정도이고 배출 반감기는 노인이 젊은이에 비해 30~50% 감소하므로 노인에서는 젊은이보다 30~50% 감량하는 것이 필요하다 (Thyrum 등, 1996)[47].

2) 효능 Efficacy

치료적 적응증은 정신증적 장애와 행동 장애이다. 고용량 (>750mg/d)에서 정신분열병 치료에 효과적이다. 양성 증상의 호전에 비해 음성 증상의 호전 정도는 적은 편이다 (Small 등, 1997)[48]. 지금까지의 연구를 요약하면 quetiapine은 150~750mg/d 용량에서 단기간 동안 급성 정신분열병 환자에게 유효하고, 300~400mg/d는 chlorpromazine 및 haloperidol과 동등한 정도로 일반 증상, 양성 및 음성 증상에 대한 효과가 있다. 300mg/d의 비교적 저용량에서도 반응을 보이는 환자도 있으나 대부분의 환자에서는 600~750mg/d로 증량하면 효과적이다.

Quetiapine은 EPS에 취약한 다른 신체 질환에서 동반된 정신병이나 인지기능장해에 효과가 있다는 보고가 있다. McManus 등 (1999)[49]은 151명의 65세 이상 노인 환자를 대상으로 원발성 정신증 환자에게는 quetiapine을 평균 100mg/d, 일반적인 신체질환에 의한 정신증 환자는 평균 75mg/d을 12주간 투여한 후 중간분석한 결과, 9명에서만 EPS 부작용이 발현되었음을 보고하였다. 52주간의 완성된 연구 결과에서도 12주째의 결과를 다시 확인할 수 있었다(Tariot 등, 2000)[50].

78명의 Alzheimer 치매 환자(평균연령 76세)를 대상으로 한 52주간의 개방형 연구결과도 quetiapine 평균 100mg/d의 용량으로 파킨슨병 및 TD 점수가 호전되었다고 보고하였다(Schneider 등, 1999)[51].

65세 이상 환자를 대상으로 4개월간 risperidone (평균용량 3mg/d)과 quetiapine (평균용량 200mg/d)의 안전성을 조사한 연구 결과, risperidone 치료 환자군의 16%와 quetiapine 치료 환자군의 3.4%에서 유의한 EPS 부작용을 보였고 근강직증, 정좌불능증 등과 같은 부작용은 risperidone에 비해 quetiapine이 더 적었다고 하였다(Mintzer 등, 2000)[52]. 이와 같은 여러 문헌 고찰 결과 파킨슨병 환자나 akinetic-rigid disorder를 갖고 있는 환자에게 적당한 약물은 clozapine과 quetiapine인데 quetiapine은 정기적인 혈액검사의 필요가 없기 때문에 일차적으로 선택될 수 있는 약물이다.

3) 약물 상호작용 Drug interactions

SSRI는 quetiapine의 대사를 감소시켜 혈중 농도를 높일 수 있으므로 부작용이 증가할 수 있다. 또한 erythromycin, ketoconazol, nefazodone 및 자몽 (grapefruit) 주스 같은 약물도 대사를 감소시킬 가능성이 있다. Phenytoin, carbamazepine 및 thioridazine은 대사를 증가시키거나 청소율을 높여서 quetiapine 혈중 농도를 저하시킬 수 있다. 그러나 대체로 간의 cytochrome 효소에 의해 대사되는 약물과 상호작용이 거의 없어서 다른 향정신성 약물과의 병용에 유리하다고 알려져 있다 (Kasper와 Muller-Spahn, 2000)[53]. QT 간격을 연장시키는 약물과 병용 투여할 때는 주의해야 한다. 항고혈압 약물의 효과를 강화시킬 수 있고, levodopa나 도파민 작용제의 효과에 대항할 수 있다.

4) 안전성 및 주의 Safety

비교적 내약성이 좋은 약물로 흔한 부작용으로는 체중 증가, 졸음, 변비, 입마름, 소화불량 등이다. 치료 초기에 진정 작용이 일어나지만 일시적이다. α_1 차단 작용에 의한 기립성 저혈압, 어지러움, 빠른 맥이 일어날 수 있다. 따라서 이전에 심근경색이나 전도 장해의 병력이 있는 경우와 심부전이 있을 때 특별히 조심해서 사용해야 한다. Quetiapine은 QTc 간격 연장의 위험성이 위약보다 낮기때문에 심전도 검사를 정기적으로 확인할 필요는 없다.

치료 초기에 일시적으로 간기능 이상을 보일 수 있으나 계속 투여시 회복되었다는 보고가 있다. 0.8%에서 간질발작이 발생하였으나 용량의존적이었고, 유리 thyroxine과 간 효소의 일시적인 상승도 연관성이 있었다.

Quetiapine은 EPS, 떨림, 운동감소증을 일으키는 경우가 드물다. 장기간 사용시 EPS가 약물 치료 전보다 오히려 더 호전되었다는 연구 보고도 있다 (Tariot 등, 2000)[50]. 파킨슨병에서도 운동 증상을 악화시키지 않는다.

52. Mintzer J, Yeung P, Mullen J, Sweitzer D(2000) : Extrapyramidal symptoms in elderly outpatients treated with either quetiapine or risperidone[poster] Presented at the Annual Meeting of the Americal Psychiatric Association, Chicago, Illinois

53. Kasper S, Muller-Spahn F. Review of quetiapine and its clinical applications in schizophrenia. Expert Opin Pharmacother 2000; 1(4): 783-801

항정신병제 Antipsychotics

Quetiapine은 거의 간에서 대사되나 반감기가 짧다. 가끔 일시적인 아미노전이효소 및 빌리루빈 수치의 상승을 보인다. 정상인과 간기능 저하자 사이에 약동학적 표지에서 차이가 없고, 알코올성 간경변과 관련된 간기능 장해에서도 초기 용량으로 하루 25mg를 그대로 사용해도 무방하다고는 하지만, 간경변 환자에서의 quetiapine 청소율은 개인간 차이가 크므로 약물을 증량할 때는 주의해야 한다 (Thyrum 등, 2000)[54]. Taylor 등 (2003)[18]은 간 장해가 있을 때는 약물 청소율이 평균 30% 정도 감소하므로 적은 양으로 시작해야 한다고 권고한다. Clozapine이나 olanzapine과 마찬가지로 진정과 변비를 일으킬 수 있으므로 간 장해 환자에서는 주의해야 한다.

5) 주의 / 지침 Warnings / Precautions

Quetiapine 사용 중 가장 흔히 나타나고 위약에 비해 최소 2배 이상 많이 나타나는 부작용은 어지럼증, 기립성저혈압, 구강건조증, 소화불량 순이다.

어지럼증, 빠른 맥 그리고 때로 실신을 일으키기도 하는 기립성 저혈압이 특히 치료 초기 용량 조절기 동안 생길 수 있다. 기립성 저혈압과 실신의 위험성은 초기 용량을 25mg 하루 두 번 분복함으로써 최소화할 수 있다. 심근경색이나 허혈성 심장질환 같은 심혈관계 질환의 기왕력이 있거나 뇌혈관 질환 또는 탈수, 혈량저하증 (hypovolemia), 항고혈압제 사용 등과 같은 저혈압을 일으킬 소인이 있는 환자에서는 특히 조심해서 사용해야 한다.

개에게 장기간 quetiapine을 투여했을 때 백내장이 발생하였다는 보고가 있었으나 사람에서 보고된 바는 없지만, 약물 사용 전 또는 직후에 수정체 검사를 하고 만성적으로 약물을 사용하는 경우에는 매 6개월 마다 안과 검사를 하도록 권장하고 있다.

임상시험에서 quetiapine은 치료용량 범위 내의 고용량에서 일시적 갑상선기능 저하증을 유발시킨다. 약물 용량과 관계가 있으며 첫 2~4주에 최대로 저하되고 더 이상 진행되지는 않는다. 중단하면 사용기간에 상관없이 정상으로 회복된다.

Quetiapine으로 3~6주 치료 후 콜레스테롤과 중성지방이 기저치에 비해 각각 11%, 17% 증가되었으나 계속 치료하는 경우 정상으로 돌아간다. Quetiapine 치료 6~8주 후 7% 이상의 체중증가가 11~25%의 환자에서 일어 난다는 보고가 있었으나, 오히려 심한 비만환자나 olazapine을 복용한 후 체중이 증가했던 환자에서는 체중 감소와 식욕부진이 일어났다는 상반된 보고도 있다. 한편 최근에 치매 환자에서 2주간 quetiapine을 사용한 후 당뇨병이 새로 발생한 증례가 보고되었다 (Takahashi 등, 2005)[55].

Quetiapine의 용량적정기 첫 3~5일에 가장 흔히 나타나는 부작용은 졸음이다.

---

54. Thyrum PT, Wong YW, Yeh C. Single?dose pharmacokinetics of quetiapine in subjects with renal or hepatic impairment. Prog Neuro-psychopharmacol Biol Psychiatry 2000; 24(4): 521-533

55. Takahashi M, Ohishi S, Katsumi C, Moriya T, Miyaoka H. Rapid onset of quetiapine-induced diabetic ketoacidosis in an elderly patient: a case report. Pharmacopsychiatry. 2005;38(4): 183-4

이러한 부작용은 약리학적으로 히스타민 H_1 수용체에 대해 친화성이 높은 것으로 설명될 수 있다. 진정효과는 치료 첫 2주동안에 나타난 후 사라지기 때문에 이로 인해 약물의 용량을 감소시킬 필요는 없다.

Quetiapine은 EPS와 TD의 발현율이 정형 항정신병약물이나 risperidone에 비해 현저히 낮다.

Quetiapine은 Pregnancy Category C에 해당되는 약물이기 때문에 태아에게 미칠 수 있는 위험보다 이점이 클 때에 한해 사용해야 한다. 그리고 동물 실험에서 모유로 분비되는 것이 확인 되었으므로 quetiapine을 복용 중인 경우 모유를 수유해서는 안된다.

6) 투약 지침 *Dosing guidelines*

일반적으로 25mg을 하루 두 번으로 시작하여 2~3일마다 25 또는 50mg을 하루 두세 번 투여하는 식으로 증량하고 표적 용량은 300~400mg/d에 맞춘다. 고용량이 필요할 경우 이틀에 한번씩 증량을 해나간다.

노인에서는 다른 약물과 마찬가지로 사용 초기에 진정 및 기립성 저혈압이 유발될 수 있기 때문에 초기 용량은 25mg/d로 시작하여 1~3일마다 25~50mg씩 천천히 증량하고 초기 표적 용량은 100mg/d로 하고, 오전보다는 취침 전에 더 높은 용량을 투여하여 위험성을 줄여야 한다. 간 기능 장해가 있는 환자의 경우 노인에서와 같은 방법으로 투여 용량을 결정한다. 노인정신분열병 환자에서는 200~300mg/d, 파킨슨병과 치매의 정신증상 치료 시에는 50~100mg/d이 평균 권장 용량이다.

Quetiapine의 경우 정상인과 신기능 저하자 사이에 약동학적 지표에서 차이는 별로 없다는 연구 보고도 있으나 (Thyrum 등, 1996)[47], 경도의 신장해가 있는 경우 혈중 청소율이 평균 25%정도 감소하므로 하루에 25mg으로 시작하여 효과를 얻을 때까지 매일 25~50mg씩 천천히 증량하는 방법이 좋다 (Taylor 등, 2003)[18].

5. Ziprasidone

Ziprasidone은 benzisothiazolylpiperazine (dibenzotheolylpiperazine)계의 비정형 약제로 D_2 및 D_3 수용체에 강한 친화성을 가질 뿐만 아니라, 세로토닌 $5\text{-}HT_{2A}$, $5\text{-}HT_{2C}$, $5\text{-}HT_{1D}$ 수용체에는 강력한 대항제로, $5\text{-}HT_{1A}$에는 강한 작용제로 작용한다. 따라서 정신병의 양성 및 음성증상뿐 아니라 우울이나 불안과 같은 기분 증상에도 효과가 있다. 경구제와 급성 정신병의 치료에 사용할 수 있는 주사제도 개발되어 있다.

Antipsychotics

1) 약동학 Pharmacokinetics

경구 투여시 신속히 흡수되고 일차통과 효과는 미약하다. Ziprasidone 20~60mg씩 하루 두 번 분복하여 투약할 경우, 혈중농도는 용량에 비례하여 증가하며 4~8시간 뒤에 최고 혈중 농도에 이르고 2~3일이 지나면 항정 상태에 도달한다. 연령과 성에 따른 약동학적 차이가 임상적으로는 의미가 없다 (Wilner 등, 2000)[56]. 경도에서 중등도 정도의 간 장해나 신 장해 환자에서도 용량을 재조정할 필요는 없다. 흡수 후 단백질 결합률은 99% 이상으로 주로 알부민 및 α_1-acid glycoprotein과 결합한다. 하루 40-120mg의 ziprasidone을 복용할 때 배설 반감기는 약 7시간 (4.8~10시간)이므로 하루에 두 번 나누어 복용한다 (Sweet와 Pollock, 1998)[57]. 주로 간에서 대사되며 그중 알데히드 산화효소 (aldehyde oxidase)가 약 2/3를 담당하여 S-methyl-dihydro-ziprasidone으로 변환시키는데, 이 효소에는 임상적으로 중요한 저해제나 유발인자가 없다. 시토크롬 P450 효소계는 전체 대사의 1/3 이하만 담당하는데, 주로 CYP3A4가 대사를 담당하고 일부를 CYP1A2가 맡는다.

2) 효능 Efficacy

정신병의 양성 및 음성 증상뿐 아니라 기분 증상에도 효과가 있다. 약리적 특성상 노르아드레날린 및 세로토닌 재흡수를 저해하기 때문에 노인우울증 환자의 25~45%에 해당하는 정신병 증상이 동반된 주요 우울장애의 치료에 사용될 가능성이 있다 (Sweet와 Pollock, 1998)[57]. 항콜린성 부작용이 적기 때문에 정형 항정신약제에 비해 인지 기능에 대한 장해가 적어서 노인에게 더 유리한 점이 있을 것이다. 지금까지의 자료에 의하면 노인에서는 주로 섬망이나 치매 환자의 정신병적 증상과 정신병 우울증에 대한 효능이 있음이 보고되어 있지만 노인정신분열병에 대한 무작위 통제 시험은 없다.

노인에서의 근육 주사제의 효능과 안정성은 체계적으로 평가되어 있지 않다.

3) 약물 상호작용 Drug interactions

Ziprasidone은 단백질 결합률이 높지만, 시험관내 실험에서 warfarin이나 propranolol과 같은 약을 섞어도 서로 영향을 주지 않았다. 이론적으로는 CYP2D6로 대사되는 fluoxetine, 삼환계 항우울제, 부정맥치료제, β 차단제 등과의 병용시 ziprasidone의 혈중농도를 증가시킬 수 있다. CYP3A4 유발인자인 carbamazepine이나 CYP3A4 억제제인 ketoconazole이 ziprasidone의 농도를 35% 이내에서 변화시킬 수는 있겠지만 실제 임상적 의의는 없다. Ziprasidone과 SSRI, lithium, dextromethorphan, estrogen 및 progesterone을 병용해도 혈중 약물 농도에 영향을 주지 않

---

56. Wilner KD, Tensfeldt TG, Baris B, Smolarek TA, Turncliff RZ, Colburn WA, Hansen RA. Single and multiple-dose pharmacokinetics of ziprasidone in healthy young and elderly volunteers. Br J Clin Pharmacol 2000; 49 Suppl 1: 15S-20S
57. Sweet RA, Pollock BG. New atypical antipsychotics. Experience and utility in the elderly. Drugs Aging 1998; 12(2): 115-127

으며, cimetidine이나 aluminium hydroxie, magnesium hydroxide와 병용을 해도 임상적으로 유의한 영향은 없었다 (Gunasekara 등, 2002)[58]. Valproate나 lamotrigine 과의 병용도 아무런 문제가 없다. 단, 일부 고혈압 치료제, levodopa 및 도파민 작용제의 효과를 강화시킬 수는 있다.

4) 안전성 및 주의 Safety / Warnings / Precautions

Ziprasidone은 다른 비정형 약제와는 달리 신경학적 부작용, 체중 증가 또는 신경내분비적 부작용의 위험도가 낮다는 장점이 있다. 그러나 용량 의존적으로 QTc 간격이 증가함이 알려져 있는데, 이는 치명적인 심실성 빠른 맥 (torsades de pointes)으로 진행될 잠재적 위험성이 큰 상태이다. 따라서 QT 간격이 450ms 이상이거나 QT 간격 연장 증후군의 가족력이 있거나, 저마그네슘혈증 및 심장질환 위험인자가 있는 사람들에서 문제를 일으킬 수 있으므로 투여하지 않는 것이 좋다 (Keck 등, 2001)[59]. QTc 간격을 약간 연장시키는 삼환계항우울제나 venlafaxine과의 병용이 문제가 되지는 않지만, 이 경우도 심전도를 미리 확인하는 것이 좋다.

신기능의 저하가 ziprasidone의 약동학에 미치는 영향이 적다고 알려져 있으므로 심한 신장해가 없다면 용량 조절이 필요없다 (Gunasekara 등, 2002)[58]. 그러나 근육 주사제를 사용하는 경우 신장으로 배설되는 첨가물 (excipient)의 하나인 cyclodextrin sodium이 포함되어 있으므로 신장해 환자에서 주의해야 한다.

5) 투약 지침 Dosing guidelines

일반적으로 노인에서 용량 조절은 불필요하다. 그러나 약역학적 반응을 증가시키거나 내성이 낮거나 저혈압을 일으킬 수 있는 여러 가지 위험 요인을 갖고 있는 일부 노인에서는 낮은 용량으로 서서히 적정하고 투여 초기에 주의 깊게 모니터링하는 것이 필요하다. 시판 전 임상 시험에서는 노화와 관련된 약동학, 내약성, 그리고 효능에서의 변화가 있다는 증거는 없었다. 노인에서 권장되는 용량은 하루 20~40mg이다.

6. Aripiprazole

Aripiprazole은 quinolinone 유도체로 D_2 수용체와 5-HT_{1A} 수용체에 강력한 부분 작용제 (partial agonist)로, 5-HT_{2A}에는 대항제로 작용하는 도파민-세로토닌계 안정제 역할을 하기 때문에 제3세대 항정신병제로 분류되기도 한다. Aripiprazole은 양

---

[58]. Gunasekara NS, Spencer CM, Keating GM. Ziprasidone: a review of its use in schizophrenia and schizo-affective disorder. Drugs 2002; 62 (8): 1217-1251

[59]. Keck PE Jr, McElroy SL, Arnold LM. Ziprasidone: a new atypical antipsychotic. Expert Opin Pharmacother. 2001;2(6): 1033-42

성증상의 원인이 되는 도파민 과잉 상태에서는 D₂ 수용체를 강하게 차단하고, 음성증상을 유발하는 도파민 결핍 상태에서는 수용체를 자극하여 도파민 활성을 강화함으로써 양성증상과 음성증상 모두에 효과를 갖게 된다고 한다.

1) 약동학 Pharmacokinetics

경구 투여후 3~5시간 지나서 최고 혈중 농도에 도달한다. 간에서 대사되며 하루 용량을 여러 번 나누어 투여할 경우 소실 반감기는 48~68시간이고 용량에 상관이 없다. 항정 상태는 14일 후에 도달하며 이후 혈중농도는 용량에 비례한다. 경구복용 후의 생체이용률은 87%이며 음식이나 제산제가 흡수에 영향을 주지 않는다. 시판 전 임상시험에서 aripiprazole을 투여 받은 65세 이상 노인의 약물 제거율은 65세 이하에 비하여 20% 감소하였다. 하지만 연령의 영향이 약동학적 분석 측면에서 감지할 수 있는 정도는 아니었다. 약물 대사에서 성별에 따른 차이는 없었다.

2) 효능 Efficacy

정신분열병의 장기 및 단기 치료 연구에서 양성 및 음성 증상을 유의하게 호전시킴이 확인되었다. 재발한 급성기 환자에서도 risperidone과 같은 정도의 효과를 보였다.

안정된 정신분열병 환자를 대상으로 aripiprazole 또는 olanzapine을 투여한 연구 결과, 두 약물 모두 작동기억 (working memory)과 언어학습 능력을 호전시켰다는 보고가 있다. 급성 조증 또는 혼합형 양극성 장애 환자에서의 효과도 보고되었다 (Keck 등, 2003; Vieta 등, 2005)[60,61]. 정신병적 증상을 동반한 치매 노인에서의 효능이나 안전성은 아직 입증되지 않았다.

3) 약물 상호작용 Drug interactions

Aripiprazole의 대사에 주로 관여하는 CYP450효소는 CYP3A4와 CYP2D6이다. 따라서 이론상으로 CYP 유도제인 carbamazepine은 aripiprazole의 혈중 농도를 낮추고, CYP 억제제인 ketoconazole, paroxetine, fluoxetine은 aripiprazole의 혈중 농도를 증가시킬 수 있다. 반면, aripiprazole은 CYP450효소에 의해 대사되는 약물에 별로 영향을 주지 않는다. Lithium, dextromeorphan, warfarin, omeprazole 등은 aripiprazole과 병용 시 별 영향을 주지 않는다.

4) 안전성 및 주의 Safety / Warnings / Precautions

가장 흔하게 보고된 부작용으로는 두통, 불면, 불안, 초조, 소화불량, 메스꺼움,

어지러움 등인데 대부분 1주일 이내에 소실되었다 (Kane 등, 2002; Potkin 등, 2003)[62,63]. EPS와 프로락틴 상승에 대한 보고는 드물다. Aripiprazole과 위약 사이에 EPS 발생에서는 차이가 없고, haloperidol에 비해서는 적고, risperidone과는 비슷하다. EPS가 나타날 경우 주로 떨림과 정좌불능증으로 나타나는데 후자는 용량과 연관성이 없었다 (Marder 등, 2003; Potkin 등, 2003)[64,63]. 시판전 연구에서 aripiprazole 복용과의 관련성이 의심되는 NMS가 2예 보고된 바 있다.

Aripiprazole은 α_1 아드레날린 수용체 대항작용 때문에 기립성 저혈압을 일으킬 수 있으므로, 심혈관 질환이나 대뇌혈관 질환이 있거나 탈수상태 또는 고혈압 치료제를 복용하는 환자에게는 조심하는 것이 좋다. 이 약은 시판전 연구에서 심근경색이나 불안정한 심혈관 질환이 있는 환자를 제외시켰기 때문에 이에 관한 자료가 없다. 따라서 최근 심장 질환 경력이 있는 환자에게는 사용하지 않는 것이 좋다. 단기간의 임상 시험에서 경련발작의 가능성이 0.1%로 나타났으므로 발작의 과거력이 있거나 65세 이상의 노인이거나 알쯔하이머병처럼 발작의 역치가 낮은 환자에게는 이 점을 유의하여야 한다. 진정 및 졸음은 치료 초기에 나타나서 대개 1개월 이내에 호전되며, 발생 빈도는 위약과 비슷한 수준이고 haloperidol보다는 적다 (Marder 등, 2003)[64]. 혈중 프로락틴의 증가나 QT 간격의 연장도 없다.

임신한 여성에게 투여 시 태아에 해를 주는지 또는 생식능력에 영향을 주는지에 대해서 알려져 있지 않으므로 임신부에게 사용하지 말아야 한다. 실험쥐에서는 수유 중에 모유로 분비되었으므로 수유부도 사용하지 않도록 한다.

5) 투약 지침 Dosing guidelines

Aripiprazole은 식사와 관계없이 하루 한 번 경구 복용한다. 정신분열병 치료에서의 권장 용량은 15~30mg/d이다. 일부 환자는 10mg/d으로도 효과적일 수 있다.

7. Amisulpride

Amisulpride는 substituted benzamide의 alkylsulphone 유도체로서, 주로 변연계의 시냅스 전 D_2 및 D_3 도파민 수용체에 높은 친화성을 갖고 대항작용을 한다. 그러나 세로토닌, α_1 아드레날린성, 히스타민, 또는 항콜린성 수용체에는 작용을 하지 않는다. 저용량에서는 시냅스 전 도파민 자가수용체를 차단하고, 고용량에서는 시냅스 전후 수용체를 모두 차단하는 특징이 있다. 1986년 프랑스에서 시판된 이후 주로 유럽에서 많이 사용되고 있다.

---

62. Kane JM, Carson WH, Saha AR, McQuade RD, Ingenito GG, Zimbroff DL, Ali MW. Efficacy and safety of aripiprazole and haloperidol versus placebo in patients with schizophrenia and schizoaffective disorder.J Clin Psychiatry. 2002; 63(9): 763-71
63. Potkin SG, Saha AR, Kujawa MJ, Carson WH, Ali M, Stock E, Stringfellow J, Ingenito G, Marder SR. Aripiprazole, an antipsychotic with a novel mechanism of action, and risperidone vs placebo in patients with schizophrenia and schizoaffective disorder. Arch Gen Psychiatry. 2003;60(7): 681-90
64. Marder SR, McQuade RD, Stock E, Kaplita S, Marcus R, Safferman AZ, Saha A, Ali M, Iwamoto T. Aripiprazole in the treatment of schizophrenia: safety and tolerability in short-term, placebo-controlled trials. Schizophr Res. 2003;61(2-3): 123-36

항정신병제 Antipsychotics

1) 약동학 Pharmacokinetics

경구 투여 시 비교적 신속하게 흡수되며 노인에서 최고 혈중 농도는 투약 후 1.5~2시간이면 도달한다. 일차통과 대사때문에 생체이용률은 43~48%인데, 음식물과 함께 복용하면 생체이용률이 거의 반으로 낮아진다. 단백질과 결합하는 비율이 낮고 (11%~17%), 2~3일 후 항정상태에 이른다. 혈장 농도는 2~5시간과 15~18시간에 두 번의 Cmax에 도달하는 이중 (biphasic) 방식으로 감소한다. Amisulpride는 일부가 N-dealkylation과 oxidation으로 대사되어 두 가지 비활성 대사물이 생성되며, 70%는 신장으로 배설되고 20%는 담즙으로 배설된다. 따라서 신장기능 저하 환자에서는 혈액에서의 청소율이 감소한다. 소실 반감기는 12~17시간이다. 건강한 노인 자원자를 대상으로 일회 경구 투여로 시행한 amisulpride의 안전성 및 약역학적 평가 결과, 젊은이에서의 결과와 별 차이가 없었다고 하였다 (Hamon-Vilcot 등, 1998)[65]. 그러나 노인은 젊은이에 비해 신장 배설이 감소하므로 적절한 용량 조정이 필요할 수 있다 (Curran과 Perry, 2001)[66].

2) 효능 Efficacy

50~100mg/d의 낮은 용량에서는 정신분열병의 음성증상을 개선시키고, 변연계에서 도파민 전달을 증가시키므로 기분저하증 (dysthimia)의 치료에도 사용된다. 하루 600mg 이상에서는 항도파민성 작용을 갖기 때문에 양성 정신병적 증상이나 급성 망상증상에 사용될 수 있다 (Pelissolo 등, 1996)[67]. Legangneux 등 (2000)[68]이 amisulpride 50mg 및 200mg 과 haloperidol 2mg이 노인의 인지 기능에 미치는 급성 효과를 비교한 결과, amisulpride는 인지기능에 별다른 영향을 주지 못하는 반면, haloperidol은 몇 가지 인지 평가 과제에서 유의한 수준의 장해를 일으킴이 확인되었다.

3) 약물 상호작용 Drug interactions

건강한 일반인을 대상으로 amisulpride를 반복적으로 투여하는 것이 항정상태에 이른 lithium의 약역학에 미치는 영향을 조사한 무작위 대조 연구에서, amisulpride는 위약과 비교시 의미있는 차이가 없었다. 따라서 amisulpride가 이미 lithium으로 치료 받고 있던 환자에게 융통성 있게 사용될 수 있음을 시사한다 (Canal 등, 2003)[69].

Amisulpride는 단백질 결합이 적고, cytochrome P450계와의 상호작용이 미미하므로 다른 약물과의 상호작용이 별로 문제가 되지 않는다. 건강한 사람을 대상으로 실험한 결과 amisulpride를 알코올이나 lorazepam과 병용 시 약역학에 영향을 주지는 않지만, 이론적으로는 마약, 마취제, 항히스타민 진정제, 항불안제, 고혈압

약 등의 정신활성제와 병용하면 이들 약물의 효능을 증폭시킬 수 있으니 조심해야 한다. 단, 도파민작용제 (levodopa 등)와 같이 투여하면 amisulpride의 치료 효과가 떨어진다. H_2 차단제와 병용시의 상호작용은 아직 잘 모른다.

4) 안전성 및 주의 Safety / Warnings / Precautions

뇌의 선조체 보다는 선조체 이외의 영역에 있는 도파민 수용체에 더 많이 작용하므로 EPS 발현율이 낮다.

Amisulpride는 주로 D_2 및 D_3 수용체에 작용하기 때문에 심장에 대한 작용은 적지만, 노인에서는 진정작용과 저혈압 발생에 주의해야 한다. 노인에서는 졸음, 수면장해, TD, 내분비 이상(고프로락틴혈증, 유즙분비, 여성형 유방), 및 알러지성 피부염이 종종 관찰된다 (Gareri 등, 2003)[22].

대부분 신장에서 배출되므로 간 기능 장해 발현율이 가장 낮고 신기능이 정상인 이상 용량의 조절은 필요하지 않다. 하지만 아직은 임상 경험의 부족으로 노인에서는 주의해야 할 필요가 있다. 주로 신장 배출이므로 크레아티닌 청소율의 감소와 일치되게 약물의 소실 반감기가 길어진다. 따라서 심한 신장해가 있는 환자 (Ccr＜0.6L/h)에서는 사용하지 않는 것이 좋다 (Curran과 Perry, 2001)[66].

5) 투약 지침 Dosing guidelines

반감기가 길기 때문에 하루에 한 번 복용해도 되지만, 하루 300mg 이상 복용할 때는 소화기 부작용을 줄이기 위해 2회로 나누어 복용하는 것이 좋다. 노인에서는 일반적으로 저혈압과 진정 작용을 조심하되, 용량을 줄이거나 조절할 필요 없이 하루 400~600mg을 사용한다.

8. Zotepine

Zotepine은 일본에서 개발된 dibenzothiepine 계열의 삼환계 항정신병약제이다. D_1, D_2 및 $5-HT_2$ 수용체에 강하게 작용하고 $α_1$과 H_1 수용체에도 결합하며 노르아드레날린 재흡수를 저해한다. 저용량에서는 도파민 전달을 증가시키고, 고용량에서는 도파민 수용체의 대항제로 작용한다. 정신분열병과 정신분열동장애의 급성 및 만성 치료에 허가되어 있는데, 양극성장애의 조증, 정신병 증상을 동반한 우울장애, 경계선장애 등에도 효과가 있다.

Antipsychotics

1) 약동학 Pharmacokinetics

상용량 사용시 보통 하루에 세 번으로 나누어 경구 투여한다. 위장관에 잘 흡수되며 투여 2~3시간 후에 최고 혈중 농도에 도달한다. 일차 대사 효과가 커서 불활성 대사물과 활성 대사물인 norzotepine을 생성한다. Norzotepine은 zotepine 만큼 강한 도파민 활성을 지니며 혈중농도가 모약물의 1/3에 이른다. 간에서의 대사는 주로 CYP1A2와 CYP3A4를 거치고 단백질 결합률이 높아서 97%에 이르며 신장으로도 배설된다. 반감기는 14시간 정도이다. 연령의 증가가 약동학에 별 영향을 주지 않는다고 알려져 있으나, 1회 50mg 경구 복용 시 노인은 젊은이에 비해 최고 혈중 농도가 더 높고 반감기가 더 길었다 (Velagapudi 등, 1997)[70].

2) 효능 Efficacy

3상 임상 시험과 이중맹검법을 통해 정신분열병의 양성증상과 음성증상에 효과가 있음이 밝혀졌다. 정형 항정신병약제와 비교한 연구가 여러 편이 있고, clozapine과 인지기능을 비교한 연구가 있다. 많지 않은 환자를 대상으로 한 개방 연구에서는 zotepine이 급성기에 치료효과가 있음을 보여 주었다. 장기치료 효과에 관해서도 긍정적인 결과를 보였는데, 18개월까지의 장기 유지치료를 한 결과 저용량 (50~150mg/d)보다는 고용량 (150~300mg/d)이 위약에 비해 유의한 재발방지 효과가 있었다 (Cooper 등, 2000)[71]. 정신병적 우울증 환자에게 zotepine을 항우울제와 병용하여 치료효과가 좋았다고 한다 (Wolfersdorf 등, 1994)[72]. 개방형 연구로 알쯔하이머형 치매 또는 다른 원인에 의한 치매환자 24명에게 zotepine (12.5~150mg/d)을 8주간 투여한 연구가 있었다 (Rainer 등, 2004)[73]. 그 결과 인지기능이나 전반적인 증세 정도 및 간병인의 부담은 변화가 없었으나, NPI (Neuro-psychiatric Inventory)로 측정한 행동지표 (정신병 증상, 공격성, 탈억제증상)는 유의하게 감소하였다고 하였다.

3) 약물 상호작용 Drug interactions

다른 항정신병약제와 병용시 약물에 의한 경련발작의 가능성이 증가할 수 있다. 고혈압 치료제와 병용시 zotepine의 항고혈압 효과가 증가하나, clonidine이나 α-methyldopa와 병용시에는 오히려 항고혈압 효과가 감소될 수 있다. 항콜린제와 병용시 항콜린 효능은 증가하지만, levodopa의 효능은 저하시킨다. Zotepine을 항도파민제 (metoclopramide, bromopride, alizapride)와 병용할 경우 EPS가 잘 일어난다.

간 효소 유발인자인 carbamazepine은 zotepine의 혈중 농도를 낮추며, carbamazepine의 항경련효과도 떨어뜨리거나 발작에 대한 역치를 낮춘다. phenytoine과 같이 투여하면 phenytoine의 혈중 농도가 증가할 수 있다. 삼환계항우울제나

propranolol과 병용시 서로 혈중 농도를 증가시킬 수 있다. Lithium과 병용 시에도 혈중 농도를 높여서 의식 혼탁, 고온을 동반한 신경손상을 초래할 수 있다. 알코올과의 상호작용이 있으므로 음주 후에는 zotepine을 복용하지 말아야 한다. Diazepam은 zotepine의 혈중 농도를 10% 가량 증가시키며, fluoxetine도 zotepine의 혈중 농도를 증가시킨다.

4) 안전성 및 주의 Safety / Warnings / Precautions

Zotepine은 혼수 또는 순환 허탈상태의 환자에게는 투여하면 안 된다. 또한 중추신경억제제나 에피네프린을 투여받고 있는 환자, 급성 알코올 중독자, 조혈기능 장애 환자, 임부 및 수유부, 소아에게는 금기이다. 심한 저혈압이나 고혈압 환자에서는 상대적 금기에 해당한다.

간장애, 혈액장애, 신부전 등이 있을 경우에는 신중히 투여해야 하며, 고온 환경에 있거나 고령자인 경우에도 투여시 조심해야 한다. Zotepine은 risperidone과 간기능 장해 발현율이 비슷하다. 중등도 이하의 간장해가 있는 사람과 건강한 사람은 임상적으로 큰 차이가 없으므로, 간질환에서 용량을 특별히 조절해야할 필요는 없다 (Gunasekara 등, 2002)[58].

일본에서 시행한 임상 시험에서는 간질발작 발생률이 17.1%로 높게 보고되었고, 고용량의 zotepine과 phenothiazine을 병용할 때와 두부 손상 병력이 있는 환자에서 더 높게 나타났다 (Hori 등, 1992)[74]. 따라서 투약 전과 후 3개월마다 뇌파 검사가 권장되며, 고용량을 투여할 경우에는 더 자주 검사를 할 필요가 있다.

진정, 졸음, 어지러움, 변비, 입마름, 시력 불선명 등은 비교적 흔하지만 대개 시간이 지나면서 완화된다 (Kondo 등, 1994)[75]. 체중 증가, 변비, 요저류, 간 독성이 간혹 보고되어 있다. Paroxetine과 병용시 심부 정맥 혈전증이 발생한 예가 2건 보고되었다 (Pantel 등, 1997)[76].

노인에서는 빠른 맥, 저혈압, QTc 간격 연장, 졸음 및 수면장해와 같은 심한 부작용이 보고되어 있기 때문에 조심해야 한다. Zotepine을 위약과 비교한 6개의 임상시험 (총 500여명)을 분석한 결과 zotepine은 전체적으로 QTc 간격을 평균 8.3msec 연장하는 것으로 나타났으므로 부정맥의 위험이 있는 환자에게는 미리 심전도 검사를 한 뒤 조심하여 처방해야 한다.

5) 투약 지침 Dosing guidelines

Zotepine은 연령의 증가가 약동학에 별 영향을 주지 않는다. 노인에서의 권장 용량은 75~100mg/d이다.

74. Hori M, Suzuki T, Sasaki M, Shiraishi H, Koizumi J. Convulsive seizures in schizophrenic patients induced by zotepine administration. Jpn J Psychiatry Neurol. 1992;46(1): 161-7
75. Kondo T, Otani K, Ishida M, Tanaka O, Kaneko S, Fukushima Y. Adverse effects of zotepine and their relationship to serum concentrations of the drug and prolactin. Ther Drug Monit. 1994;16(2): 120-4
76. Pantel J, Schroder J, Eysenbach K, Mundt C. Two cases of deep vein thrombosis associated with a combined paroxetine and zotepine therapy. Pharmacopsychiatry. 1997; 30(3): 109-11

9. Sertindole

Sertindole은 phenylindole 유도체로서 도파민 D_2, $5-HT_{2A}$, $5-HT_{2C}$ 및 노르에피네프린 α_1 수용체에 친화성이 높고, $5-HT_2$에 대한 D_2의 비율이 낮다. 그리고 $5-HT_{1A}$, 노르아드레날린 α_2와 β, 히스타민 H_1, 무스카린 및 시그마 수용체에 대한 친화도는 낮다. Sertindole은 중뇌 변연계 도파민 경로에 선택적으로 작용하기 때문에 EPS부작용이 적다.

미국에서의 시판 전 시험에서 발생한 심부정맥과 급사 때문에 영국과 유럽에서는 1998년 11월부터 판매와 생산이 중지되었던 약제이다. 심장문제는 QT 간격 연장으로 인한 심실성 빠른맥과 관련이 있는 것으로 생각된다. 동물실험에서 QT 간격 연장과 심실부정맥 사이에 인과관계가 없으며 (Eckardt 등, 2002)[77], 역학조사에서도 sertindole과 연관된 사망률이 다른 항정신병약제와 비슷하다는 보고 (Moore 등, 2003)[78]를 근거로 최근 유럽을 중심으로 다시 임상에서 사용되고 있으나 아직 노인에서의 연구 자료는 없다.

1) 약동학 Pharmacokinetics

경구로 잘 흡수되며 생체이용률은 75%정도이다. 약의 흡수는 식사나 알루미늄-마그네슘 제산제에 의해 영향을 받지 않는다. 최대 혈중농도는 복용 후 약 10 (10.1 ±3.0)시간 정도이며, 배설 반감기는 약 3 (1~4)일이다. 99%가 단백질과 결합하며 혈액뇌장벽을 쉽게 통과하고, 간에서 주로 CYP2D6와 CYP3A4에 의해 대사된다. 주로 대변으로 배출되며, sertindole과 그 대사물의 4% 가량이 대사되지 않은 채 소변으로 배출된다. 약동학적 연구에서 연령 증가에 따른 차이가 없었기 때문에 노인에서 용량 조절은 필요가 없다 (Wong 등, 1997)[79]. 그러나 간 기능이 저하되어 있을 때는 용량을 천천히 증량하고 사용량도 줄여야 한다.

2) 효능 Efficacy

치료 용량 (20mg/d) 내에서는 haloperidol과 비교 시 운동성 부작용의 발생 없이 정신분열병의 양성 및 음성 증상의 치료에 효과가 있었다 (Zimbroff 등, 1997; Daniel 등, 1998)[80,81]. 그러나 심혈관계 문제를 근거로 유럽약물평가청 (2002)에서는, sertindole은 적어도 한 가지 이상의 다른 항정신병제가 부작용이 문제될 경우에만 사용하며, 특히 심한 급성기 환자에게 응급으로는 사용하지 말라고 권고하였다.

3) 약물 상호작용 Drug interactions

CYP2D6 억제제인 fluoxetine이나 paroxetine 병용시 sertindole의 혈중농도가 증가하는데, CYP2D6 억제제 중에서도 sertraline, 삼환계항우울제, propranolol은 혈중농도에 영향을 주지 않는다. CYP3A4 유도제인 carbamazepine, phenytoin을 병용할 때 혈중농도가 반감될 수 있으며, CYP3A4 억제제인 cimetidine, azole계 항진균제, macrolide항생제, HIV 단백분해효소 억제제는 sertindole의 혈중농도를 상승시킬 수 있으므로 병용을 금지한다. 알코올, morphin 또는 hexobarbital과 미약한 약물 상호작용을 보일 수 있다.

4) 안전성 및 주의 Safety / Warnings / Precautions

Sertindole은 약 4~5%의 환자에서 QT 간격 연장을 초래하는데 임상적으로 심실부정맥이나 실신 등의 증례는 없었다 (Tamminga 등, 1997, Zimbroff 등, 1997)[82,80]. 그러나 이미 심장의 문제가 있거나 QT 간격을 연장시키는 약물을 복용하고 있는 환자에서는 사용하지 말아야 한다. 유럽약물평가청 (2002)은 심혈관 부작용이 용량에 비례하므로 20mg까지만 처방할 것을 권하고, 단, 유지요법에서 특별한 경우에는 24mg까지 사용할 수 있으며, 위험인자를 가진 환자에게는 심전도 관찰을 세심하게 하도록 권유하였다. 투약 전과 유지치료 기간 중에 혈압 측정과 심전도 검사를 시행해야 하는데, QTc 간격이 500msec를 초과하면 즉시 투약을 중단해야 하며, 심장 두근거림을 호소하거나 경련발작, 실신 등이 있으면 즉각적으로 심전도 검사를 시행해야 한다. 간기능부전이 심하지 않으면 용량을 줄여 사용하되 간기능이 심하게 손상되어 있으면 사용하지 말아야 한다. 동물실험에서는 기형을 유발하지 않았지만 인체에서의 영향이 평가되지 않았으므로 가임기 여성에게는 투여하지 말아야 한다.

흔히 보는 부작용으로는 비울혈 (nasal congestion), 사정량 감소, 두통 및 불면을 들 수 있다. QTc 간격 연장, 기립성 저혈압, 체중 증가, 일시적인 간 효소 (AST 및 ALT) 상승이 가끔 보고 되었다. 진정 작용이나 운동성 부작용은 드물다. EPS는 드물고 발생하더라도 용량과 비례하지 않는다. 하루 16mg 이상 복용 시 심장 이상이, 24mg 이상 복용 시에는 성기능 장해가 haloperidol보다 많이 발생한다 (Lewis 등, 2005)[83].

인지기능 저하도 관찰되지 않는다. 경련발작의 발생률은 1% 미만이다. 체중증가가 부작용으로 나타나는데 투약 첫 1~3개월에 현저하다 (Daniel 등 1998, Tamminga 등 1997)[81,82] 단기간 투여시 정상범위 내에서 혈중 프로락틴의 증가가 관찰되지만 1년간의 투여 후에는 투약 전과 비교해 증가하지 않았다. 장단기 연구에서 혈중 지

82. Tamminga CA, Mack RJ, Granneman GR, Silber CJ, Kashkin KB. Sertindole in the treatment of psychosis in schizophrenia: efficacy and safety. Int Clin Psychopharmacol. 1997;12 Suppl 1:S29-35

83. Lewis R, Bagnall AM, Leitner M. Sertindole for schizophrenia. Cochrane Database Syst Rev. 2005;(3): CD001715

질이나 콜레스테롤은 유의한 변화가 없었다. 그러나 단기 임상시험에서 유의한 수준의 혈당 증가 (≥175mg/dl)가 위약군에서는 2%인데 비해 sertindole 군은 4%로 나타났다.

5) 투약 지침 *Dosing guidelines*

Sertindole은 하루 한 번 식사와 상관없이 복용한다. α_1 차단작용에 의해 기립성 저혈압을 일으킬 수 있으므로 처음 며칠간은 천천히 용량을 조절하는 것이 좋으나, 저혈압에 대한 내성이 빠르게 생기므로 첫날 4mg/d을 처방한 뒤 대략 4~5일마다 4mg씩 증량한다. 정신분열병의 양성증상 및 음성증상에 효과적인 용량은 12~20mg/d이며, 드물게 24mg/d까지 처방한다. 노인의 약리학적 특성이 젊은 환자와 크게 다르지 않다고는 하지만, 아직 노인에 대한 임상자료가 부족하므로 천천히 증량하고 유지용량도 낮추는 것이 더 안전하다.

CHAPTER 07

추체외로 부작용에 대한 약물
Drugs for Extrapyramidal Side Effects

1. 추체외로 증상과 치료
2. 항콜린성 약제 Anticholinergics
3. 항히스타민제 Antihistamines
4. 도파민제 Dopaminergics
5. 베타 차단제 β-blockers

정희연 | 서울의대

CHAPTER 07

추체외로 부작용에 대한 약물

Drugs for Extrapyramidal Side Effects

정 희 연 | 서울의대

01 추체외로 증상과 치료

약물에 의해 유발된 추체외로 증상 (extrapyramidal symptoms, 이하 EPS)은 크게 급성과 지연성 증후군으로 나눌 수 있다. 급성 증후군 (acute syndrome)에 해당하는 것은 파킨슨병 (parkinsonism), 근육긴장이상 (dystonia), 그리고 정좌불능증 (akathisia)을 들 수 있다. 지연성 증후군 (tardive syndrome)은 현상학적으로 분류되고 (예를 들면, 무도병, 근육긴장이상, 틱 등), 급성 증후군과는 달리 비가역적 현상일 수 있다. 각 증상과 그에 대한 치료 원칙은 아래와 같다.

약물로 유도된 파킨슨병은 원래의 질환에서와 같이 운동완만 (bradykinesia)과 강직 (rigidity)이 가장 두드러지고 또한 직립반사 (righting reflex) 장해, 침흘림 (sialorrhea), 자율신경 불안증 (autonomic instability)도 동반한다. 약물에 의해 유도되었을 경우 떨림은 좀 덜한 편이다. 대개 항정신병제 투여 후 1.5~2주가 지나면 나타나는 경향이 있고 항정신병제 효과의 시작과 일치하는 양상을 보이지만 서로 상관이 있는 것은 아니다. 정형 항정신병제 사용시 파킨슨 증상의 빈도는 50~70% 정도에 이르고 노인에서는 훨씬 더 발생 빈도가 높다고 알려져 있다. 더구나 노인에서는 정신병적 증상을 동반한 우울증 환자에 비해 치매 환자에서 훨씬 더 발생할 위험이 크다. 또한 여자가 남자 보다 더 취약하며 이전 약물에 의해 EPS를 경험한 병력이 있을 경우 더 위험성이 높고, 고강도 약물 일수록 파킨슨 증상이 더 흔하게 발생한다. 여러 가지 약물을 동시에 복용하는 노인에서는 특히 항정신병제의 혈중 농도를 증가시키는 약물의 상호작용에 의한 EPS의 발생 가능성을 염두에 두어야 한다. 예를 들어서 삼환계 항우울제, SSRIs, 부정맥 치료제를 사용할 경우 위험성이 높아진다. 가장 효과적인 이상적 치료 전략은 항정신병제를 감량하거나 저강도 전통 약제 또는 비정형 약제로 교체하는 것이다 (Wirshing, 2001)[1].

목이나 머리의 근육에 지속적으로, 조절할 수 없는 근육 수축이 발생하는 근육긴장이상은 약물을 처음 몇 번 복용하면 나타난다. 50%의 환자는 약물 치료 시작 48시간 내, 90%는 4일 이내에 발생한다 (Ayd, 1961)[2]. 파킨슨병과는 달리 노인에서는 발생률이 낮은 경향이 있다. 항콜린성 약제가 일반적으로 표준적 치료에 해당한다. 정형 항정신병제를 사용할 때는 예방적인 사용이 권장되지만, 노인에서는 이 부작용의 발생 빈도가 낮고 오히려 항콜린성 약제에 의한 심한 부작용의 위험성이 높기 때문에 고강도의 정형 항정신병제를 사용하는 경우라 하더라도 예방적으로 사용해서는 안된다 (Wirshing, 2001)[1]. 일단 증상이 발생하면 경구 약물이나 주사제로 치료할 수 있다. 약물은 30분 마다 반복 투여하고 호전될 때까지 3~4번 투여할 수 있다. 근긴장이상이 해결된 후 적어도 4주는 지나서 경구 약물을 정기적으로 복용하기 시작함으로써 재발을 방지할 수 있다.

정좌불능증 역시 약물이 최대 농도에 도달했을 때 발생한다. 종종 초조나 정신병의 악화로 오해된다. 주관적인 측면에서는 강하게 안절부절못하는 느낌 (internal restlessness)이 들고 객관적으로는 한자리에서 왔다갔다 하거나 다리를 꼼지락거리고, 안절부절못하는 것으로 보인다. 젊은 환자에서는 90%까지 경험한다고 보고되어 있으나 65세 이상의 노인에서는 15% 정도의 빈도로 발생한다. 비정형 약제는 발생 빈도를 많이 감소시키기는 했으나 여전히 어느 정도의 발생 위험은 존재한다. 항아드레날린성 약제가 일차 선택제로 사용된다. 이들의 베타 차단 (β- blocking) 효과뿐 아니라 세로토닌 수용체에 대한 베타 차단제의 교차 친화성 (cross affinity) 때문에 효과가 있는 것으로 추측되고 있다. 때로는 적절한 benzodiazepine 사용이 도움이 된다. 특히 진단이 확실하지 않을 때 좋다. 노인에서는 진정 작용에 주의를 해야 한다. 마지막으로 정형 항정신병제의 용량을 감소시키거나 정좌불능증의 위험성이 낮은 비정형 약제로 교체한다.

지연운동이상증 (tardive dyskinesia, 이하 TD)은 장기간 정형 항정신병제 사용시 발생하는데 젊은이에서는 3~5%의 발생률을 보이나 노인에서는 10배 이상 높다. 치매의 행동 및 정신증상 때문에 haloperidol로 치료받은 노인환자에서의 TD 발생률은 연간 25~50%에 달한다. 대부분의 TD는 환자가 자각하지 못하거나 생활 기능에 큰 지장을 주지 않기 때문에 특별한 치료 전략이 마련되어 있지는 않다. 지연근긴장이상 (tardive dystonia)의 경우 clozapine을 사용하고 무도병운동양 지연운동이상증 (choreic tardive dyskinesia)의 경우 risperidone이 가장 강력한 억제제로 사용된다.

비정형 항정신병제의 도입으로 치료 용량 범위 내에서는 EPS의 발생률이 상당히 낮아졌다고는 하지만, quetiapine을 제외하고는 (Samll 등, 1997)[3], EPS에서 완

1. Wirshing WC. Movement disorders associated with neuroleptic treatment. J Clin Psychiatry 2001:62 (suppl 21): 15-21
2. Ayd FJ. A survey of drug-induced extrapyramidal reactions. JAMA 1961: 175: 1054-1060

3. Small JG, Hirsch SR, Arvanitis LA, Miller BG, Link CG. Quetiapine in patients with schizophrenia. A high- and low-dose double-blind comparison with placebo. Seroquel Study Group. Arch Gen Psychiatry. 1997;54(6): 549-57

추체외로 부작용에 대한 약물 Drugs for Extrapyramidal Side Effects

전히 자유로운 약물은 없다. Risperidone도 2~6mg/d를 넘어서면 용량 의존적으로 파킨슨 증상이 증가한다 (Marder와 Meibach, 1994; Psuskens, 1995)[4,5]. 비슷하게 olanzapine도 20mg/d 이하의 용량에서 경미한 파킨슨 증상을 보인다 (Beasley 등, 1997)[6]. 그러나 아직은 경제적인 이점, 오랫동안 확립된 안전성과 효능 등 여러 가지 이유로 정형 항정신병제도 노인에서 널리 사용되고 있는 실정이다. 항정신병제에 의해 발행하는 EPS는 환자에게 고통스러울 뿐 아니라 약물 비순응을 낳을 수 있다. 특히 노인에서는 타인에 대한 의존이 더 커지고, 보행 장해, 요실금 및 사망률을 증가시킬 위험도 있다 (Wilson 과 MacLennan, 1989)[7].

4. Marder SR, Meibach RC. Risperidone in the treatment of schizophrenia. Am J Psychiatry. 1994; 151(6): 825-835
5. Peuskens J. Risperidone in the treatment of patients with chronic schizophrenia: a multi-national, multi-centre, double-blind, parallel-group study versus haloperidol. Risperidone Study Group. Br J Psychiatry. 1995; 166(6): 712-726
6. Beasley CM Jr, Hamilton SH, Crawford AM, Dellva MA, Tollefson GD, Tran PV, Blin O, Beuzen JN. Olanzapine versus haloperidol: acute phase results of the international double-blind olanzapine trial. Eur Neuropsychopharmacol. 1997; 7(2): 125-37
7. Wilson JA, MacLennan WJ. Review: drug-induced parkinsonism in elderly patients.
8. Weiden PJ. Prevention of acute extrapyramidal side effects. J Practical Psychiatry Behav Health 2: 240-3

02 항콜린성 약제 Anticholinergics

파킨슨 증상과 같은 EPS의 치료를 위해 항콜린성 약제를 오랫동안 사용하여 왔고 일부에서는 예방적으로 사용하기도 하지만, 최대 사용량을 사용한다 하더라도 부분적인 호전밖에는 얻을 수가 없다.

Benztropine, biperiden, procyclidine, 및 trihexyphenydil과 같은 약물이 여기에 속한다. 다른 약물에 비해 biperidine은 중추신경계에 더 많은 무스카린성 수용체에 대한 친화성이 더 높아서 혼돈 (confusion)을 초래할 가능성은 있지만 상대적으로 말초 효과는 적은 편이다. 작용 시간이 긴 항콜린성 약제인 benztropine을 trihexyphenidyl과 같은 단시간 작용 약물로 바꿀 때 EPS가 증가할 수 있다.

고역가의 항정신병제를 사용하다가 이 약물이 체내에서 다 배설되기 전에 항콜린제를 중단하면 EPS가 생길 수 있다. 따라서 정형 항정신병제에서 risperidone과 같은 비정형 약제로 교체할 경우 기존 약물을 천천히 줄이고 일 주일 이상은 항콜린성 약제를 계속 투여하는 것이 좋다 (Weiden 1996)[8]. 갑자기 중단하면 침분비, 눈물흘림, 배뇨, 설사와 같은 콜린성 반동 현상이 일어날 수 있다. 정좌불능증의 경우 항콜린성 작용과 항히스타민 작용을 동시에 갖고 있는 trihexyphenidyl이 benztropine 보다 더 낫다. 노인에서는 항콜린성 약제를 추가하기 전에 항정신병제를 감량하여 EPS를 해결하려는 시도를 해보는 것이 필요하다.

약물에 의해 유도된 파킨슨병의 치료에 항콜린성 약제를 사용하지만, 약물 감량이나 다른 약물로 교체하는 방법이 효과적이지 못했을 경우에만 권장된다. 따라서 노인에서 파킨슨 증상에 대한 예방적 사용은 금기이다.

1. 효능 Efficacy

항콜린성 약제들은 떨림, 강직, 무동증 (akinesia)과 같은 파킨슨 증상의 심각도를 감소시킨다. 그러나 앞서 기술한 바와 같이 최대 사용량을 사용한다 하더라도 부분적인 호전밖에는 얻을 수가 없다. 게다가 TD는 항콜린성 약제에 반응하지 않는다. 약에 따라 강도와 진정 효과 면에서는 차이가 있지만 항정신병제에 의해 유발된 EPS, 특히 파킨슨 증상의 치료에서의 효능에는 서로 별 차이가 없다.

2. 약물상호작용 Drug interactions

알코올이나 중추신경 억제제는 항콜린성 약제의 중추신경에 대한 효과를 강화하므로 주의 해야 한다. Amantadine을 병용하는 경우 항콜린성 부작용이 증가한다. Digoxin의 혈중 농도를 높일 수 있다. 소화기 운동성을 저하시켜 levodopa가 위장 내에서 비활성화 되어 효능을 떨어뜨릴 수도 있다. 삼환계 항우울제는 항콜린성 부작용을 증가시킨다.

3. 안전성 Safety

모든 약물이 말초에서 입마름, 시력 저하, 변비, 요 저류, 빠른 맥 등 atropine과 유사한 증상을 일으킬 수 있다. 이런 부작용은 감각 결핍, 요로폐쇄, 장운동 장애, 또는 심부정맥 등의 문제로 이미 상태가 좋지 않은 노인에서는 특별히 더 큰 문제가 될 수 있다.

항콜린성 약제들은 단기 기억력 저하, 지남력 상실을 동반한 섬망, 환각 및 망상과 같은 중추성 부작용도 일어날 수 있다. 노인 치매 환자는 이런 중추성 부작용에 특별히 취약할 수 있다. Diphenhydramine이 가장 졸리는 부작용이 크고 trihex-phenydil 이 가장 적다.

이들 약물은 모두 Pregnancy Category C에 속하므로 임신 중 첫 삼분기에 상용하지 않는 것이 좋고 특히 예방적으로는 사용하지 말아야 한다. 모유분비를 저해할 수 있는데, 수유부에서의 안전성은 확립되어 있지 않다.

4. 주의 / 지침 Warnings / Precautions

항콜린성 약제는 협우각녹내장, 장 폐쇄, 거대결장 (megacolon), 중증근무력증 (myasthenia gravis), 전립샘비대 및 협착성 소화성 궤양 (stenosing peptic ulcer)에서는 금기이다. 또한 빠른 맥, 부정맥, 저혈압 또는 고혈압과 같은 심혈관계 질환이 있는 사람에서도 조심해서 사용해야 한다.

드물기는 하지만 노인이나 뇌에 기질적 문제가 있는 환자 혹은 항콜린성 성질이 강한 clozapine이나 thioridazine과 같은 항정신병제 또는 amitriptyline과 같은 항우울제를 복용하고 있는 환자에게 항콜린제를 사용하게 되면 급성 독성으로 항콜린성 섬망에 빠지거나 마비성 장폐색을 일으킬 수도 있다. 이런 경우 약물 투여를 중단하면 48시간 이내에 대개 회복하나, 생명에 위협을 받는 경우는 physostigmine을 사용한다.

더운 날씨에 노출된 노인 알코올 환자, 중추신경계 질환자, 또는 더운 환경에서 일하는 사람은 항콜린성 약제의 작용에 취약할 수 있다. 심한 땀없음증 (anhidrosis)이나 치명적인 고열이 발생할 수 있다. 약물을 사용하는 환자의 약 1/3에서 우울감, 혼돈, 환각 또는 망상을 경험할 수 있는데 이는 용량 의존적이다. 병적 다행감 (euphoria)을 일으켜 약물 남용할 가능성도 있는데, trihexyphenidil과 같은 약물에서는 실제 그런 경우가 아주 드물다.

5. 투약지침 Dosing guidelines

EPS의 심각도에 따라 융통성 있고 개별화된, 경험적 용량으로 치료한다. 젊은 사람이 노인보다 더 높은 용량이 필요하고 내약성도 좋다. 위장장해를 피하려면 식사와 함께 복용하고 입마름을 최소화하려면 식전에 복용한다.

Benztropine의 통상 사용량은 하루 1~4mg이고 작용 시간이 가장 길어서 하루에 한번 복용이 가능하다. Trihexphenidyl을 사용할 경우 정좌불능증의 치료에 2mg씩 하루 4회 경구 투여한다. 보통 하루 1mg으로 시작하고 수시간 내로 EPS의 호전이 없으면 증량한다. 통상 경구 복용량은 5~15mg/d이다. 수일 후 EPS가 조절되면 감량하거나 중단하여도 증상이 재발하지 않을 수 있다. Biperidine의 경우 하루 2~16mg, procyclidine은 5~30mg을 2~4회로 나누어 복용한다. 근육긴장이상이 매우 심해서 응급상황에 놓일 경우는 benztropine 0.5~2mg을 정맥 주사한다.

03 항히스타민제 *Antihistamines*

EPS의 치료에 사용할 수 있는 항히스타민제로는 diphenhydramine을 들 수 있다. 가역적 히스타민 (H_1) 수용체 차단 작용과 함께 중추성 항콜린 작용을 갖기 때문에 급성 근육긴장이상의 치료에 사용한다. 비록 항콜린성 약제에 비해 EPS에 대한 효과가 덜하지만, 특히 노인에서 내약성이 더 좋다는 장점이 있다.

그러나 알코올이나 중추신경 억제제와 상호작용하여 진정효과가 강화될 수 있고 MAOI에 의해 작용시간이 길어지거나 항콜린성 효과가 강화될 수 있다.

가장 흔한 부작용은 진정작용인데, 일부 환자는 수일 후 내성이 생긴다. Diphen-hydramine은 항콜린성 약제 보다 더 졸리게 하는데 이런 효과를 정좌불능증 환자에게 이용할 수 있다. 입마름, 요저류, 현기증, 시력불선명, 및 불면증과 같은 항콜린성 부작용이 발생할 수 있다. 오심, 식욕부진, 설사 또는 변비가 생길 수도 있다. 통상 사용량에서 심장 부작용 발생은 드물다. 약은 태반을 통과하고 모유로 분비되는데, 임산부와 수유부에서의 안전성은 확립되어 있지 않다. 상당한 정도의 항콜린성 작용이 있으므로 협우각녹내장, 양성전립샘비대, 장 폐쇄 환자에서는 조심해야 한다. 대뇌 피질에 국소 병변이 있는 환자에서 간질모양 발작이 유발될 수도 있기 때문에 그런 환자에서 조심해야 한다.

25~50mg을 하루에 서너 번 투여한다. 통상 경구 복용량은 하루 50~300mg 사이다. 소화 장해를 없애기 위해서 음식과 같이 복용한다. 대부분의 경우 경구 투여 후 10~40분 내에 호전된다. 그러나 급성 근육긴장이상이나 성대문연축 (laryngospasm)과 같은 심한 증상이 발생하였을 때 25~50mg을 정맥 주사 한다.

04 도파민제 *Dopaminergics*

도파민제 중 항정신병제에 의한 EPS 치료에 사용할 수 있는 유일한 약물이 amantadine이다. Levodopa와 같은 특발성 파킨슨병 치료제는 효과가 불충분할 뿐 아니라 정신분열병이 있는 환자의 정신병을 악화시킬 위험이 있기 때문에 사용되지 않는다. Amantadine은 원래 항바이러스 제제로 알려졌으나 파킨슨병이나 항정신병제에 의한 가성 파킨슨병에 모두 효과적이다. 작용기전은 충분히 알려져

추체외로 부작용에 대한 약물   Drugs for Extrapyramidal Side Effects

9. Gianutsos G, Chute S, Dunn JP. Pharmacological changes in dopaminergic systems induced by long-term administration of amantadine. Eur J Pharmacol. 1985;110(3): 357-61

있지 않았지만 시냅스 전 신경 말단에서 도파민의 분비를 증가시키고 재흡수를 저해하는 능력과 상관이 있는 것으로 이해되고 있다. 또한 시냅스 후 도파민 수용체의 수를 증가시키거나 형태를 변형시키는 시냅스 후 효과도 있는 것으로 생각되고 있다 (Gianutos 등, 1985)[9].

좀 비싸다는 것과 항콜린성 약제 보다는 EPS에 대한 효과가 떨어진다는 약점이 있지만, 항콜린성 부작용이 없기 때문에 항콜린성 약제 금기에 해당하는 환자에게 사용하는 것이 도움이 된다. 또한 기억력 저해와 같은 부작용이 없는 것이 장점이다. 항콜린성 약제와 병용하면 항콜린성 부작용이 더 강화될 수 있다. 복합이뇨제 (triamterene/hyforchlorothiazide)를 병용하는 노인에서 혈중 농도가 증가한다.

부작용으로는 어지러움, 불면, 오심, 입마름, 시력불선명, 홍분, 불안, 집중력 저하와 같은 증상이 보고되어 있다. 정신병 증상은 드물지만 고용량에서 발생할 수도 있다. 소수의 환자에서 환각과 악몽을 보고하였고, 장기간 사용시 하지 피부에 그물울혈반 (livedo reticularis)이 생겼다는 보고가 있으나 모두 가역적 현상이다. 노인이나 신기능 장해가 있는 환자에서 혈중 농도가 증가하여 (>1.5 μg/ml) 부작용이 더 증가할 수 있다. Pregnancy Category C에 속하는 약물로 모유로 배출된다. 과량 복용 시 사망할 수 있는데, 그 기전은 심부정맥, 빠른맥 또는 고혈압에 의한 것으로 추정된다. 자살과 자살기도에 대한 보고도 있다. 정신 질환 병력이 있는 환자에서 정신병적 증상을 악화시킬 수 있다. 간질 발작을 일으킬 수 있고, catecholamine 분비를 유발하기 때문에 울혈심부전증이 있는 환자에서 조심해야 한다.

초기에 100mg 하루 두 번 투여로 시작하여 통상 경구 사용량은 100~400mg/d로 하루에 두 번 나누어서 투여한다. 48시간 이내 효과가 나타나고 2주 이내에 최대 효과를 얻을 수 있다. 신장으로 배설되기 때문에 노인이나 신장 기능저하시 용량을 줄여야 한다. 최대 효과는 투약 2주 후에 볼 수 있으나 4주가 지나면 효과가 감퇴한다.

05 | 베타 차단제 β-Blockers

파킨슨증과 TD에는 큰 효과가 없지만 삼환계 항우울제나 lithium에 의한 떨림과 원인 모를 떨림에는 도움이 될 수 있다. Propranolol, pindolol, betaxolol과 같은 약은 지용성으로 혈액뇌장벽을 통과하므로 일부 환자에서는 EPS를 호전시킬 수도 있다. 정좌불능증 치료에 효과적이나 작용 기전은 확실하지 않다. 심장에 선택성이 없는 propranolol이 가장 많이 사용되는 약물로, 혼한 부작용은 저혈압, 느린 맥, 어지러움, 졸음 등이다. 따라서 심장 기능이 좋지 않을 때는 위험할 수 있고, 기관지 천식이 있는 사람에서는 사용할 수 없다. 삼환계 항우울제, 항정신병제, 그리고 SSRI는 간에서의 대사를 저하시켜 propranolol의 혈중 농도를 증가시킬 수 있다. 노인에서는 항정신병제 자체의 α차단 작용이 있으므로 β차단제를 부가하여 사용하게 되면 말초 혈관 저항 (vascular resistance)이나 심장대상부전 (cardiac decompensation)에 빠질 수도 있으므로 매우 주의해야 한다. 통상적으로 30~120mg을 하루 3~4회 정도 나누어 복용한다. 이 용량에서 최대 치료 반응은 보통 24~48시간 이내에 나오며 심박수와 혈압의 저하는 미미하다.

CHAPTER 08

정신분열병
Schizophrenia

1. 역학 *Epidemiology*
2. 병태생리학 *Pathophysiology*
3. 증상 *Presentation*
4. 진단 *Diagnosis*
5. 치료 *Treatment*
6. 요약 *Summary*

정 희 연 | 서울의대

CHAPTER 08

정신분열병

Schizophrenia

정 희 연 | 서울의대

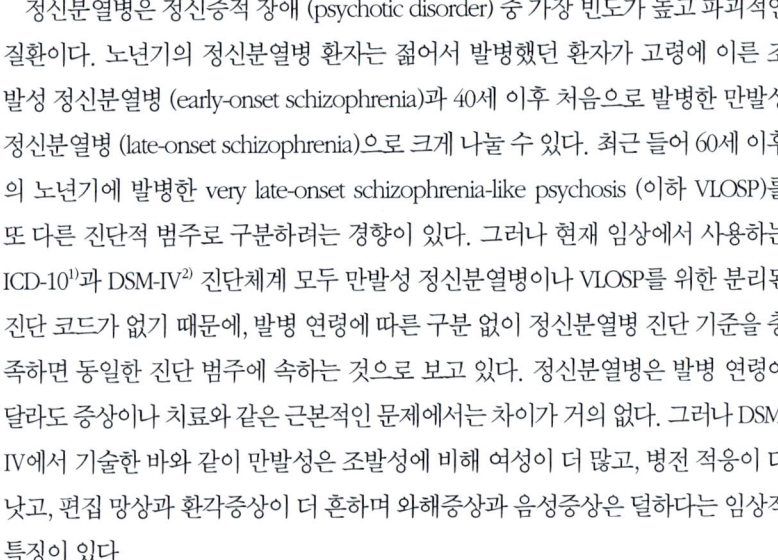

정신분열병은 정신증적 장애 (psychotic disorder) 중 가장 빈도가 높고 파괴적인 질환이다. 노년기의 정신분열병 환자는 젊어서 발병했던 환자가 고령에 이른 조발성 정신분열병 (early-onset schizophrenia)과 40세 이후 처음으로 발병한 만발성 정신분열병 (late-onset schizophrenia)으로 크게 나눌 수 있다. 최근 들어 60세 이후의 노년기에 발병한 very late-onset schizophrenia-like psychosis (이하 VLOSP)를 또 다른 진단적 범주로 구분하려는 경향이 있다. 그러나 현재 임상에서 사용하는 ICD-10[1]과 DSM-IV[2] 진단체계 모두 만발성 정신분열병이나 VLOSP를 위한 분리된 진단 코드가 없기 때문에, 발병 연령에 따른 구분 없이 정신분열병 진단 기준을 충족하면 동일한 진단 범주에 속하는 것으로 보고 있다. 정신분열병은 발병 연령이 달라도 증상이나 치료와 같은 근본적인 문제에서는 차이가 거의 없다. 그러나 DSM-IV에서 기술한 바와 같이 만발성은 조발성에 비해 여성이 더 많고, 병전 적응이 더 낫고, 편집 망상과 환각증상이 더 흔하며 와해증상과 음성증상은 덜하다는 임상적 특징이 있다.

1. World Health Organization. International Classification of Diseases. 10th rev. Geneva: World Health Organization, 1992
2. American Psychiatric Association, Diagnostic and Statistical Manual of Mental Disorders, text revision, 4th ed. Washington, DC: American Psychiatric Association;1994

01 역학 Epidemiology

정신분열병의 평생 유병률은 1%정도라고 알려져 있다. 발병 빈도에서 성별에 따른 차이는 없으나 발병 연령은 남자가 20대 초반으로, 20대 후반에 주로 발병하는 여자 보다 좀 빠르다.

미국의 자료에 의하면 65세 이상의 인구집단에서 정신분열병의 빈도는 0.1~1.0% 이며, 사립 요양원 (nursing home)에 거주하는 환자에서는 12%까지 높게 조사되었다 (Sajatovic 등, 2000)[3] 노년기 정신분열병 환자 중 대략 25%는 만발성이고 75%는 청소년기나 성인기 초기에 발병한 조발성 환자로 보인다 (Jeste 등, 1999; Koenig 등, 1994)[4,5]. 또 다른 자료에 의하면 45세 이후에 발병한 환자는 초발 정신분열병 중 10% 정도 된다 (Lacro 와 Jeste, 1997)[6]. VLOSP는 실제 아주 드문데, 발생 빈도는 17~24/100,00명 정도라고 조사된 바 있다 (Holden, 1987)[7].

02 병태생리학 *Pathophysiology*

일반적으로 정신분열병의 원인으로는 유전적 요인, 신경발달 이론, 도파민 가설과 같은 신경전달물질 이상에 대한 가설 등 다양한 신경생물학적 및 심리사회적 원인 가설들이 연구되고 있지만, 만발성 정신분열병과 관련된 연구결과는 많지 않다.

만발성 정신분열병의 위험 인자로는 여성, 은퇴, 사별, 친구의 사망, 그리고 신체적 장애와 같은 연령의 증가와 관련있는 사회적 요인들을 들 수 있다. 아직 이런 위험인자들이 체계적으로 연구되어 있지는 않고, 특히 여성에서 2:1~12:1까지 높은 발생 빈도를 보이는 것에 대한 설명도 쉽지 않다. 이에 대해서는 폐경 이후 estrogen의 보호 효과의 소실, 또는 여자가 평균 수명이 더 길다는 것, 또는 성에 따른 사회적 역할이나 도움을 청하는 방식에서의 차이 등 많은 가설이 있을 뿐이다. VLOSP 환자에서는 특별히 감각 결핍 (sensory deficit)의 유병률이 높다는 것에 대해 발병 위험인자로 오랫동안 논의되어 왔다. 임상 관찰에 의하면 청각이나 시각이 좋아지면 피해망상과 환각이 감소하더라는 보고도 있었지만 (Manford와 Andermann, 1998)[8], 발병 원인과의 상관성에 대해서는 아직도 논란이 많다.

유전적으로는 만발성과 조발성 정신분열병이 VLOSP 보다 친족에서 정신분열병의 이환율이 더 높다고 한다. 그러나 만발성 정신분열병의 친족에서 알쯔하이머 치매, 혈관성 치매, 루이체 치매 또는 apolipoprotein E 유전형의 빈도가 더 높지는 않다.

뇌 영상을 이용한 몇몇 연구에서 만발성 환자의 뇌 MRI에서 시상 (thalamus)의 크기가 더 크거나 (Corey-Bloom 등, 1995)[9] 또는 국소적 뇌혈관 이상과 같은 소견이 보고되었지만, 엄격하게 기질성 뇌 질환을 배제하고 나면 연령을 짝지은 대조

10. Casanova MF, Lindzen EC. Changes in gray-/white-matter ratios in the parahippocampal gyri of late-onset schizophrenia patients. Am J Geriatr Psychiatry. 2003;11(6):605-9

군과 비교시 뇌의 구조적인 차이는 없다고 본다. 최근 기능적 뇌 영상 연구에서 전두엽과 측두엽에서 관류저하 (hypoperfusion)가 보인다는 보고가 있었다. Casanova와 Lindzen (2003)[10]은 신경병리 연구에서 만발성 환자들의 해마이랑 (hippocampal gyri)에서 백질의 감소를 관찰하였다.

이상과 같이 조발성과 만발성 정신분열병은 발병 연령, 발병 전 특징, 증상의 프로파일 그리고 몇 가지 병태생리학적 특징에서 차이점을 보이기는 하지만, 아직은 그런 사실들로 병인 (etiology)이나 병태생리에서의 차이를 설명하기에는 매우 부족하다.

03 증상 Presentation

정신분열병의 증상은 크게 망상, 환각, 와해된 언어, 긴장증과 같은 양성 증상, 둔마된 정서, 운동성 실어증 (alogia), 무의욕, 무감동과 같은 음성 증상, 집중력과 기억 장해, 추상적 사고 장해와 같은 인지 증상 그리고 불쾌감, 불안정한 기분, 자살사고와 같은 기분 증상으로 대별할 수 있다. 이와 함께 병식의 장해와 운동 이상도 보일 수 있다. 정신병적 증상의 발현은 서서히 진행하는 잠행성부터 매우 급격하게 심해지는 급성에 이르기까지 다양하다. 정신분열병이 잠행성으로 시작하면서 아동기부터 있던 인격장애나 인지장해가 겹쳐서 진행하는 경우에는, 전구증상이나 정신병 자체가 언제 시작되었는지를 가늠하기 힘들다. 지금까지 알려진 바에 의하면, 잠행성으로 진행된 환자에서는 음성증상이 양성증상보다 수년 앞서서 나타나는 경우가 많다. 이러한 잠행성 발병은 불길한 징조로서 예후가 나쁠 것임을 시사한다. 반면, 좀더 급성으로 발병할수록 예후가 더 좋다고 알려져 있다. 역설적이지만, 장해가 심할수록 그리고 환경적 유발인자가 명백할수록 예후는 더 좋다. 조발성 정신분열병과 만발성 정신분열병을 임상 양상으로만 구별하기는 어렵지만, 증상과 경과에서 몇 가지 특징적인 차이를 보인다.

1. 조발성 정신분열병

일반적으로, 정신분열병은 시간이 흐르면서 정신병적 증상은 관해되는 경향이 있지만, 사회적 위축이나 정서적 무감동과 같은 음성 증상의 빈도와 강도는 연령과 함께 증가한다 (Sajatovic 등, 2000)[3] 노년기에도 병원에 입원 중인 환자들은 음성 증상이 더 심하고, 적응 기능이 나쁘며, 심한 인지 장해를 보인다. 지역사회에 거주하는 노인환자들도 생각보다 더 심각한 적응 장애와 증상을 갖고 있는데, 이때 인지 저하의 정도가 전반적 기능 수준의 황폐화를 예측하며 환자가 독립적인 생활을 유지할 수 있을지를 결정하는 중요한 요인이 된다 (Harvey 등, 1999)[11]. 만성 정신분열병 환자가 갖는 인지 장해는 정상 노화나 알쯔하이머 치매에서의 인지 장해와는 뇌병리 소견이나 신경생물학적 기전이 서로 다르다고 생각하고 있다 (Harvey, 2001; Religa 등, 2003)[12,13].

2. 만발성 정신분열병

조발성에 비해 여성이 더 많고, 직업 및 결혼력, 정신사회 기능이 더 좋다. 피해망상과 환각이 더 많이 나타나는데, 환각은 환촉, 환시, 환취를 더 많이 보인다. 상대적으로 사고형태의 장애 (formal thought disorder)를 보이는 경우가 더 적고 음성 증상의 발현도 더 적다. 특히 정동 둔마나 사회적 위축과 같은 증상은 60세 이상에서는 아주 드물다. 또한 와해 (disorganization) 증상도 조발성에 비해 적은 편이다. 병전 성격이 편집형이거나 분열형인 경우가 많아서 주변사람들 눈에 띄지 않고 서서히 개인 생활과 사회 적응의 변화가 진행된다. 비교적 경과가 양호하지만 자연적 관해는 드물고 약물 치료를 중단하면 정신병이 악화된다. 병식이 없어서 자발적으로 치료받는 경우가 드물고, 약물 비순응 때문에 자주 재발하는 경향이 있다.

만발성 정신분열병이 인지저하의 전구물 (precursor)이 되는지에 대해서는 논란이 많지만, 일반적으로 다른 기분장애에 비해 치매가 될 위험이 더 크지는 않다고 본다 (Rabins와 Lavrisha, 2003)[14]. 60세 이상에서 발병한 환자군이 정상 대조군에 비해 광범위한 인지기능적 결함을 보이지만 치매와 비교할 때, 학습능력이 보존되어 있으므로 양적 및 질적으로 차이가 난다. 조발성 정신분열병과 비교시 인지 결함의 유형에는 차이가 없다. 또한 앞서 언급한 바와 같이 만발성 정신분열병에서 각종 치매와의 유전적 연관성도 확인되지 않았다.

임상적 특징이나 경과에서 만발성 정신분열병이 만발성 망상장애 (late onset delusional disorder)와 구분되지 않기 때문에 인위적인 분류 기준에 의한 진단을 하기 보다는 망상분열병 (praphrenia)이라는 개념을 사용하기도 한다. VLOSP역시 조발성 정신분열과 비교하여 병전 기능 수준, 약물에 대한 더 좋은 반응, 안정적인 인지 기능을 보이는 것과 같은 임상적 특징과 뇌 영상에서의 차이를 근거

11. Harvey PD, Parrella M, White L, Mohs RC, Davidson M, Davis KL. Convergence of cognitive and adaptive decline in late-life schizophrenia. Schizophr Res. 1999; 4;35(1): 77-84
12. Harvey PD. Cognitive impairment in elderly patients with schizophrenia: age related changes. Int J Geriatr Psychiatry. 2001;16 Suppl 1: S78-85
13. Religa D, Laudon H, Styczynska M, Winblad B, Naslund J, Haroutunian V. Amyloid beta pathology in Alzheimer's disease and schizophrenia. Am J Psychiatry. 2003; 160(5): 867-72
14. Rabins PV, Lavrisha M. Long-term follow-up and phenomenologic differences distinguish among late-onset schizophrenia, late-life depression, and progressive dementia. Am J Geriatr Psychiatry. 2003;11 (6): 589-94

15. Howard R, Rabins PV, Seeman MV, Jeste DV. Late-onset schizophrenia and very-late-onset schizophrenia-like psychosis: an international consensus. The International Late-Onset Schizophrenia Group. Am J Psychiatry. 2000;157(2): 172-8
16. Barak Y, Aizenberg D, Mirecki I, Mazeh D, Achiron A. Very late-onset schizophrenia-like psychosis: clinical and imaging characteristics in comparison with elderly patients with schizophrenia. J Nerv Ment Dis. 2002;190(11): 733-6

로 또 하나의 독립적 진단 범주로 구분하기도 한다 (Howard 등, 2000; Barak 등, 2002)[15,16].

04 진단 Diagnosis

정신분열병에 대한 DSM-IV 진단 기준은 아래 〈표 1〉과 같다. 다섯 가지 아형으로 기술되어있다.

표 1. DSM- IV criteria for schizophrenia

A. Characteristic symptoms: Two (or more of the following, each present for a significant portion of time during a 1-month period (or less if successfully treated):
  (1) delusions
  (2) hallucinations
  (3) disorganized speech (e.g. frequent derailment or incoherence)
  (4) grossly disorganized or catatonic behavior
  (5) negative symptoms (i.e., affective flattening, alogia, or avolition)

  Note: Only one criterion A symptom is required if delusions are bizarre or hallucinations consist of a voice keeping up a running commentary on the person's behavior or thoughts, or two or more voices conversing with each other.

B. Social/occupational dysfunction: For a significant portion of the time since the onset of the disturbance, one or more major areas of functioning, such as work, interpersonal relations, or self-care, are markedly below the level achieved prior to the onset (or when the onset is in childhood or adolescence, failure to achieve expected level of interpersonal, academic, or occupational achievement).

C. Duration: Continuous signs of the disturbance persist for at least 6 months, This 6-month period must include at least 1 month of symptoms (or less if successfully treated) that meet criterion A (i.e., active-phase symptoms) and may include periods of prodromal or residual symptoms, During these prodromal or residual periods, the signs of the disturbance may be manifested by only negative symptoms or two or more symptoms listed in criterion A present in on attenuated form (e.g. odd beliefs, unusual perceptual experiences).

D. Schizoaffective and mood disorder exclusion: Schizoaffective disorder and mood disorder with psychotic features have been ruled out because either (1) no major depressive, manic, or mixed episodes have occurred concurrently with the active-phase symptoms, or (2) if mood episodes have occurred during active-phase symptoms, their total duration has been brief relative to the duration of the active and residual periods.

E. Substance/general medical condition exclusion: The disturbance is not due to the direct physiologic effects of a substance (e.g., a drug of abuse, a medication) or a general medical condition.

F. Relationship to a pervasive developmental disorder: If there is a history of autistic disorder or another pervasive developmental disorder, the additional diagnosis of schizophrenia is made only if prominent delusions or hallucinations are also present for at least a month (or less if successfully treated)

> Classification of longitudinal course (can be applied only after at least 1 year has elapsed since the initial onset of active-phase symptoms):
> Episodic with interepisode residual symptoms (episodes are defined by the reemergence of prominent psychotic symptoms): also specify if: with prominent negative symptoms.
> Episodic with no interepisode residual symptoms
> Continuous (prominent psychotic symptoms are present throughout the period of observation); also specify if: with prominent negative symptoms
> Single episode in partial remission: also specify if: with prominent negative symptoms
> Single episode in full remission
> Other or unspecified pattern
>
> From American Psychiatric Association, Diagnostic and Statistical Manual of Mental Disorders, text revision, 4th ed. Washington, DC: American Psychiatric Association, Copyright 2000

진단을 위해서는 현 정신 질환에 대한 병력을 자세히 조사하여 이전 삽화가 있었는지를 알아보는 것이 중요하다. 동시에 가족력을 포함하여 병전 기능과 병전 성격 등에 관한 정보를 얻는다. 그 후 정신과 및 내과적 진찰과, 정신상태 검사 및 신경학적 검사를 포함한 신체 검사를 한다. 또한 약물 선별검사를 포함한 일상적 실험실 검사를 시행한다 〈표 2〉. 모든 환자에게 일반적인 전체혈구계산, 전해질과 소변검사를 실시해야 한다. 흉부방사선, 간 기능검사와 갑상선 기능검사, 비타민 B_{12}와 엽산 농도검사 등도 시행하면 좋다. 기질성 원인을 배제하기 위해서 뇌파검사와 함께 뇌의 자기공명영상 (MRI)이나 전산화단층촬영 (CT)을 실시한다. 아주 드물게 요추 천자가 필요한 경우도 있다. 심장질환이 의심되거나 QTc 간격을 연장시키는 약물을 사용하려는 경우에는 심전도 검사를 시행해야 한다. 어떤 검사도 정신분열병을 진단할 수 있는 것은 없지만, 특히 노인환자에서는 정신병 증상을 일으킬 수 있는 다른 신체 질환이나 약물남용의 영향을 배제하고 동시에 정신병으로 인한 이차적 신체질환을 조사하기 위해 반드시 필요하다. 정신병적 증상 외에도 다른 기분 장애나 인지 장해가 있는지를 포함한 동반 이환 질환에 대한 평가와 환자의 자·타해 위험 정도와 자살 위험성에 대한 평가도 필요하다. 아울러 노인에서는 반드시 시력과 청력에 문제가 없는지에 대한 평가도 해야 한다.

05 치료 Treatment

젊은 환자에서와 마찬가지로 노년기 정신분열병 환자에서도 항정신병 약제가 가장 효과적인 치료 수단이다. 그러나 아직은 만발성 정신분열병 또는 노년기 환

정신분열병
Schizophrenia

자를 대상으로 한 수준 높은 정신약물 연구는 상대적으로 부족하다.

최근에는 추체외로 증상 (extrapyramydal symptoms, 이하 EPS)이나 지연운동이상증 (tardive dyskinesia, 이하 TD) 같은 부작용이 적다는 이유로 정형 항정신병제보다는 비정형 약제가 더 선호된다. 약물의 효능에 있어서는 서로 차이가 없지만 비정형 약제의 내약성과 순응도가 더 좋다. 약물의 선택은 환자의 특성과 부작용을 고려하여 결정하여야 한다.

1. 노인에서의 항정신병제 사용 원칙
The principles of use of antipsychotics in elderly

치료 전에 먼저 철저한 신체적 및 정신의학적 검사가 필요하다. 먼저 치료의 표적이 되는 정신병 증상을 평가해야 한다. 그리고 신체 질환과 약물로 유발된 상태를 배제하기 위한 일상적 검사실 검사가 필요하다 〈표 2〉. 일반 판매약, 대체의약이나 한약을 포함한 모든 복용 약물에 대한 조사를 해야 하고 때로는 특정 약물의 혈중 농도 모니터링이 필요할 수 있다.

노인은 노화에 따른 신장 배설이나 CYP450에서의 변화로 전반적인 약물 대사능력이 저하되어 있기 때문에 치료 효과가 없다고 성급히 증량하지 말고 충분한 시간을 두고 평가해야 한다. 노인은 처방되는 항정신병제의 용량이 젊은이에 비해 상당히 적음에도 불구하고, EPS와 TD에 대한 민감성 및 간질 발작의 위험성과 같은 부작용 발생 빈도가 더 높다고 알려져 있으므로 주의 깊은 부작용 감시가 필요하다. 또한 공존하는 신체 질환과 그 치료를 위해 사용하는 다양한 약물과의 상

표 2. Medical tests for evaluation of late onset psychosis

	In absence of delirium	In presence of delirium and dementia
Blood chemistries (B12, folate levels)	Yes	Yes
Thyroid function test	Yes	Yes
CBS with differential	Yes	Yes
Drug levles	Yes	Yes
ABG or oximetry	Only if clinically indicated	Yes
UA(culture as needed)	Yes	Yes
EKG	Only if clinically indicated	Yes
Chest X-ray	Only if clinically indicated	Yes
EEG	Not indicated	if needed
CT or MRI	May be needed	Yes
Heavy metal urine analysis	Usually not needed	Yes
Neuropsychological testing	Only if clinically indicated	Only if clinically indicated

호작용이 심각한 문제가 될 수도 있다. 특히 심전도에서 QTc 간격 연장을 예측하는 독립 위험인자 중 하나가 '65세 이상의 고령' 이므로 심혈관계 부작용에 특별히 주의해야 한다.

또한 노인환자는 약물 비순응률이 높고, 동반된 인지 장해로 복용법을 혼동하는 경우도 많기 때문에 약물 복용이 제대로 되고 있는지 수시로 점검하는 것이 필요하다.

노년기 정신분열병에서의 평균 표적 용량 (target dose)은 다른 정신증적 장애에서 보다 더 높은 편이다. 그러나 만발성 정신분열병 환자는 조발성 보다 더 적은 용량의 약물에 치료 반응을 보이는 경향이 있다 (Lacro와 Jeste, 1997; Grossberg와 Manepalli, 1995)[6,17]. 예를 들면, 전형적인 만발성 환자는 조발성에 비해 1/4~1/2, VLOS는 1/10정도의 용량에도 치료반응을 보인다. 노인환자에서는 항정신병제로 치료할 때는 적은 용량에서 시작하여 천천히 증량해야 하고 최소 유효 용량을 사용하며 부작용을 주의 깊게 감시해야 한다. 일반적으로 노인에서 적당한 초기 용량은 젊은 성인의 25% 정도이고 총 유지 용량은 30~50%가 된다. 그리고 가급적 다중약물요법 (polypharmacy)은 피하는 것이 좋고, 항상 잠재적인 약물 상호작용의 가능성을 염두에 두어야 한다.

2. 정형 항정신병제 Typical antipsychotics

1952년에 정신병의 치료에 chlorpromazine이 도입되면서, 이후 45년 이상 정형 항정신병제가 일차 치료제로 사용되어 왔고, 최근까지도 chlorpormazine과 같은 저역가 약물뿐 아니라 haloperidol과 같은 고역가 약물도 임상에서 많이 사용되고 있다. 이 모든 약제는 D_2 수용체에 주로 작용한다는 공통적인 특성을 갖는다. 정형 약제는 양성 증상의 치료에는 효과적이나 음성 증상에는 상대적으로 효과가 적다고 알려져 있다. 또한 정형 약제는 다양한 부작용을 발생시키는데, 특별히 노인에서 더 취약한 것들이 많다. 진정작용, 요로폐쇄, 변비, 입마름, 녹내장 및 혼돈과 같은 항콜린성 부작용, 파킨슨병이나 정좌불능증, 근육긴장이상과 같은 EPS, 그리고 TD가 대표적인 부작용이다. 이런 부작용들이 노인에서의 정형약제 사용을 상당히 제한하고 있다.

그 동안 시행된 노인 정신분열병 환자를 대상으로 한 이중맹검 또는 개방연구 결과에 의하면 chlorpromazine, trifluoperazine, haloperidol, thioridazine, fluphenazine 과 같은 항정신병 약제가 위약과 비교시 유의한 효과가 있었다 (Jeste 등, 1996)[18].

17. Grossberg GT, Manepalli J. The older patient with psychotic symptoms. Psychiatr Serv. 1995;46(1): 55-9

18. Jeste DV, Eastham JH, Lacro JP, Gierz M, Field MG, Harris MJ. Management of late-life psychosis. J Clin Psychiatry. 1996;57 Suppl 3: 39-45

정신분열병   Schizophrenia

그러나 내약성이 나빠서 순응도가 떨어진다는 것이 문제가 되었다.

정형 약제의 약물 효과는 서로 차이가 있다는 증거가 없기 때문에 약물 부작용 프로파일, 과거 약물 반응, 표적 증상 그리고 동반된 신체 질환을 고려하여 선택한다. 심혈관계 질환이나 양성전립샘비대 등 항콜린성 부작용에 민감한 환자에서는 haloperidol이나 fluphenazine과 같은 고역가 약물을 소량 투여하는 것이 좋고, 파킨슨병이 있는 환자에서는 저역가 약물이 더 낫다. 저역가 약물 투여 시 초기에 기립성 저혈압에 의한 어지러움, 빠른 맥, 실신, 낙상과 같은 부작용이 일어날 위험성이 높기 때문에 소량으로 시작하여 천천히 증량해야 한다. 항콜린성 약제를 동시에 복용하는 것은 가급적 피해야 한다. 노인에서는 적용 용량에서도 인지 장해를 일으킬 수 있기 때문이다. 초조가 심하거나 수면 장해가 있을 때는 소량의 thioridazine이 유용하다.

노인 정신분열병에서 haloperidol은 대개 하루 5~7mg정도 사용되지만, 치매의 정신 증상에는 1.5~2mg이 적당하다. Haloperidol 주사제도 급성 초조나 공격성을 보이는 환자에게 유용하게 사용되고 있다. Thioridazine은 하루 10~50mg부터 시작하지만, 우리나라에서는 판매가 금지되어 더 이상 사용되지 않는다. Promazine은 정신분열병에서는 60~200mg/d, 치매에서는 15~60mg/d로 사용된다. 데포 주사제는 약물 순응도가 좋지 않을 때에 사용하는 것이 좋다.

3. 비정형 항정신병제 Atypical antipsychotics

비정형 약제는 정형 약제가 갖는 D_2 수용체에 대한 높은 친화성은 없고 D_2 수용체에 대한 점유는 일시적이고 곧바로 해리되며 $5-HT_{2A}$ 수용체를 차단하여 세로토닌과 도파민의 균형을 유지 시킨다. 따라서 혈중 프로락틴 수준을 높이지 않고 인지 기능에 영향을 주지 않으며 EPS가 적다. 비정형 약제는 정신분열병의 증상 치료에서 정형 약물과 같은 정도의 효능을 갖고 있으며, 음성 증상의 개선에 더 효과적이다. 아직은 노인을 대상으로 한 자료가 많지는 않는데, 앞으로 각 약물들 간의 효능과 안전성을 직접 비교하는 대조 연구가 요구된다. 비정형 항정신병제가 EPS와 TD가 없다는 것 때문에 많이 각광을 받았지만, 최근 olanzapine과 clozapine에 의한 당뇨 발생 및 quetiapine에 의한 혈중 중성 지방의 상승과 같은 대사 이상 부작용이 보고되고 있으므로 노인환자 중 이미 신체질환을 갖고 있거나 그 질환의 가족력이 있는 경우 주의 해야 한다.

현재 국내에서 시판되고 있는 비정형 약제로는 clozapine, risperidone, olanzapine, quetiapine, ziprasidone, amisulpride, aripiprazole, zotepine이 있는데, 이들 약물에 대해서 최근까지의 임상 연구 결과와 사용 지침을 아래에 기술하였다.

1) Clozapine

Dibenzodiazepine 유도체인 clozapine은 치료 저항성 정신분열병과 양극성 장애의 치료에 유용하다고 알려져 있지만, 노인 정신분열병에서의 사용에 대한 자료는 적다. 또한 당뇨나 치명적인 부작용에 해당하는 무과립구증의 위험성 때문에 임상에서 이용이 제한되고 있다. 경구제제를 사용할 수 있다.

(1) 무작위 이중맹검 연구 Randomized, double-blind study

노인 정신분열병 환자를 대상으로 clozapine과 위약을 비교한 대조연구는 아직 없다. 노년기 만성 정신분열병 환자를 대상으로 12주 동안 clozapine과 chlorpromazine의 효능과 내약성을 비교한 Howanitz 등 (1999)[19]의 연구에서, 정신 및 행동 증상의 호전에는 두 약물간의 차이가 없었고 혈액학적 부작용이나 EPS와 같은 부작용 발생 빈도는 비슷하였다. chlorpromazine에서는 진정 작용이, clozapine 에서는 체중 증가와 빠른 맥이 더 많이 보고되었다.

(2) 사례보고 및 후향적 조사 연구 Case reports and retrospective survey

소수의 노인환자를 대상으로 한 증례 보고나 후향적 조사 연구는 많은 편이다. 초기에 Chengappa 등 (1995)[20]은 후향적 조사 연구에서 6명의 여성 노인을 대상으로 3주 동안 하루 300mg으로 빠르게 적정한 결과 어떤 환자도 견뎌내지 못하였고 기립성 저혈압과 무과립구증과 같은 부작용이 발생했다는 부정적인 보고를 한 반면, 다른 연구자들은 더 적은 용량으로 더 천천히 증량하였더니 67~77%의 환자에서 급성기 치료가 가능하였다는 상반된 보고를 하였다 (Oberholzer 등, 1992; Richards 등, 1996)[21,22]. 이들은 하루 평균 53~208mg으로 33~90%의 환자에서 현저한 증상 호전 반응을 얻었고 초기에 안정화된 환자는 비교적 장기간 (최장 39개월) 동안 별 다른 문제없이 계속 유지치료를 할 수 있었다고 하였다. 약물을 중단하게 되는 가장 흔한 부작용으로 기립성 저혈압과 같은 자율신경계 증상, 백혈구감소증, 고용량에도 불구하고 효능이 없음, 그리고 호흡기 합병증이었다. 이 밖에 대부분의 노인 정신병 환자를 대상으로 한 연구에서는 중등도 이상의 효능과 낮은 EPS 발현율을 보고하였고 또한 섬망, 졸음, 기립성 저혈압/낙상, 무과립구증/백혈구감소증 및 심장 독성과 같은 심각한 부작용의 발생을 보고하였다. Meltzer와 Okayli (1995)[23]의 clozapine과 자살률에 대한 연구에서 5년 동안 노인환자들에서 자살이

19. Howanitz E, Pardo M, Smelson DA, Engelhart C, Eisenstein N, Stern RG, Losonczy MF. The efficacy and safety of clozapine versus chlorpromazine in geriatric schizophrenia. J Clin Psychiatry. 1999; 60(1): 41-4

20. Chengappa KN, Baker RW, Kreinbrook SB, Adair D. Clozapine use in female geriatric patients with psychoses. J Geriatr Psychiatry Neurol. 1995;8(1): 12-5

21. Oberholzer AF, Hendriksen C, Monsch AU, Heierli B, Stahelin HB. Safety and effectiveness of low-dose clozapine in psychogeriatric patients: a preliminary study. Int Psychogeriatr. 1992;4(2): 187-95

22. Richards SS, Sweet RA, Ganguli R. Clozapine:acute and maintenance treatment in late life psychoses. Am J Geriatr Psychiatry 1996; 4: 377-378

23. Meltzer HY, Okayli G. Reduction of suicidality during clozapine treatment of neuroleptic-resistant schizophrenia: impact on risk-benefit assessment Am J Psychiatry. 1995; 152(2):183-90

없었다는 점에서 clozapine이 노인 자살률 감소에 도움이 될 가능성을 시사하였다. Alvir 등 (1993)[24]은 고령이 무과립구증의 위험성이 높은 것과 상관이 있고 여성은 백혈구감소증과 상관이 있었다고 보고하였다. 이런 문제 때문에 대부분의 임상가들은 clozapine을 노인 정신병 치료에서 일차 약물로는 선택하지 않고 있다.

(3) 요약 Summary for clozapine used for elderly schizophrenia

clozapine은 EPS나 TD의 발생이 거의 없으면서, 정신병의 양성 및 음성 증상, 치료 저항성 정신분열병, 난폭과 공격성에 대한 효능을 보이는 이점이 있다. 그러나 치명적인 부작용 발생의 위험성을 고려하면, 노인에서도 치료 저항성 정신분열병, TD 발생 또는 정형 항정신병 약제에 대한 내성이 없는 경우에만 국한해서 사용하는 것이 좋다. 초기 용량은 6.25~12.5mg/d로 시작하고 천천히 증량을 해야 하는데 노인에서의 권장 용량은 25~150mg/d 이다. 치매의 정신병적 증상 치료에는 그 보다 적은 25~50mg/d를 사용한다.

2) Risperidone

Risperidone은 benzisoxazole 유도체로 정신병 치료에서 일차 치료제로 널리 사용되고 있다. 양성 및 음성 증상의 개선에 효과적이고 EPS가 적다는 이점이 있다. 다른 비정형 약제에 비해 정신병뿐 아니라 치매의 행동 및 정신 증상의 치료에 대한 연구도 가장 많이 되어 있다. 경구제제 및 장기지속형 주사제가 시판되고 있다.

(1) 무작위 이중맹검 연구 Randomized, double-blind study

Jeste 등 (2003)[25]의 다기관 국제공동 연구에서 노인 만성 정신분열병 환자 175명을 대상으로 risperidone과 olanzapine의 효과와 안전성을 비교하였다. Risperidone (중앙값 2mg/d)과 olanzapine (중앙값 10mg/d)은 8주간의 임상 시험에서 정신병 증상의 호전 정도와 EPS 관련 부작용의 출현에서 서로 차이가 없었다. 다만 Olanzapine에서 체중 증가가 유의하게 더 많았다.

(2) 개방연구 Open-label trial

103명의 노인 정신분열병 또는 정신분열정동장애 환자 (평균 71세)를 대상으로 한 12주간의 후향적 연구에서도, risperidone (평균 용량 2.4±1.3mg/d)이 증상의 심각도와 EPS를 효과적으로 감소시키며 특별한 부작용은 없었고, 내약성도 좋았다 (Madhusoodanan 등, 1999)[26]. 그 이후 노인 정신병 환자에서 12개월 동안의 장기 사용 성적을 얻기 위한 다국가 개방 임상 시험에서는 초기 용량을 하루 0.5mg부터 시작하여 하루 최대 4mg (하루 두 번 분복)까지 증량하도록 한 결과, 하루 3~4mg을 복용한 환자에서 최대의 임상적 호전을 얻었으며 이 후에도 1년간 지속적인 증상의 호전을 보였고, 치료 전에 비해 EPS도 점차 감소하고 TD 발생률이 낮았다고 보고하였다 (Davidson 등, 2000)[27].

(3) 후향적 비교 연구 Retrospective, comparative study

Barak 등 (2002)[28]은 risperidone을 정형 항정신병제와 비교하였다. 51명의 노인 만성 정신병 환자를 대상으로 급성기를 포함한 18개월간 정형 약물과 risperidone으로 치료한 후, 양쪽 치료군 모두 증상의 유의한 호전이 있었으나 risperidone 치료군에서 호전 정도가 유의하게 더 컸고 부작용의 출현도 유의하게 적었다고 보고하면서 노인 만성 정신병 환자에서는 정형 약제에서 risperidone과 같은 비정형 약제로 교체하는 것이 더 바람직하다고 주장하였다.

(4) 사례연구 Case reports

노인 정신병 환자 11명을 대상으로 risperidone을 사용한 12주간의 개방연구 결과 (평균 최대 용량 2.4mg/d), 하루 3mg 이상인 집단과 3mg 이하인 집단 모두에서 양성 및 음성 증상에 유의한 호전이 있었으며, EPS, 진정 작용, TD, 항콜린성 부작용이 적었는데 가장 흔한 부작용은 어지러움 (22%)이었다. 그러나 임상적으로 의미 있는 활력 징후 이상이나 임상 검사상의 이상은 없었다 (Madhusoodanan 등, 1995)[29].

(5) 요약 Summary for risperidone used for elderly schizophrenia

대부분의 임상 시험에서 risperidone은 중등도 이상의 효능이 있음이 보고되었다. 가장 흔한 부작용은 진정, 용량의존적 EPS, 어지러움 및 기립성 저혈압이었다. 그러나 노인에서 특히 문제가 되는 TD와 항콜린성 부작용의 발생률이 낮다는 것이 이점이 될 수 있고, 또 몇몇 개방 연구에서는 항콜린성 부작용이 적은 것과 관련이 있을 것으로 보이는 인지 기능의 향상을 보였다 (Gareri 등, 2003)[30].

Risperidone은 노인 정신분열병에 대한 1차 치료제로 선택할 수 있다. 노인에서 초기 용량은 0.5mg씩 하루 한 번 또는 두 번 복용하고, 하루에 0.5mg씩 증량하는 것이 좋다. 노인에서 통상 사용량은 1.25~3.5mg/d이다. 6mg/d이상의 용량에서는 치료 효과가 더 좋아지기 보다는 EPS 발생 위험이 더 높아진다. 치매의 정신증상에서는 정신분열병 보다 더 적은 0.25~2mg/d를 사용한다. 장기 지속형 주사제 (risperdal consta)도 치료 선택에 들어갈 수 있으나 노인에서의 안전성과 효능이 아직 명확하게 입증되지 않았다.

---

27. Davidson M, Harvey PD, Vervarcke J, Gagiano CA, De Hooge JD, Bray G, Dose M, Barak Y, Haushofer M. A long-term, multicenter, open-label study of risperidone in elderly patients with psychosis. On behalf of the Risperidone Working Group. Int J Geriatr Psychiatry. 2000; 15(6):506-14

28. Barak Y, Shamir E, Weizman R. Would a switch from typical antipsychotics to risperidone be beneficial for elderly schizophrenic patients? A naturalistic, long-term, retrospective, comparative study. J Clin Psychopharmacol. 2002;22(2): 115-20

29. Madhusoodanan S, Brenner R, Araujo L, Abaza A. Efficacy of risperidone treatment for psychoses associated with schizophrenia, schizoaffective disorder, bipolar disorder, or senile dementia in 11 geriatric patients: a case series. J Clin Psychiatry. 1995;56(11): 514-8

30. Gareri P, De Fazio P, Stilo M, Ferreri G, De Sarro G. Conventional and atypical antipsychotics in the elderly. Clin Drug Invest 2003; 23(5): 287-322

3) Olanzapine

Olanzapine은 clozapine과 비슷한 구조를 가진 thienobenzodiazepine계 항정신병제로 세로토닌, 도파민, 히스타민, α아드레날린 및 콜린성 수용체에 작용한다.

정형 약제에 비해 양성 및 음성 증상에 효과가 좋고 운동성 부작용이 더 적다는 장점이 있어서 현재 정신분열병, 양극성 장애 조증기의 치료제로 많이 사용되고 있다. 노인에서도 비교적 안전하게 사용되며, 노인 정신분열병, 정신분열정동장애, 치매에 동반되는 행동장애 및 정신병적 증상의 치료에 사용한다. 경구 제제 및 급성 정신병 증상에 사용하는 근육 주사제도 마련되어 있다.

(1) 무작위 이중맹검 연구 Randomized, double-blind trials

평균 유병기간이 36.5년인 노인 정신분열병 또는 분열정동장애 환자 175명을 대상으로 가장 많이 사용되고 있는 비정형 약물인 risperidone (1mg~3mg/d, 중앙값 2mg/d)과 olanzapine (5mg~20mg/d, 중앙값 10mg/d)을 8주간 사용하여 결과를 비교한 연구에서, 두 약물 모두 유의한 수준의 증상 및 EPS의 호전을 보였으나 약물에 따른 의미 있는 차이는 없었고, 부작용 발현 위험도 비교적 낮았다 (Jeste 등, 2003)[25]. 또 60세 이상의 노인 정신분열병 환자 117명을 대상으로 olanzapine과 haloperidol의 효능을 비교한 연구에서는, 치료 후 6주 시점에서 olanzapine (평균 11.9mg/d)이 haloperidol (9.4mg/d)보다 정신병 증상에 대한 효과와 안전성이 더 뛰어나다는 결과를 보여주었다. 항콜린성 약물로 교정되는 부작용에서는 서로 차이가 없었다 (Kennedy 등, 2003)[31].

(2) 개방 연구 Open-label trial

노인 정신병 환자에서 risperidone (평균 3mg/d)과 olanzapine (평균 10mg/d)을 직접 비교한 연구에서 치료 반응률 (각각 78%, 75%)과 치료 중단율 (모두 22%)에는 서로 차이가 없었고 신체 질환이 동반되어 있는 노인환자에서도 비교적 안전하게 사용할 수 있었다고 보고하였다 (Madhusoodanan 등, 1999)[32]. 이전에 다른 항정신병제에 치료 저항성을 보였던 노인환자 58명을 대상으로 후향적으로 의무기록 분석을 한 결과 60.3%의 환자가 olanzapine으로 호전되었다. 38%의 환자에서 부작용이 보고되었는데, 섬망, EPS, 졸음 등이 가장 흔했다. 노인환자에서 olanzapine에 의한 TD 발생률은 젊은이의 6배에 달했다. (Solomons와 Geiger, 2000)[33]. Madhusoonan 등 (2000)[34]은 11명의 입원한 노인 정신병 (정신분열병 혹은 정신분열정동장애) 환자를 대상으로 한 소규모 연구에서 olanzapine 하루 5~20mg의 효과와 안전성을 평가한 결과, 7명의 환자에서 양성 및 음성 증상의 호전이 있었다고 하였다. 가장 흔한

---

31. Kennedy JS, Jeste D, Kaiser CJ, Golshan S, Maguire GA, Tollefson G, Sanger T, Bymaster FP, Kinon BJ, Dossenbach M, Gilmore JA, Breier A. Olanzapine vs haloperidol in geriatric schizophrenia: analysis of data from a double-blind controlled trial. Int J Geriatr Psychiatry. 2003;18(11): 1013-20

32. Madhusoodanan S, Suresh P, Brenner R, Pillai R. Experience with the atypical antipsychotics--risperidone and olanzapine in the elderly. Ann Clin Psychiatry. 1999;11(3): 113-8

33. Solomons K, Geiger O. Olanzapine use in the elderly: a retrospective analysis. Can J Psychiatry. 2000;45(2):151-5

34. Madhusoodanan S, Brenner R, Suresh P, Concepcion NM, Florita CD, Menon G, Kaur A, Nunez G, Reddy H. Efficacy and tolerability of olanzapine in elderly patients with psychotic disorders: a prospective study. Ann Clin Psychiatry. 2000;12(1): 11-8

부작용은 체중 증가, 가벼운 항콜린성 효과, 가벼운 어지러움, 기립성 저혈압이었다. 또 다른 소규모 연구에서는 27명의 노인 정신분열병 환자에서 olanzapine을 하루 평균 8.4mg씩, 평균 6.2주 복용한 후 EPS의 유의한 호전이 있었고 간이정신상태검사(Mini-Mental State Examination)로 평가한 인지 기능의 저하도 없었다고 하였다 (Sajatovic 등, 1998)[35]. 대만에서 시행한 한 연구에서 65세 이상의 노인환자에서 olanzapine 2.5~20mg/d로 4주간 급성기 치료를 한 결과 기질성 정신장애보다는 기능성 정신병 환자의 평균 용량이 더 높았다. 가장 흔한 부작용은 졸음, 어지러움, 하지 위약 또는 운동 완만 등이었고, 치료 전에 비해 유의한 수준의 체중 증가 (2.2%), 혈중 중성지방 (39.9%) 및 혈당(8.9%)의 상승 소견을 보였다 (Hwang 등, 2003)[36].

(3) 요약 Summary for olanzapine used for elderly schizophrenia

노인에서의 연구가 많지는 않지만, 정신분열병, 정신분열정동장애, 그리고 치매의 행동 및 정신 증상의 치료에 효과적이며 EPS가 적어서 비교적 내약성이 좋다는 데는 의견이 일치된다 (Kennedy 등, 2001)[37]. 또한 젊은 환자나 노인환자 모두에서 인지 기능의 저하가 없고, haloperidol이나 risperidone과 비교 시 인지 기능(procedural learning)의 호전이 더 크다는 보고 (Purdon 등, 2000)[38]를 고려하면 노인에서 사용시 이점이 될 수 있을 것이다. 그러나 체중 증가와 같은 부작용은 심혈관계 동반 이환 질환이 있는 노인에서는 특히 문제가 될 수 있다.

노인 정신병 환자에서는 권장되는 치료 용량은 보통 5~10mg/d이다. 치매의 정신 증상 치료에서는 그 보다 더 낮은 5~7.5mg/d을 사용한다. 노인은 노화로 인한 약동학적 변화로 청소율이 감소될 수 있으므로, 저용량으로 시작하여야 한다.

4) Quetiapine

Quetiapine은 dibenzothiazepine으로 clozapine과 구조적으로 유사하다. EPS 없이 양성 및 음성 증상에 대해 좋은 효과를 보인다. 그러나 노인에서의 사용에 관한 자료는 많지 않다. Quetiapine에 대한 몇 가지 연구 결과는 예비적인 수준이다. 경구제제가 마련되어 있다.

(1) 개방 연구 Open-label trial

Mintzer 등 (2004)[39]은 노인에서 quetiapine과 risperidone의 내약성을 비교하는 무작위, 개방 연구를 시행하였다. 연구 대상은 정신병과 관련 있는 각종 신경정신과 질환을 앓는 노인으로 4개월의 치료 기간 동안 EPS의 발생을 조사하였다. 그 결과 quetiapine (중앙값 200mg/day)이 risperidone (중앙값 3mg/day)에 비해 EPS 발생 빈도가 현저히 적었으며 정좌불능증이나 과다근육긴장증 (hypertonia)의 발생도 더 적었다고 보고하였다.

DSM-IV 기준의 정신증적 장애 (psychotic disorder)에 해당하는 노인환자 151명을 대상으로 시험한 연구에서, 12주 후 용량의 중앙값은 100mg/d였고 가장 흔한 부작용은 졸음 (32%), 어지러움 (14%), 기립성 저혈압 (13%), 초조 증상(11%)이었다. EPS는 6%에서 발생하였으며, 투약 전 보다 유의하게 호전되는 경향을 보였다. QTc 연장을 포함한 다른 부작용은 거의 없었다고 하였다 (McManus 등, 1999)[40]. Tariot 등 (2000)[41]은 치매나 신체질환에 의한 정신병을 포함한 노인 정신병 환자에서 quetiapine의 1년간의 장기 사용 성적을 조사하였다. 72%의 환자는 알쯔하이머병을 포함하는 일반 신체질환에 의한 정신병이었고 28%는 주요 정신병이었는데, 약물 용량의 중앙값은 137.5mg/d였다. 치료 조기 중단율이 52%였고, 가장 흔한 부작용이 졸음 (33%)으로 이는 히스타민 수용체 (H_1) 저해작용이 강한 것과 상관이 있는 것으로 보인다. 어지러움 및 기립성 저혈압도 보고되었으나 치료를 중단할 사유가 될 정도로 심하지는 않았다. EPS는 13%정도로 발생률이 낮았는데, 조사 종결 시점에서 EPS와 TD 평가척도 점수는 약물 투여 전보다 유의하게 호전되었고, 많은 환자들이 심혈관계 약물을 복용하고 있었으나 특별한 부작용은 발생하지 않았다고 하였다.

(2) 사례 보고 Case report

정신병 증상을 보이는 7명의 61~72세의 노인 입원 환자에서 사용한 결과 4명이 치료 반응을 보였고 세 명의 환자에서 이미 존재하던 EPS가 감소하였고 부작용으로는 가벼운 기립성 저혈압, 어지러움, 졸음이 나타났다 (Madhusoodanan 등, 2000)[42].

(3) 요약 Summary for quetiapine used for elderly schizophrenia

노인 정신분열병에서의 연구 결과는 예비적이다. 무스카린성 수용체에는 친화성이 없으므로 심각한 항콜린성 부작용 발생이 드물고 EPS 및 TD 발생 위험성이 낮아서 부작용에 민감한 노인환자에게 적합한 약물이다. 또한 간의 cytochrome 효소에 의해 대사되는 약물과 상호작용이 거의 없어서 다른 향정신성약물과 병용에 유리한 점이 있다. 파킨슨병이나 무운동-경축 질환 (akinetic-rigidity disorder)을 앓는 환자의 정신증적 증상의 치료에 적당한 약물은 EPS 위험이 가장 적은 clozapine과 quetiapine을 들 수 있지만 quetiapine은 정기적인 혈액 검사가 필요 없기 때문에 일차약으로 선택될 수 있다.

다른 항정신병제에서와 같이 quetiapine도 노인에서는 청소율이 30~50% 감소하

---

40. McManus DQ, Arvanitis LA, Kowalcyk BB. Quetiapine, a novel antipsychotic: experience in elderly patients with psychotic disorders. Seroquel Trial 48 Study Group. J Clin Psychiatry. 1999;60(5): 292-8
41. Tariot PN, Salzman C, Yeung PP, Pultz J, Rak IW. Long-Term use of quetiapine in elderly patients with psychotic disorders. Clin Ther. 2000; 22(9): 1068-84
42. Madhusoodanan S, Brenner R, Alcantra A. Clinical experience with quetiapine in elderly patients with psychotic disorders J Geriatr Psychiatry Neurol. 2000;13(1): 28-32

기 때문에 초기 용량을 25mg/d로 시작하고 1~3일 마다 25~50mg을 증량시켜 적정 용량에 이르도록 한다. 노인 정신분열병에서의 통상적인 치료 용량은 200~300mg/d 이고, 치매의 정신증적 증상에서는 50~100mg/d를 사용한다.

5) Ziprasidone

Ziprasidone은 D_2 수용체 차단보다 5-HT_2 수용체 차단 비율이 더 높은 항정신병제이다. 정신병의 양성 및 음성증상뿐 아니라 기분 증상에도 효과가 있다. 아직은 노인에서 연구가 거의 되어 있지 않다. 약리적 특성상 노르아드레날린 및 세로토닌 재흡수를 저해하기 때문에 노인 우울증 환자의 25~45%에 해당하는 정신병 증상이 동반된 주요 우울장애의 치료에 사용될 가능성이 있다 (Sweet와 Pollock, 1998)[43]. 또한 항콜린성 부작용이 적기 때문에 정형 항정신병약제에 비해 인지 기능에 대한 장해가 적어서 노인이나 치매 환자에서는 더 유리한 점이 있을 것으로 기대된다. 다른 비정형 약제와는 달리 신경학적 부작용 또는 체중 증가나 신경내분비적 부작용의 위험도가 낮다는 것이 장점이라고 할 수 있으나, QTc 간격을 지연시킬 위험성이 있다. 경구제제와 급성 정신병의 치료에 사용하는 근육 주사제가 있다.

Berkowitz (2003)[44]는 ziprasidone이 치매 관련 행동 증상을 보이는 환자의 초조, 정신병, 우울, 인지 장해를 효과적으로 개선시키며 약물 상호작용이나 기립성 저혈압과 같은 노인에서 취약한 부작용이 적었다는 증례를 보고하였다. Greco 등 (2005)[45]은 23명의 노인 치매 환자의 급성 초조 (acute agitation)의 치료에 ziprasidone 근육 주사제를 사용한 후 안전성을 평가한 결과, 치료 전후의 QTc 간격에서 유의한 차이가 없었고 심장독성과 관련된 부작용이 예상되었던 것 보다 더 적었다고 하였다. Cole 등 (2005)[46]도 치매 환자에서의 사용에 관한 일련의 증례 보고를 통해 ziprasidone 20~160mg/d 를 사용한 결과 문제가 되는 심장 부작용이나 다른 부작용이 없었다는 보고를 하면서, 처음에 생각했던 것 보다는 노인에서 안전하게 사용할 수 있을 것이라고 주장하였다.

Ziprasidone은 연령과 성차이에 따른 약동학적 차이가 임상적으로는 의미가 없다. 노인에서 권장되는 용량은 20~40mg/d이다.

6) Aripiprazole

aripiprazole은 D_2 수용체에 부분효능활성 (partial agonist activity)을 갖는 quinolinone 유도체이다. 또한 시냅스 전 자가 수용체에 대해 D_2 작용제로, 시냅스 후 D_2 수용체에는 대항제로 작용한다. 15~30mg/d 정도의 용량에서 정신분열병 치료에 효과적이다. 경구제제를 사용할 수 있다. 최근 알쯔하이머 치매 환자를 대상으로

43. Sweet RA, Pollock BG. New atypical antipsychotics. Experience and utility in the elderly. Drugs Aging 1998;12(2): 115-127
44. Berkowitz A. Ziprasidone for dementia in elderly patients: case review. J Psychiatr Pract. 2003 Nov; 9(6): 469-73.
45. Greco KE, Tune LE, Brown FW, Van Horn WA. A retrospective study of the safety of intramuscular ziprasidone in agitated elderly patients. J Clin P
46. Cole SA, Saleem R, Shea WP, Sedler M, Sablosky M, Jyringi D, Smith A. Ziprasidone for agitation or psychosis in dementia: four cases. Int J Psychiatry Med. 2005;35(1): 91-8

10주간에 걸친 무작위, 위약대조 실험 결과가 발표되었다 (De Deyn 등, 2005)[47]. Aripiprazole은 초기 용량을 2mg/d로 시작해서 적정하였는데, 연구 종료 시점의 평균 용량은 10mg/d였다. 정신병 증상은 위약보다 의미 있게 호전되었으나, EPS는 위약과 차이가 없었다. 그러나 아직은 노인 정신분열병에 대한 자료는 없다. 노인에서 권고되는 치료 용량은 15~30mg/d이다. 비교적 부작용이 적어서 노인의 정신병 치료를 위한 1차 치료제로 선택될 수 있다.

7) Zotepine

Zotepine은 D_1, D_2 및 5-HT_2 수용체에 작용하는 항정신병제이다. α_1과 H_1 수용체에도 결합하고 노르아드레날린의 재흡수를 방해한다. 경구제제를 사용할 수 있다.

특별히 노인에서 시행된 임상 시험자료는 아직 없다. 다만 급성으로 악화된 정신분열병환자를 대상으로 정형약제인 chlorpromazine과의 효능 및 안전성을 비교한 연구 (Cooper 등, 2000)[48]와 같은 연구자들이 시행한 재발 방지 효과에 대한 연구(Cooper 등, 2000)[49]에 의하면 zotepine은 chlorpromazine 보다 효과와 안전성에서 더 뛰어나며, 특히 EPS 발생률은 위약과 같은 수준이었다고 한다. Systematic review 결과, 대부분의 연구는 비교적 단기간 (4~12주)에 걸친 것으로 정신병에 대한 효능이 정형 약제보다 더 낮다는 자료는 제한되어 있으나 운동성 부작용은 더 적은 것 같다는 결론을 내렸다. 아직은 다른 비정형 약제와의 차이에 대한 연구가 제대로 되어 있지 않다 (Fenton 등, 2000)[50]. 특히 노인 정신병 환자를 대상으로 한 연구는 거의 없다. 노인에서의 권장 사용 용량은 75~100mg/d이다.

8) Amisulpride

Amisulpride는 sulpride와 같은 substitute-benzamide로 D_2와 D_3 수용체에 강한 선택적 친화성을 갖고 있다. 동물 실험에서 저용량에서는 시냅스 전 D_2와 D_3 자가 수용체를 선택적으로 차단하고 고용량에서는 시냅스 후 D_2 수용체를 차단한다. 따라서 저용량 (50~100mg/d)에서 탈억제 (disinhibitory) 또는 자극 (stimulating) 효과가 있고 고용량 (300~1200mg/d)에서는 양성증상에 대한 항정신병 효과를 갖는다. 정형 약제에 비해 EPS는 적지만 용량의존적으로 고프로락틴 혈증을 초래한다. 프랑스에서 개발되어 유럽에서 많이 사용하는 약물로 노인에서의 임상 시험은 거의 되어 있지 않다. 노인에게서 일반적으로 저혈압과 진정을 조심하되 용량을 줄이거나 조절할 필요 없이 대체로 400~600mg/d를 사용한다.

---

47. De Deyn P, Jeste DV, Swanink R, Kostic D, Breder C. Aripiprazole for the Treatment of Psychosis in Patients With Alzheimer's Disease: A Randomized, Placebo-Controlled Study. J Clin Psychopharmacol. 2005; 25(5):463-467

48. Cooper SJ, Tweed J, Raniwalla J, Butler A, Welch C. A placebo-controlled comparison of zotepine versus chlorpromazine in patients with acute exacerbation of schizophrenia. Acta Psychiatr Scand. 2000a; 101(3):218-25

49. Cooper SJ, Butler A, Tweed J, Welch C, Raniwalla J. Zotepine in the prevention of recurrence: a randomised, double-blind, placebo-controlled study for chronic schizophrenia Psychopharmacology (Berl). 2000b;150(3): 237-43

50. Fenton M, Morris S, De-Silva P, Bagnall A, Cooper SJ, Gammelin G, Leitner M. Zotepine for schizophrenia. Cochrane Database Syst Rev. 2000;(2): CD001948

9) Sertindole

Sertindole은 심부정맥 발생과 급사 때문에 제조회사가 1998년 12월에 판매를 중지하였던 새로운 항정신병제이다. 유럽에서는 2002년 이후 다시 사용이 승인되었으나 미국에서는 아직 허가를 받지 못했다. 심장 문제는 QTc 간격 연장으로 인한 심실성 빠른맥과 관련이 있는 것으로 생각된다. 최근 risperidone 및 haloperidol과 사망률과 심부정맥에 대해 비교한 시판 후 조사 (postmarketing surveillance)에서는 비교 약물과 사망률에서 통계적인 차이는 없었다고는 하지만 sertindole치료군의 수가 너무 적어서 약제와 심혈관질환으로 인한 사망과의 상관성을 완전히 배제하기는 어렵다 (Wilton 등, 2001)[51]. 심혈관 안전성 문제를 근거로 하여 2002년에 유럽약물평가청에서는, sertindole을 처음부터 사용하지 말고 적어도 한 가지 이상의 다른 항정신병제가 부작용이 문제될 경우에만 사용하며, 특히 심한 급성기 환자에게 응급으로 사용하지 말 것을 권하였다.

Sertindole은 α_1 차단작용에 의해 기립성 저혈압을 일으킬 수 있으므로 첫 며칠간은 천천히 용량을 조절하는 것이 좋으나, 저혈압에 대한 내성이 빠르게 생기므로 첫날 4mg/d을 처방한 뒤 대략 4~5일마다 4mg씩 증량한다. 정신분열병의 양성증상 및 음성증상에 효과적인 용량은 12~20mg/d이다. 노인환자에서의 사용에 대한 문헌은 아직 없다.

51. Wilton LV, Heeley EL, Pickering RM, Shakir SA. Comparative study of mortality rates and cardiac dysrhythmias in post-marketing surveillance studies of sertindole and two other atypical antipsychotic drugs, risperidone and olanzapine. J Psychopharmacol. 2001;15(2): 120-6

06 요약 Summary

노인 정신분열병의 치료는 환자, 가족 그리고 치료자에게 특별한 도전이 된다. 노년기에는 정신분열병의 발현 양상에서도 변화가 생기고, 약물 치료에 대한 반응도 노화로 인하여 변화되고, 노년기 특유의 심리사회적 문제들이 관여하기 때문이다.

노인 정신분열병의 치료 역시 젊은이에서와 마찬가지로 항정신병약제가 치료의 핵심이 된다. 그러나 노인에서는 동반이환된 신체 및 정신 질환, 약물다중요법, 노화에 따른 약동학 및 약력학적 변화 그리고 부작용에 대한 취약성 등의 문제로 인해 더 복잡한 양상을 보인다. 노인환자에서 시행된 임상 시험이 많지는 않지만, 대개의 항정신병약제는 치료 효과에서의 차이보다는 부작용이나 내약성에서 서로 뚜렷한 차이를 보인다. 노인에서 치료제 선택 시에는 증상 개선에서의 효과뿐 아니라 노인에서 특히 취약한 EPS나 신경인지장해와 같은 부작용 측면을 반드시

정신분열병　Schizophrenia

고려해야 한다. 또한 젊은 성인에 비해 훨씬 더 적은 용량에서 시작해야 하고 유지 용량도 젊은이의 1/2이하가 적당하다. 정형약제는 EPS, 항콜린성 부작용 및 심혈관계 부작용 때문에 노인에서의 사용에 제한이 있지만, 비정형 약제는 이런 부작용의 발생이 적다는 점에서 노인에서 더 유리하다.

만발성 정신분열병은 소량의 약물에도 잘 반응하지만, 특징적으로 약물 비순응으로 인한 재발이 많다. 따라서 내약성이 좋은 약물로 지속적인 약물 치료를 하는 것도 중요하지만, 동시에 좋은 치료 관계의 형성과 지지망의 유지가 절대적으로 필요하다. 젊은 환자에서와 마찬가지로 약물치료와 함께 사회기술 훈련, 인지재활, 가족 교육 및 정신과 교육을 병행하는 것이 순응도를 최대화하고 질병 결과를 개선하는데 도움이 될 것이다.

CHAPTER 09

섬 망
Delirium

1. 역학 *Epidemiology*
2. 병태생리학 *Pathophysiology*
3. 증상 *Presentation*
4. 진단 *Diagnosis*
5. 치료 *Treatment*
6. 요약 *Summary*

정희연 | 서울의대

CHAPTER 09

섬 망
Delirium

정 희 연 | 서울의대

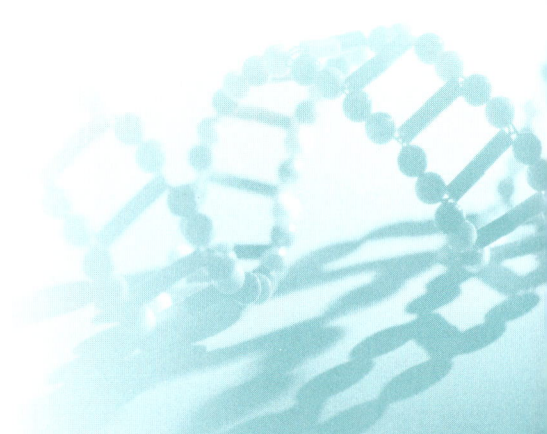

섬망은 급성 발병, 가역적인 의식 수준의 변화 및 전반적 인지 기능 장해가 특징인 기질성 증후군의 하나이다. 섬망은 모든 내과 및 외과계 입원 환자에서 10~18%의 빈도로 발생하며, 특히 노인에서 발생률이 더 높다. 이 밖에 수술 후 환자, 화상, 감각이 박탈된 환자, 사람면역결핍바이러스 (HIV) 감염, 두부 외상, 간질, 신부전, 심부전 환자에서도 섬망이 발생할 위험성이 높다. 또한 정신분열병, 우울증, 치매와 같은 신경정신의학적 상태에 겹쳐서 나올 수도 있어서 그런 질환의 진단을 방해하기도 한다.

01 역학 Epidemiology

입원 치료를 받고 있는 노인환자의 14~56%에서 섬망이 발생하였다는 보고가 있다 (Inouye, 1994)[1]. 수술 후에는 발생률이 훨씬 높고, 특히 이미 인지 기능 장해가 존재하던 환자에서는 더 높아서 발생률이 45%까지 높게 보고된다.

섬망의 흔한 원인으로 폐렴과 같은 감염 (43%), 처방 받은 약물 (20~40%), 내분비 이상, 수분 및 전해질 불균형, 변비 등을 들 수 있다. 향정신성 약물 중 특히 항정신병제, 항콜린성 약물, 작용시간이 긴 benzodiazepine 등이 섬망을 일으킬 수 있다. 노인에서 섬망을 일으킬 수 있는 신체 질환과 약물은 〈표 1〉에 제시되어 있다.

섬망의 위험인자로는 80세 이상의 고령, 골절로 입원한 경우, 감염 및 남자를 든다 (Schor 등, 1992).[2] 그러나 진단을 놓치는 경우가 많아서 실제 발병한 환자의

---

1. Inouye SK. The dilemma of delirium: clinical and research controversies regarding diagnosis and evaluation of delirium in hospitalized elderly medical patients. Am J Med. 1994;97(3): 278-88

2. Schor JD, Levkoff SE, Lipsitz LA, Reilly CH, Cleary PD, Rowe JW, Evans DA. Risk factors for delirium in hospitalized elderly. JAMA. 1992;267(6): 827-31

표 1. Medical conditions associated with delirium

Cardiopulmonary	Intracranial mass lesions
Congestive heart failure	Meningitis
Dysrhythmias	Seizure
Hypertensive encephalopathy	Stroke
Hypoxia (including secondary to chronic obstructive pulmonary disease)	Trauma
	Pharmacologic
Myocardial infarction	Alcohol(ethanol) or drug intoxication or withdrawal
Pneumonia	
Pulmonary embolus	Anticholinergics/Antipsychotics/antidepressants
Gastrointestinal	Antiparkinsonian agents
Severe fecal infections	Analgesics
Genitourinary	Corticosteroids
Uremia	Diuretics
Urinary tract infections	Hypnosedatives
Severe urinary retention	Antineoplastics
Metabolic	Lithium
Azotemia	Rheumatologic
Hepatic encephalopathy	Vasculitis
Hypo- or hyperglycemia	Systemic illness
Hypercalcemia	AIDS
Hyponatremia	Burns
Hypo- or hyperthyroidism	Infections (potentially all)
Hypo- or hyperadrenalism	Septicemia
Malnutrition (including severe vitamin deficiency)	Systemic lupus erythematosus
Neurologic	
Dementia	

33~66%는 치료를 받지 못한다 (Meagher, 2001; Conn와 Lieff, 2001)[3,4]. 섬망이 발생하면 사망률과 합병증의 동반이환율이 높아지고 입원 기간이 늘어나며 치료 비용이 증가하기 때문에 조기에 발견하여 치료하는 것이 무엇보다 중요하다. 상당수의 환자에서는 회복 후에도 인지장해가 남을 수 있다 (O' Keeffe와 Lavan, 1997)[5].

3. Meagher DJ. Delirium: optimising management. BMJ. 2001;322 (7279): 144-9
4. Conn DK, Lieff S. Diagnosing and managing delirium in the elderly. Can Fam Physician. 2001;47: 101-8
5. O'Keeffe S, Lavan J. The prognostic significance of delirium in older hospital patients. J Am Geriatr Soc. 1997;45(2): 174-8

02 병태생리학 *Pathophysiology*

진단을 위해서는 뇌파 (EEG)가 도움이 된다. 초기에 α waves의 slowing과 후기의 bilateral synchronous δ wave가 특징적이다. 섬망 환자에서 항콜린성 활성의 증가, 도파민 과잉 또는 차단, 노르아드레날린이나 세로토닌의 활성 증가 또는 저하, GABA와 글루타메이트의 이상, 인터루킨-2, 시상하부-뇌하수체-부신 축(axis)의 활성 증가, 뇌척수액 내 β endorphin과 somatostatin의 감소 등이 각각 보고되었다. 신체 질환이나 약물 독성에 의해 발생하는 섬망은 뇌 대사 또는 특히 도파민과 GABA 경로의 신경전달을 붕괴시켜서 발생한다고 본다. 그러나 각각의 연구 결과는 상충되는 것이 많고, 한가지 약물이 치료제로 사용되는 동시에 섬망을 일으키는 원인이 되기도 하는 등 일관성이 떨어지고 기전도 명확히 설명되지 않는다. 앞으로 이 분야에서의 연구가 더 필요하다.

03 증상 Presentation

급성으로 발병하며, 지남력 저하, 의식 수준의 변동, 집중력 유지의 어려움, 기억 장해, 지각 장애 (예를 들면 망상과 환각), 과다활동 또는 과소활동과 같은 정신운동성 변화, 불안정한 기분, 불안 또는 파탄 행동을 보인다. 환각은 종종 생생하며 정교하고 무섭다. 망상이 동반되기도 하지만 일과성이고 체계화되어 있지 않은데 보통 피해 망상이 많다. 노인에서는 밤에 증상이 가장 심해지는 'sundowning' syndrome을 보일 수 있고 이때는 환자가 다칠 위험이 커진다.

경과와 회복에 원인 질환과 원인 요인이 영향을 미친다. 발병은 급성이지만 경과는 수일 또는 수개월까지 지속하는 수가 있다. 섬망이 있는 노인 입원 환자는 사망 위험률이 높고, 이 자체가 나쁜 예후의 지표가 될 수 있다. 치료로 초기 증상은 회복되지만, 몇몇 연구에서는 완전한 관해를 보이는 환자가 20% 이하로, 대부분의 환자에서 지속적인 증상을 보인다는 보고도 있다 (Levkoff 등, 1992; Cole과 Primeau, 1993)[6,7]. 치료 후 지속적 인지기능 저하를 보일 경우, 동시에 발생한 치매를 생각해보아야 한다.

6. Levkoff SE, Evans DA, Liptzin B, Cleary PD, Lipsitz LA, Wetle TT, Reilly CH, Pilgrim DM, Schor J, Rowe J. Delirium. The occurrence and persistence of symptoms among elderly hospitalized patients. Arch Intern Med. 1992;152(2): 334-40

7. Cole MG, Primeau FJ. Prognosis of delirium in elderly hospital patients CMAJ. 1993;149(1): 41-6

04 진단 Diagnosis

섬망의 진단은 원인에 따라 이루어진다. DSM 진단체계에 따르면 delirium due to medical condition, substance intoxication delirium, substance withdrawal delirium, 그리고 delirium not otherwise specified로 나누어 진다. 핵심적인 양상은, 초조나 무감동을 보이는 과다각성 또는 각성저하를 동반한 의식의 변화, 지남력 장해, 기억력 장해, 비논리적인 말, 환각과 같은 지각 장해, 심한 감정 불안정, 수면-각성 주기의 장해 또는 수면 분절을 들 수 있다. 동반된 신경학적 증상은 협동운동장애 (incoordination), 언어장애, 떨림, 자세고정불능증 (asterixis), 조화운동불능 (ataxia), 행위상실증 (apraxia)

표 2. DSM-IV Diagnostic Criteria for Delirium Due to General Medical Condition

A. Disturbance of consciousness (i.e. reduced clarity of awareness of the environment) with reduced ability to focus, sustain, or shift attention.
B. A change in cognition (such as memory deficit, disorientation, language disturbance) or the development of a perceptual disturbance that is not better accounted for by a pre-existing, established, or evolving dementia
C. The disturbance develops over a short period of time (usually hours to days) and tends to fluctuate during the course of the day.
D. There is evidence from the history, physical examination, or laboratory findings that the disturbance is caused by the direct physiologic consequences of a general medical condition.

From American Psychiatric Association, Diagnostic and Statistical Manual of Mental Disorders, text revision, 4th ed. Washington, DC: American Psychiatric Association, Copyright 2000

등이다. 섬망에 대한 지식 부족과 진단의 어려움으로 환자를 발견하지 못하여 적절한 치료를 하지 못하는 경우가 많다. 우울증으로 평가 받기 위한 노인의 42%가 실제로는 섬망이었고 (Farrell & Ganzini, 1995)[8], 섬망 환자의 단 1%만 의사에 의해 실제로 기록이 남겨진다고 한다. 섬망의 조기 진단을 위한 초기 증후는 의식의 변화가 일어나기 전에 인격 변화, 자극과민성, 산만함, 그리고 연상의 이완이 나타나는 것을 들 수 있다. DSM-IV에 의한 전신 상태에 의한 섬망의 진단 기준은 〈표 2〉와 같다.

때로는 간이정신상태검사 (Mini-Mental State Examination, 이하 MMSE) (Folstein 등, 1975)[9]로 환자의 지남력, 집중력, 기억, 언어 및 시각구성능력의 결함을 선별할 수 있다. 경과 중 여러 번에 걸쳐 MMSE로 호전 정도를 평가할 수 있다. 그밖에 흔히 사용되는 선별도구로 The Confusion Assessment Method (Inouye 등, 1990)[10], The Delirium Rating Scale (Trzepacz 등, 1988)[11], The Memorial Delirium Assessment Scale (Breitbart 등, 1997)[12] 등이 있으며 이를 이용하여 섬망의 심각도를 측정할 수 있다.

05 치료 Treatment

섬망의 치료는 철저한 신체 검사와 임상 검사를 통해 섬망을 진단하고 원인이 되는 요인을 찾아서 교정하거나 또는 유발인자에 대한 치료를 하는 것이다. 그러나 즉시 해결되지 않을 때는 대증적, 지지적 치료를 하는 것이 중요하다.

8. Farrell KR, Ganzini L. Misdiagnosing delirium as depression in medically ill elderly patients. Arch Intern Med. 1995;155(22): 2459-64
9. Folstein MF, Folstein SE, McHugh PR. "Mini-mental state" A practical method for grading the cognitive state of patients for the clinician. J Psychiatr Res 1975;12: 189-98
10. Inouye SK, van Dyck CH, Alessi CA, Balkin S, Siegal AP, Horwitz RI. Clarifying confusion: the confusion assessment method. A new method for detection of delirium. Ann Intern Med. 1990;113(12): 941-8
11. Trzepacz PT, Baker RW, Greenhouse J. A symptom rating scale for delirium. Psychiatry Res. 1988; 23(1): 89-97
12. Breitbart W, Rosenfeld B, Roth A, Smith MJ, Cohen K, Passik S. The Memorial Delirium Assessment Scale. J Pain Symptom Manage. 1997;13(3): 128-37

섬 망 Delirium

비약물적 치료에 대해서도 체계적인 연구는 되어 있지 않으나, 임상 실험이나 경험에서 얻은 치료의 원칙은 다음과 같다. 섬망의 치료를 위해서는 여러 전문 분야를 포함한 치료팀의 구성이 필요하고, 환자에 대한 반복적 평가와 가족 및 보호자와 대화하는 기술을 갖추어야 한다. 또한 비협조적인 환자를 평가하는 기술이 필요하고 철저한 신체 검사와 임상 검사로 원인을 규명해야 한다. 환자에게는 반복적으로 지남력에 대한 정보를 주고 안심을 시킨다. 조명을 개선하거나, 필요 시 시각이나 청각 보조기구를 사용하는 등의 환경 조건의 개선도 필요하다.

행동 장해가 두드러질 때 대증적으로 단기간 항정신병제를 사용한다. 환각이나 초조와 같은 행동 증상이 두드러질 때는 항정신병제를 사용한다. 항정신병제는 작용 시작이 빠르며 치료 지수 (therapeutic index)가 높고 호흡에 대해 경미한 영향을 주기 때문에 비교적 안전하게 사용된다. 또한 의존이나 내성이 생기지 않는다는 장점이 있다. 항정신병제를 비롯한 치료 약물의 효능에 대한 증거가 대규모 무작위 대조 시험에 근거하고 있지 않고 주로 작은 규모의 임상 시험, 후향적 연구 또는 임상적 합의에 기초를 두고 있다. 따라서 아직도 임상 경험 수준의 치료를 하고 있다 (Britton & Russell, 2004)[13]. 또 한편으로 치료에 사용되는 모든 향정신성 약물 그 자체가 섬망의 원인이 될 수도 있고, 의식 수준을 저하시키거나 낙상, 저혈압 또는 파킨슨병과 같은 중요한 부작용을 일으킬 수 있음을 잘 알고 있어야 한다.

1. 정형 항정신병제 Typical antipsychotics

오랫동안 thioridazine을 널리 사용하였으나 QT 간격 연장의 위험성 때문에 더 이상 사용하지 않는다. Haloperidol은 최근까지 일차 치료제로 생각되어 많이 사용되어 왔으나, 섬망 치료에서의 역할에 대한 연구는 제대로 되어있지 않다. Haloperidol은 경구용뿐 아니라 주사 제제도 있고 항콜린성 부작용이 적고 대사물도 적으며 진정효과가 적어 흔히 사용된다. 노인에서는 소량의 haloperidol (0.5~2mg/1~4hr, 최대 용량 10mg/24hr)을 경구로 투여하는 것이 효과적이지만, 환자가 매우 혼란스러울 때는 정맥이나 근육주사제가 필요할 수 있다. 정맥 주사 시 추체외로 증상의 발현은 낮으나 드물게 심실성 빠른맥 (torsades de pointes)의 발생 위험을 증가시킬 수 있으므로 조심해야 한다. 이는 예측할 수 없는 특발성 반응으로 치명적일 수도 있으므로 심전도 감시가 필요하다.

13. Britton A, Russell R. Multidisciplinary team interventions for delirium in patients with chronic cognitive impairment. Cochrane Database Syst Rev. 2004;(2): CD000395

2. 비정형 항정신병제 *Atypical antipsychotics*

대부분의 도파민 차단제로 섬망을 효과적으로 치료할 수 있기 때문에, 비정형 항정신병제도 부작용이 적고 내약성이 좋으면서 정형 약제와 비슷한 효과를 나타낼 것으로 기대할 수 있다.

1) Clozapine

최근까지의 문헌 조사에 의하면 clozapine이 섬망의 치료에 도움이 되었다는 보고보다는, 오히려 섬망을 유발했다는 보고가 더 많다. 유발 요인으로는 혈중 농도의 급격한 상승 (van der Molen-Eijgenraam 등, 2001)[14], benzodiazepine과의 병용 (Jackson 등, 1995; Faisal 등, 1997)[15,16], 혹은 갑작스런 투여 중단 (Lee와 Robertson 1997; Stanilla 등, 1997)[17,18]등이 보고되었다. 한 연구에 따르면 clozapine 사용 환자 중 섬망이 발생한 비율은 무려 10.1%에 이른다고 한다 (Centorrino, 2003)[19]. 섬망의 급성기 치료에는 강력한 도파민 차단이 필수적이며, 항콜린성 제제는 오히려 섬망을 악화시킨다는 점을 고려할 때 섬망의 치료에서 clozapine 사용은 권장되지 않는다.

2) Risperidone

섬망 환자에서 경구약제 투여가 가능한 경우 주로 risperidone이 많이 사용되고 있다. Sipahimalani와 Masand (1997)[20]가 저산소성 뇌손상으로 발생한 섬망 환자에서 risperidone 하루 1~2mg씩 소량 투여하여 성공적인 치료를 하였다고 보고한 이후, 여러 가지 내과적 상태로 발생한 섬망의 정신병 증상 치료에 효과적으로 사용되고 있다. Parellada 등 (2004)[21]은 후향적, 다기관 연구를 통하여 내과적 문제로 입원한 64명의 환자에서 risperidone (평균 2.6±1.7mg/day, 3일째) 투여 시 90.6%에서 효과가 있었고 이들은 투약 전에 비해 모든 증상에서 유의한 호전을 보였고 추체외로 증상은 관찰되지 않았다고 보고하였다.

경도에서 심한 정도의 초조를 보일 때 risperidone을 0.25~0.5mg씩 하루 두 번으로 시작하여, 증상이 호전되지 않을 경우 하루 4mg까지 증량한다. 필요 시에만 투약하는 경우, 심한 초조나 악화된 섬망 증상의 조절을 위해 필요한 경우 매 4시간마다 0.25~0.5mg을 투약할 수도 있다 (Schwartz와 Masand, 2002)[22]. 섬망 치료에서의 권장 사용량은 0.75~1.75mg/d이다. 환자가 완전히 회복되고 특히 수면-각성 주기가 되돌아온 후 7~10일이 지나면 별 문제 없이 약물 치료를 중단할 수 있다.

---

14. van der Molen-Eijgenraam M, Blanken-Meijs JT, Heeringa M, van Grootheest AC. (2001). "[Delirium due to increase in clozapine level during an inflammatory reaction]." Ned Tijdschr Geneeskd 145(9): 427-30
15. Jackson, CW, Markowitz JS, Brewerton TD. (1995). "Delirium associated with clozapine and benzodiazepine combinations." Ann Clin Psychiatry 7(3): 139-41
16. Faisal I, Lindenmayer JP, Taintor Z, Cancro R. (1997). "Clozapine-benzodiazepine interactions." J Clin Psychiatry 58(12): 547-8
17. Lee J W, Robertson G (1997). "Clozapine withdrawal catatonia and neuroleptic malignant syndrome: a case report." Ann Clin Psychiatry 9(3): 165-9
18. Stanilla J K, de Leon J, Simpson GM. (1997). "Clozapine withdrawal resulting in delirium with psychosis: a report of three cases." J Clin Psychiatry 58(6): 252-5
19. Centorrino F, Albert MJ, Drago-Ferrante G, Koukopoulos AE, Berry JM, Baldessarini RJ. Delirium during clozapine treatment: incidence and associated risk factors. Pharmacopsychiatry. 2003;36(4):156-60
20. Sipahimalani A, Masand PS. Use of risperidone in delirium: case reports. Ann Clin Psychiatry 1997; 9(2): 105-107
21. Parellada E, Baeza I, de Pablo J, Martinez G. Risperidone in the treatment of patients with delirium. J Clin Psychiatry. 2004;65(3):348-53
22. Schwartz TL, Masand PS. The role of atypical antipsychotics in the treatment of delirium. Psychosomatics. 2002; 43(3): 171-174

3) Olanzapine

일련의 증례 연구에서 olanzapine 역시 다양한 내과적 원인으로 발생한 11명의 노인 섬망 환자의 치료에서 haloperidol과 비교하였을 때, 효과에서는 차이가 없었으나 haloperidol보다 부작용이 적어 내약성이 더 좋았다 (Sipahimalani와 Masand, 1998)[23]. Passik와 Cooper (1999)[24]는 백혈병 말기 상태에서 오피오이드계 진통제와 prochloperazine을 복용하면서 중등도 이상의 추체외로 증상을 보이던 섬망 환자에게 olanzapine 5~10mg을 투여함으로써 성공적인 치료를 한 사례를 보고하였다. 일반적으로 olanzapine은 경도에서 심한 정도의 초조를 보이는 환자의 경우 취침 전 2.5~5mg로 시작하여 20mg까지 증량할 수 있다. 필요 시만 투여하는 경우에도 더 높은 용량에서 더 큰 효과를 얻지는 못하는 것 같다 (Schwartz와 Masand, 2002)[22]. 최근 급성 초조 증상을 보이는 정신분열병환자에서 olanzapine 10mg 근육주사가 haloperidole 7.5mg 근육주사와 동일하게 효과가 있었고 경구제제로 전환했을 경우 같은 효과가 유지되면서 안전성 면에서 더 나았다는 보고 (Wright 등, 2003)[25]를 참조할 때 섬망 환자에서도 olanzapine 주사제가 유용하게 사용될 가능성이 있다. 79명의 암환자들을 대상으로 한 전향적 개방연구에서 olanzapine으로 76%에서 섬망이 호전되었고 내약성도 좋았다는 보고가 있다. 이 경우 70세 이상의 노인에서는 거의 효과가 없었고, 치매 병력이 있을 때, 중추신경계 전이, 저산소증, 행동 감소형 (hypoactive subtype) 섬망, 좀 더 심한 섬망에서도 효과가 없었다 (Breitbart 등, 2002)[26].

4) Quetiapine

11명의 섬망 환자를 대상으로 quetiapine 하루 평균 211.4mg과 haloperidol 하루 평균 3.4mg을 투여한 결과, 동일한 치료 효과를 얻었으나 quetiapine에서 호전되는 속도가 조금 더 빨랐고 한 명이 진정 작용으로 투약을 중단하였다. 이에 반해 haloperidol을 복용한 환자는 두 명이 파킨슨병 증상으로 치료를 중단하였다 (Schwartz와 Masand, 2002)[22]. 우리나라에서 섬망 환자를 대상으로 quetiapine과 amisulpride의 효과를 비교한 무작위 개방연구가 있었는데, quetiapine (평균 113mg/day)과 amisulpride (평균 156.4mg/day)는 섬망 환자의 증상 호전과 수면에 대한 영향에서 서로 차이가 없었다고 하였다 (Lee 등, 2005)[27].

Quetiapine은 보통 25~50mg씩 하루 두 번 투여하는 것으로 시작하여 내약성이 좋으면 최대 600mg까지 증량하여 사용할 수 있다. 심한 초조 증상이 있거나 섬망 상태가 악화되면 25~50mg을 네 시간마다 투약하는 것이 효과적이다.

5) Ziprasidone

ziprasidone은 HIV와 크립토코쿠스뇌막염 (cryptococcal meningitis) 환자에서의 섬망의 치료에 효과적이었다는 증례보고가 있다. 그러나 이 환자에서 암포테리신 (amphotericine) 복용으로 인한 저칼륨혈증과 저마그네슘혈증이 일어났을 때 QTc 간격 연장이 경도에서 중등도 수준으로 발생하였다 (Leso와 Schwartz, 2002)[28].

3. 기타 약물

1) Benzodiazepine

심한 초조 증상에 효과적이나 부작용이 많다. Lorazepam이 선호되는데 반감기가 짧고 대사산물이 적기 때문이다. 항정신병제를 사용할 수 없거나 임상적 금기가 아니라면 사용할 수 있다. 통상적으로 네 시간 마다 0.5~1mg씩 투여한다. haloperidol과 같이 사용하면 haloperidol의 용량을 줄일 수 있다.

2) Acetylcholine esterase 억제제

Donepezil은 아세틸콜린 에스테라제에 대한 선택적 및 가역적 억제제이며, 간의 CYP450계를 통해 배출된다. 섬망 치료제로서의 가능성에 대한 검증을 위한 연구가 현재 진행 중이다.

현재까지는 콜린성 결핍이 알쯔하이머 치매보다 더 크다고 알려진 루이체 치매 (Lew body dementia)에서의 섬망(Kaufer 등, 1998)[29], Opioid가 유발한 섬망 (Slatkin과 Rhiner, 2004)[30], 알코올에 의해 유발된 섬망 (Hori 등, 2003)[31], 수술 후 섬망 (Gleason, 2003; Wengel 등, 1999)[32,33], 항콜린 제제 중독 (Noyan 등, 2003)[34]의 성공적인 치료에 대한 증례보고가 있다.

그러나 반대로 65세 일본 남성의 알쯔하이머 치매 치료를 위해 donepezil을 사용한 후 3일이 지나서 섬망이 일어난 증례도 보고되어 있으므로 (Kawashima와 Yamada, 2002)[35], 아직은 치료적 효과에 대한 결론을 내기 이르다.

3) Pro-cholinergic drug (citicoline)

무작위 대조 연구에서 노인 고관절 골절수술을 받은 환자들에서 섬망의 발생률을 낮추지 못하였다 (Diaz 등, 2001)[36].

4) 예방적 치료

섬망을 일으킬 위험도가 높은 환자를 선별하여 예방적 치료를 하면 발생률을 감소시킬 수 있을지에 대한 연구가 몇 가지 시행되었으나 아직은 예비적이다.

---

28. Leso L, Schwartz TL. Ziprasidone treatment of delirium. Psychosomatics. 2002;43(1):61-2
29. Kaufer DI, Catt KE, Lopez OL, DeKosky ST. Dementia with Lewy bodies: response of delirium-like features to donepezil. Neurology. 1998;51(5): 1512
30. Slatkin N, Rhiner M. Treatment of opioid-induced delirium with acetylcholinesterase inhibitors: a case report. J Pain Symptom Manage. 2004;27(3): 268-73
31. Hori K, Tominaga I, Inada T, Oda T, Hirai S, Hori I, Onaya M, Teramoto H. Donepezil-responsive alcohol-related prolonged delirium. Psychiatry Clin Neurosci. 2003; 57(6):603-4.
32. Gleason OC. Donepezil for postoperative delirium. Psychosomatics. 2003;44(5): 437-8
33. Wengel SP, Burke WJ, Roccaforte WH. Donepezil for postoperative delirium associated with Alzheimer's disease. J Am Geriatr Soc. 1999;47(3): 379-80
34. Noyan MA, Elbi H, Aksu H. Donepezil for anticholinergic drug intoxication: a case report. Prog Neuropsychopharmacol Biol Psychiatry. 2003;27(5): 885-7
35. Kawashima T, Yamada S. Delirium caused by donepezil: a case study. J Clin Psychiatry. 2002; 63(3): 250-1
36. Diaz V, Rodriguez J, Barrientos P, Serra M, Salinas H, Toledo C, Kunze S, Varas V, Santelices E, Cabrera C, Farias J, Gallardo J, Beddings MI, Leiva A, Cumsille MA. [Use of procholinergics in the prevention of postoperative delirium in hip fracture surgery in the elderly. A randomized controlled trial] Rev Neurol. 2001;33(8): 716-9

37. Aizawa K, Kanai T, Saikawa Y, Takabayashi T, Kawano Y, Miyazawa N, Yamamoto T. A novel approach to the prevention of postoperative delirium in the elderly after gastrointestinal surgery. Surg Today. 2002;32(4): 310-4
38. Kalisvaart KJ, de Jonghe JF, Bogaards MJ, Vreeswijk R, Egberts TC, Burger BJ, Eikelenboom P, van Gool WA. Haloperidol prophylaxis for elderly hip-surgery patients at risk for delirium: a randomized placebo-controlled study. J Am Geriatr Soc. 2005; 53(10): 1658-66

Aizawa 등 (2002)[37]은 노인에서 섬망을 예방하기 위해 소화기 수술 후 사흘 동안 예방적으로 diazepam, flunitrazepam, 및 pethidine을 함께 사용한 결과 수술 후 섬망의 발생률은 현저히 감소시켰으나 40%에서 오전에 기면 (lethargy)이 발생하였다고 보고하였다. 그런 반면 Kalisvaart 등 (2005)[38]은 430명의 70세 이상 노인 고관절 수술 환자에서 수술 후 섬망에 대한 haloperidol의 효과를 검증하기 위해 무작위, 위약 대조 이중맹검 시험을 시행하였다. 수술 후 3일간 haloperidol 1.5mg/d 또는 위약을 투여한 결과, 섬망 발생률이 haloperidol 투여군에서는 15.1%, 위약 투여군에서는 16.5%로 차이가 없었다. 그러나 haloperidol은 섬망의 심각도와 증상 지속 기간 (5.4일 vs 11.8일)과 입원기간 (17.1일 vs 22.6일)을 유의한 수준으로 감소시켰다. 저용량의 haloperidol은 노인환자에서 별 부작용이 없었다.

06 요약 Summary

아직은 다른 정신의학 분야에 비해 섬망에 대한 연구가 부족하다. 원인뿐 아니라 치료에서도 치료 약제가 섬망을 일으키기도 하는 양면이 있다. 연구가 더 진행되면 현재 치료제로 사용되는 향정신성 약물이 증상을 해결하기 보다는 더 많은 문제를 야기할 수도 있음이 확인될지도 모른다. 현재로서는 노인환자의 섬망 치료 시 비정형 항정신병제가 합리적인 일차 치료제로 선택될 수 있다. 최근 비정형 약물이 선호되면서 주로 risperidone이나 olanzapine을 많이 선택하는데 만약에 이런 약물로 치료가 실패한다면 내과적 및 정신과적 진단을 재평가해야 하고 그 후 haloperidol을 다시 사용해보는 것이 좋을 것이다 (Schwartz와 Masand, 2002)[22]. 앞으로 현재까지 시험적으로 사용되어온 여러 약물의 효과와 안전성을 직접 비교한 대조 연구가 요구되고, 또한 노인에서의 적정 초기 용량에 대한 체계적인 연구도 더 필요하다.

CHAPTER 10

Benzodiazepines, Nonbenzodiazepine Anxiolytics, Nonbenzodiazepine Sedative-hypnotics

1. Benzodiazepines
2. Nonbenzodiazepine anxiolytcs
3. 진정수면제 *Sedative-hypnotics*

유 승 호 | 건국의대

CHAPTER 10

Benzodiazepines, Nonbenzodiazepine Anxiolytics, Nonbenzodiazepine Sedative-hypnotics

유 승 호 | 건국의대

01 Benzodiazepines

Benzodiazepine은 불안장애와 불면증에 흔히 사용되는 약물이다. 높은 안전성을 가지고 있지만 6주 이하의 짧은 사용에도 중단 시에 신체적 의존이나 금단 증상을 일으키기 때문에 장기간 사용하는 경우 문제가 생길 수 있다. 특히 노인에서는 기억력과 정신운동의 손상으로 심각한 문제를 야기시킬 수 있어 사용하는데 조심해야 한다. 그럼에도 불구하고 노인들에서 장기간 benzodiazepine을 사용하는 경우는 흔하다[1]. 미국에서 처방 되고 있는 약물의 30%가 노인들을 위한 처방이고 이 약물 중 많은 경우가 향정신성약물이라는 보고가 있다[2]. 그리고 노인에서 benzodiazepine을 사용하는 정도는 20%내외로 생각된다[3]. 즉 노인에서 benzodiazepine의 사용은 많은 문제를 지니고 있음에도 현실적으로는 흔히 사용되고 있다는 것이다. 또한 benzodiazepine은 사용 가능한 진정수면제 중에서 가장 흔하게 처방되고 있다[4]. 영국에서의 한 연구는 노인에서의 수면제의 사용이 16%에 이르는데 이중 92%가 benzodiazepine이라고 한다[5]. 여자 노인들에서 더 흔하고 나이가 증가함에 따라 사용이 증가한다고 한다. 노인들에서 특히 장기간의 사용이 문제인데 1~5년 사용하는 경우가 13%, 5~10년 사이가 19%, 10년 이상 사용하는 경우가 25%라고 한다. 미국의 National Nursing Home Survey에서의 연구를 보면 모든 향정신성약물 중에서 41%가 항불안약물이며 이들 중 대부분이 benzodiazepine이라고 한다[6]. 따라서 노인에서의 항불안, 진정수면제로서의 benzodiazepine의 사용은 흔하며 치료의 목적으로 중요한 위치를 차지하고 있지만 반면에 남용의 가능성과 노인에서 큰 문제가 되는 부작용의 측면을 고려할 때 그 유용성뿐만 아니라 사용의 증가에 대한 문제에도 신경을 써야 한다.

1. Bogunovic OJ, Greenfield SF. Use of benzodiazepines among elderly people. Psychiatric services 2004; 55: 233-235
2. Baum C, Kennedy DL, Forbes MB et al. Drug use in the United States in 1981. JAMA 1984;241: 1293-1297
3. Egan M, Moride Y, Wolfson C, et al. Long-term continuous use of benzodiazepines by older adults in Quebec: prevalence, incidence, and risk factors. J Am Geriatr Soc 1989;37: 327-330
4. Thomson TL 2nd, Moran MG, Nies AS. Drug therapy: psychotropic drug use in elderly. New Eng J Med 1983;320: 134-138
5. Morgan K, Dallosso H, Ebrahim S, et al. Prevalence, frequency, and duration of hypnotic drug use among the elderly living at home. Br Med J Clin Res Ed 1988;296: 601-602
6. Beardsley RS, Larson DB, Burns BJ, et al. Prescribing of psychotropics in elderly nursing home patients. J Am Geriatr Soci 1989; 37: 327-330

노인에서 benzodiazepine을 사용하는데 있어서 효과와 적응증을 고려해야 되고 그리고 문제가 되는 부작용뿐만 아니라 남용, 의존, 그리고 중단으로 인한 금단 증상을 고려해야 한다. 그리고 적절한 임상적 평가에 따르는 사용 여부, 과도한 사용 문제 그리고 노인에서 변화된 약동학과 약역학 등을 항상 염두에 두어야 한다.

1. 약동학과 약역학 Pharmacokinetics and pharmacodynamics

Benzodiazepine은 경구흡수가 잘되며 통상적으로 0.5~6시간 내에 혈중농도가 최고치에 이르고 지용성이라서 쉽게 혈뇌장벽을 통과한다. 약물에 따라서는 활성 대사물이 있을 수 있는데 따라서 노인에서는 비활성 대사물을 가지는 약물을 선택하는 것이 좋다. 흔히 사용되는 benzodiazepine의 약물학적 특성에 대해서는 표1에 기술되었다. 그런데, 노인에서는 약동학의 변화로 약물의 분포와 제거의 변화가 생긴다. 산화 경로의 변화와 길어진 반감기로 인해서 신체에 benzodiazepine이 축적될 가능성이 높아진다[7]. 약역학의 변화로 인해 benzodiazepine의 반응에 변화가 있을 수 있다. 중추신경계 수용체의 나이와 관련된 변화로 인해서 benzodiazepine에 대한 감수성이 증가할 수 있기 때문에 진정작용, 부동성, 기억저하, 탈억제 등이 증가할 수 있다. 그리고 노인은 다양한 다른 약물들을 사용할 가능성이 높아 약물 상호작용으로 인한 위험성이 증가하기 때문에 주의해야 한다. 대부분의 약물상호작용은 광범위한 간 대사와 관련이 있어 이를 억제시키는 약물들과의 병용은 benzodiazepine의 제거를 감소시킴으로 인해서 진정, 정신운동 기능의 저하 등의 여러 가지 효과들이 원하는 정도를 넘어설 가능성이 증가한다(표2).

7. Cook PJ. Benzodiazepine hypnotics in the elderly. Act Psychiatr Scand 1986;332(suppl): 149-158

표 1. 항불안제와 진정수면제로 사용되고 있는 benzodiazepine계 약물

	Dose (mg)	Tmax (h)	T1/2	Active metabolite
Alprazolam	0.75 ~ 4	1 ~ 2	I	No
Chlordiazepoxide	15 ~ 100	0.5 ~ 4	L	Yes
Clonazepam	1.5 ~ 20	1 ~ 2	L	No
Clorazepate	15 ~ 60	1 ~ 2	L	Yes
Diazepam	4 ~ 40	0.5 ~ 2	L	Yes
Flurazepam	15 ~ 30	0.5 ~ 1	L	Yes
Lorazepam	2 ~ 4	1 ~ 6	I	No
Oxazepam	30 ~ 120	2 ~ 6	I	No
Triazolam	0.125 ~ 0.5	0.5 ~ 2	S	No

I: intermediate (6 ~ 20h), L: long (>20), S: short (<6)

표 2. benzodiazepine과 흔히 발생하는 약물상호작용

약물	상호작용
알코올	중추신경계 억제의 증가
중추신경계 억제제	중추신경계 억제의 증가
항우울제 (fluvoxamine, nefazodone)	Alprazolam, triazolam의 대사를 억제해서 농도를 증가시키고 제거 반감기를 증가시키고 중추신경계 억제 증가
항경련제 (phenytoin, carbamazepine)	항경련제의 농도를 증가
Antiacid	흡수의 속도를 저하
Ranitidine	Diazepam의 위장관 흡수를 저하
Digoxin	Digoxin의 혈중 농도를 증가
Levodopa	Levodopa의 효과 저하
Theophylline	Benzodiazepine의 진정효과 차단
Rifampine	Benzodiazepine의 대사 증가
Probenecid	Benzodiazepine의 대사 방해
마크로라이드 항생제	Tiazolam의 생체이용율 증가
경구 피임제	Glucuronidated benzodiazepine의 제거 증가/ oxidized benzodiazepine의 대사 감소

2. 적응증과 사용 Indications and use

젊은 성인에서와 마찬가지로 불안과 불면증에 가장 흔하게 쓰인다. 모든 항불안제와 진정수면제로서의 benzodiazepine은 불안과 불면증의 치료에 비슷하게 효과적이다[8]. 범불안장애, 공황장애 및 적응장애 등에 쓰이고 불안을 일으키는 신체적 그리고 다양한 정신과적 문제에서 사용될 수 있다. 또한 어지럼증, 권태감, 두통, 창백, 사별반응과 관련된 불안 등 다양한 비특이적인 증상들에서도 사용될 수 있다. 불면증에서 효과적이지만 단기간의 사용으로 제한되어야 하고 불안장애의 경우 초기에 불안증상의 완화를 위해 효과적이지만 역시 가능한 빨리 감량 중단하는 것이 좋다.

Benzodiazepine은 개별 약물에 따라 초기용량을 정하고 약물의 반응에 따라 점차적으로 증량한다. 적정 용량은 표 3에 제시되어 있다. 작용시간이나 반감기에 따라, 또는 불안장애인지 불면증인지에 따라 하루에 3번 투여할 수도 있고 야간에 한번 투여할 수도 있다. 특히 노인에서는 초기용량을 더 낮은 용량으로 시작하고 더욱 천천히 증량하여 가능한 부작용을 막는 것이 좋다.

표 3. 항불안제로서의 benzodiazepine 치료 용량

	등가용량	일반적 용량 (mg/day)	최대용량범위 (mg/day)	노인에서의 용량 (mg/day)
Alprazolam	0.5	1.0 ~ 2.0	0.5 ~ 8	0.25 ~ 0.5
Chlordiazepoxide	10.0	15 ~ 75	10 ~ 100	5 ~ 30
Clonazepam	0.25	0.5 ~ 1.5	0.25 ~ 20	0.25 ~ 1.0
Clorazepate	7.5	15 ~ 67.5	7.5 ~ 90	15 ~ 60
Diazepam	5.0	4 ~ 30	2 ~ 40	1 ~ 10
Lorazepam	1.0	2 ~ 6	1 ~ 10	0.5 ~ 1.5
Oxazepam	15.0	30 ~ 60	30 ~ 120	10 ~ 30

3. 부작용, 남용 및 의존
Adverse effects, abuse and dependence

Benzodiazepine은 심혈관계나 호흡기계에 미치는 영향이 치료 용량뿐 아니라 과도한 용량에서도 적기 때문에 안전성이 뛰어나다. 과도한 진정이나 어지럼증 등이 흔한 부작용이다. 그러나 노인의 경우에서는 부작용이 때로는 심각한 문제를 일으킬 수 있다. 노인들에서 약물과 관련된 입원 중에서 benzodiazepine과 관련된 경우는 10%정도로 보고되었다[9]. 부작용은 특히 장기간의 사용과 잦은 사용 등 의존이 있는 경우에 더 심하다. 노인에서 주로 문제가 되는 부작용은 인지기능의 손상과 정신운동 기능의 문제이다.

인지기능의 문제로는 전향성 기억상실, 단기 기억의 저하, 건망증의 증가 등인데 주로 늦게 나타나며 서서히 발생한다. 장기-작용 약물에서 가장 흔한데 약물을

---

8. Shader RI, Greenblatt DJ. Use of benzodizepines in anxiety disorders. N Engl J Med 1993;328:1398-1405

9. Grynpore RE, Mitenko PA, Sitar DS, et al. Drug-associated hospital admissions in older medical patients. J Am Geriatr Soci 1988;36:1092-1098

끊으면 인지기능은 호전된다고 한다[10]. 정신운동 기능의 손상은 노인에서 넘어지거나 자동차 운전 중 사고로 인해 다칠 위험을 증가시킨다[11]. 반응시간이 늦어지고 운동기능을 필요로 하는 업무에서 속도와 정확도가 떨어지며 자주 넘어지고 따라서 고관절 골절의 위험이 증가한다. 넘어질 위험의 증가는 용량의 갑작스런 증량과 장기간 지속적인 사용과 관련이 있다.

노인에서는 benzodiazepine의 장기간 사용과 남용 및 의존이 흔히 문제가 되는데 만성 통증, 우울, 그리고 알코올 의존, 나이의 증가, 다양한 약물복용이 필요한 내과적 상태 등이 위험 요인이 된다[12]. 장기간 benzodiazepine을 투여 받는 노인들이 모두 의존이 되는 것은 아니지만 일반적으로 나이가 들면서 내성이 감소하기 때문에 노인에서는 더욱 문제가 된다. 더욱이 노인에서는 이러한 남용과 의존의 문제가 제대로 파악되지 못하고 있는 실정이다[13,14]. 스스로 의존에 대해 보고를 하지 않고, 의존이나 금단의 신체적 증상들을 정상적인 노화과정으로 잘못 인식하기도 하고, 우울증이나 불안 그리고 치매가 의존을 야기시킬 수 있다. 의존을 파악하는 설문지들은 노인에서는 민감도가 떨어지며 다양한 사회적 예측인자들이 노인에서는 유용하지 못하다.

노인들은 다양한 Benzodiazepine 의존에 대한 치료적 접근에 반응하기 쉽다. 연구는 많지 않지만 개인과 가족치료, 약물 변경에 대한 교육 및 권고, 주변의 지지 집단의 적극적인 참여 등으로 의존의 문제를 해결 할 수 있다.

10. Gray S, Lai K, Larson E. Drug-induced cognition disorders in the elderly. Drug Safety 1999;21: 101-122
11. Cumming RG, Le Couter DG. Benzodiazepines and risk of hip fractures in older people: a review of the evidence. CNS drugs 2003;825-837
12. Fernandez L, Cassagne-Pinel C. Benzodiazepine addiction and symptoms of anxiety and depression in elderly subjects. Encephale 2001;27: 459-474
13. Pinsker H, Suljaga-Petchel K. Use of benzodiazepines in primary-care geriatric patients. J Am Geriatr society 1984;32: 595-597
14. Holroyd S, Duryee JJ. Characteristics of persons utilizing a geriatric psychiatry outpatient clinic. J Geriatr Psychiatry and Neurol 1997; 10: 136-141

02 | Nonbenzodiazepine anxiolytcs

Nonbenzodiazepine 항불안제로는 buspirone과 meprobamate가 있는데 노인에서는 buspirone이 효과나 부작용 면에서 장점을 가지는 것으로 보인다.

1. Buspirone

Azapirones로 5-HT1A 수용체에 부분적인 효현제이고 D2 수용체에도 어느 정도 친화도를 보이며 norepinephrine의 대사를 증가시킬 수 있다. Benzodiazepine-GABA 수용체에는 임상적인 영향이 없다. 경구투여로 쉽게 흡수가 되며 40~90분

내에 혈중 최고치에 이르며 95%에서 단백질과 결합하며 광범위하게 대사되며 활성 대사물이 있다. 반감기는 2~3시간으로 보통 하루에 두 번 분복한다.

1) 적응증 및 사용 Indications and use

여러 무작위 대조군 연구에서 범불안장애에 효과적인 것으로 되어있다[15,16]. 특히 노인에서도 부작용이나 약물 상호작용이 없으면서 만성적인 불안을 효과적으로 호전시킨다고 한다[17]. 그러나 기존의 benzodiazepine을 사용했던 환자들에서는 효과가 없고 benzodiazepine으로 인한 금단증상을 호전시키지도 못한다[18]. 임상적으로 효과를 보기 위해서 대부분의 연구에서 4주 정도의 기간이 필요한 것으로 되어있어 급성기의 불안을 감소시킬 수는 없다. 따라서 급성기의 불안을 위해서는 단기간 작용하는 benzodiazepine이 필요하다. 의존의 가능성은 떨어지며 중단 시 금단 증상은 없다고 한다[19]. 보통 약물은 초기에 하루 15mg을 분복해서 투여하며 수일에 걸쳐서 5mg씩 증량하여 30mg 정도를 유지한다. 60mg을 초과해서는 안 된다. 우울증의 치료에서 SSRI와 같이 사용하여 효과를 볼 수 있는데 SSRI로 인한 성기능 부전의 치료에도 효과적이라고 한다.

2) 부작용 및 약물 상호작용
Adverse reaction and drug interaction

안전성 및 내성이 좋다. 흔한 부작용으로는 어지럼증, 두통, 오심, 신경과민, 어찔함 그리고 초조 등이 있다. 성기능부전의 부작용이 드물다. Benzodiazepine과 달리 정신운동기능에 영향을 주지 않고 진정작용이 없어 노인에서는 더욱 유용하다고 할 수 있다. 근육이완이나 항경련 효과도 없고 호흡계에도 영향을 미치지 않는다. Prolactin, cortisol 그리고 성장호르몬 분비에도 거의 영향이 없다.

약물상호작용은 거의 없지만 cyclosporine-A의 농도를 증가시켜 신장독성이 나타날 수 있고 haloperidol의 농도를 증가시킬 수 있다. Erythromycin 투여 시 buspirone의 농도가 증가할 수 있다. 알코올의 중추신경계 저해 효과를 악화시키지 않으며 SSRI와 같이 사용할 수 있다.

---

15. Lader M, Scotto JC. A multicentre double-blind comparison of hydroxyzine, Buspirone and placebo in patients with generalized anxiety disorder. Psychopharmacol 1998;139: 402-406
16. Laakmann G, Schule C, Lorkowski G, Baghai T, Kuhn K, Ehrentraut S. Buspirone and lorazepam in the treatment of generalized anxiety disorder in outpatients. Psychopharmacol 1998;136: 357-366
17. Boehm C, Robinson DS, Gammans RE, Shrotriya RC, Alms DR, Leroy A, Placchi M. Buspirone therapy in anxious eldery patients: a controlled clinical trial. J Clin Psychopharmacol 1990;10(suppl3): 47-51
18. Ninan PT, Cole Jo, Yonkers KA. Nonbenzodiazepine anxiolytics. In: Schatzberg AF, Nemeroff CB, eds. Textbook of Psychopharmacology. 2nd ed. Washington, DC: American Psychiatric Press Inc; 1998: 287-300
19. Rickels K, Schweizer EE, Csanalosi I, Case WG, Chung H. Long-term treatment of anxiety and risk of withdrawal: prospective comparison of clorazepate and Buspirone. Arch Gen Psychiatry 1988;45: 444-450

03 | 진정수면제 Sedative-hypnotics

진정수면제로 사용되는 약물로서 대표적인 약물은 benzodiazepine이 있다. 이미 benzodiazepine은 앞서 기술하였기 때문에 여기서는 Non-benzodiazepine계 진정수면제를 언급하고자 한다. 이러한 진정수면제로는 barbiturate, chloral hydrate, non-benzodiazepine hypnotics인 zolpidem과 zopiclone 그리고 antihistamine 등의 약물이 있다. 이들 약물 중에서 zolpidem과 zopiclone이 현재 모든 인구군에서 흔히 사용되고 있으며 여러 가지 측면을 고려할 때 노인에서 특히 유용할 것으로 생각된다.

1. Zolpidem

Zolpidem은 imidazopyridine으로 benzodiazepine과 유사한 특성을 지닌 진정수면제다. 중추 benzodiazepine 수용체1에 선택적으로 결합하여 GABA 전달을 증가시켜 진정작용을 일으킨다. 다른 benzodiazepine 수용체에는 영향을 주지 않아 항불안 효과나 근육이완, 항경련 효과가 없다[20]. 많은 무작위 대조군 연구에서 불면증을 치료하는데 효과적인 것으로 보고 되었다. 반동성 불면증이나 숙취, 금단증상을 일으키지 않는 것으로 보이나 수면에 대한 내성이나 의존은 있는 것으로 보인다. 작용시간이 빨라 15~20분 내에 수면을 유도하고 음식을 섭취했을 경우 다소 지연된다. 92%에서 단백과 결합하고 광범위한 간 대사를 하며 반감기는 1.5에서 3시간 정도이다. 노인이나 신장 혹은 간 질환이 있는 경우는 약동학이 변할 수 있다.

1) 적응증 및 사용 Indications and use
진정작용이 강하여 수면제로서 효과적이다. 노인에서의 불면증에도 효과적인 것으로 보고 되었다[21,22]. 수면단계나 REM 수면에 영향을 미치지 않는다.

통상적인 첫 용량은 10mg을 자기 전에 투여한다. 65세 이상의 노인 혹은 간 기능에 이상이 있는 환자에서는 5mg으로 시작하는 것이 좋고 필요에 따라 10mg까지 증량할 수 있다. 보다 빠른 효과를 위해서는 자기 전 공복 시에 복용하는 것이 좋다.

2) 부작용 및 약물 상호작용 Adverse reaction and drug interaction
단기간의 사용에서 가장 흔한 부작용들은 졸림, 어지럼증, 설사 등이다. 남용이

20. Salva P, Costa J. Clinical pharmacokinetics and pharmacodynamics of zolpidem: therapeutic implications. Clin Pharmacokinet 1995; 29: 142-153
21. Shaw SH, Curson H, Coquelin JP. A double-blind, comparative study of zolpidem and placebo in the treatment of insomnia in elderly psychiatric in-patients. J Int Med Res 1992;20: 494
22. Fairweather DB, Kerr JS, Hindmarch I. The effects of acute and repeated doses of zolpidem on subjective sleep, psychomotor performance and cognitive function in elderly volunteers. Eur J Clin Pharmacol 1992;43: 597-601

23. Pies RW. Dose-related sensory distortions with zolpidem (letter). J Clin Psychiatry. 1995;56: 35
24. Sanchez LGB, Sanchez JM, Moreno JLL. Dependence and tolerance with zolpidem (letter). Am J Health Syst Pharm 1996;53: 2638

나 의존의 가능성도 있다[23]. 금단증상은 흔하지 않지만 약물을 중단했을 때 보고되기도 하기 때문에 주의하여야 한다[24].

약물 상호작용은 알코올을 제외하고는 흔하지 않다. 약동학적 수치들은 알코올, 카페인, haloperidol, cimetidine, ranitidine, warfarin 혹은 digoxin 등에 의해서 변하지 않지만 alcohol을 섭취했을 경우 중추신경계 억제가 증가할 수 있다. 호흡을 억제할 수도 있다. 우울증 환자에서 자살사고를 가지고 있는 경우 주의 깊게 투여해야 한다.

2. Zopiclone

Zopiclone은 cyclopyrrolone 유도체로 단기작용 수면제다. 역시 benzodiazepine 과 유사한 약리학적 특성을 가진다. 경구투여로 신속하고 쉽게 흡수된다. 광범위하게 대사되며 일부가 활성 대사물인 N-oxide로 대사되나 약리학적인 활성은 약하다. 제거 반감기는 평균 5시간 정도로 3.8에서 6.5시간이다. 노인에서는 제거 반감기가 평균 7시간 정도로 증가할 수 있다. 수면단계에서 REM의 발생이 지연되고 1단계 수면이 짧아지고 2단계가 증가한다. 3, 4단계 수면을 증가시키는 경향이 있으나 변화가 없거나 감소하는 경우도 발생할 수 있다.

1) 적응증 및 사용 Indications and use

단기간의 불면 치료에 효과적이다. 다른 수면제와 마찬가지로 장기간의 지속적인 치료는 하지 않는 것이 좋다. 노인에서의 불면증에도 무작위 대조 연구에서 효과적인 것으로 보고되었다[25,26].

일반적인 용량은 자기 전에 7.5mg을 투여하는 것이다. 이 이상의 투여는 권고되지 않는다. 임상반응이나 내성에 따라 3.75mg으로 감량해서 투여한다. 노인에서는 3.75mg을 자기 전 투여하나 치료효과가 없을 경우 7.5mg으로 증량할 수 있다.

25. Dehlin O, Rubin B, Rundgren A. Double-blind comparison of zopiclone and flunitrazepam in elderly insomniacs with special focus on residual effects. Curr Med Res Opin 1995;13: 317-324
26. Klimm HD, Dreyfus JF, Delmotte M. Zopiclone versus nitrazepam: a double-blind comparative study of efficacy and tolerance in elderly patients with chronic insomnia. Sleep 1987;10(suppl1): 73-78

2) 부작용 및 약물 상호작용
Adverse reaction and drug interaction

가장 흔한 부작용은 쓴 맛을 느끼는 것이다. 심한 졸음이나 협조 능력의 이상이 내성이 부족할 경우 혹은 과도하게 투여했을 경우 발생할 수 있다. 그 외에 어지럼증, 과도한 졸음, 전향성 기억상실, 술 취한 기분, 다행감, 불안, 우울, 협조 능력의 이상, 근육긴장저하, 언어장애, 악몽, 초조, 성욕저하, 진전, 심계항진, 구갈, 호흡곤란 등이 있을 수 있다.

남용이나 의존의 가능성이 있으며 알코올이나 중추신경 억제제와 투여 시 진정작용이 더욱 증가할 수 있다.

3. 기타 진정수면제 *Other sedative-hypnotics*

1) Barbiturates

Barbiturate는 GABA 전달을 강화시킴으로써 수면잠복기를 줄이고 진정작용을 일으킨다. 따라서 진정수면제로 사용될 수 있지만 수일 내에 내성이 생길 수 있기 때문에 아주 짧은 기간만 사용해야 한다[27]. 또한 좁은 치료지수와 혼수상태를 일으킬 가능성이 높고 이러한 것은 노인에서 특히 주의를 요하기 때문에 현재는 benzodiazepine이나 다른 진정수면제가 권고된다. 약물 상호작용도 흔하고 임상적으로도 심각한 경우가 많아 주의를 요한다.

흔한 부작용으로는 진정, 운동 실조증, 정신활동의 손상, 혼동, 두통 그리고 열 등이다. 서맥, 호흡저하, 저혈압이 발생할 수 있고 치명적인 피부과적 부작용이 있을 수 있다. 거대적혈모구빈혈도 발생할 수 있다. 약물의 용량은 개별적인 약물에 따라 달라질 수 있는데 2주 이상 사용하지 말고 노인에서는 낮은 용량으로 시작해야 한다.

2) Chloral hydrate

Chloral hydrate는 쉽게 흡수되고 긴 반감기를 가진 활성 대사물로 대사되고 이는 높은 단백결합 비활성 부산물로 전환된다. 수면제로서 7일 이하로 단기간 사용될 수 있다. 부작용으로 지남력 장애, 몽유병, 지리멸렬한 언어, 오심, 소화불량, 숙취, 불쾌한 맛 그리고 알러지성 피부 발진이 있을 수 있다. 노인에서 빠른 효과와 단기간의 지속 그리고 숙취효과가 없어서 과거에 많이 사용되었으나 500mg에서 1g까지 경구 투여해야 하는 불편 등이 있어서 현재는 benzodiazepine으로 대체되었다.

3) 항히스타민제 *Antihistamines*

진정작용을 일으키는 doxylamine, diphenhydramine 그리고 promethazine과 같은 항히스타민제가 진정수면제로 사용될 수 있다. 수면 잠복기를 감소시키지만 전체 수면시간에는 영향을 주지 않는다고 하며 수면에 대한 효과가 수일 이상 지속되지 않는다[28]. 알러지성 문제를 가진 피부질환 때문에 수면을 못 취하는 경우에 유용하며 남용의 가능성이 없기 때문에 기존의 진정수면제의 남용이 문제가 될 경우에 투여할 수 있다.

[27] Nishino S, Mignot E, Dement WC. Sedative-hypnotics. In: Schatzberg AF, Nemeroff CB, eds. Textbook of Psychopharmacology. 1st ed. Washington DC. American Psychiatric Press Inc; 1995: 405-416

[28] Reite M, Ruddy J, Nagel K. Concise Guide to evaluation and management of sleep disorders, 2nd eds. Washington DC, American Psychiatric Press, 1997

CHAPTER 11

노인에서의 불안장애
Anxiety Disorders in Older People

1. 개요 *Overview*
2. 역학 및 특징
3. 노인에서의 불안장애에서 고려해야 할 상황
4. 노인에서의 불안장애의 진단
5. 노인에서의 불안장애의 치료
6. 요약 *Summary*

유 승 호 | 건국의대

CHAPTER 11

노인에서의 불안장애

Anxiety Disorders in Older People

유 승 호 | 건국의대

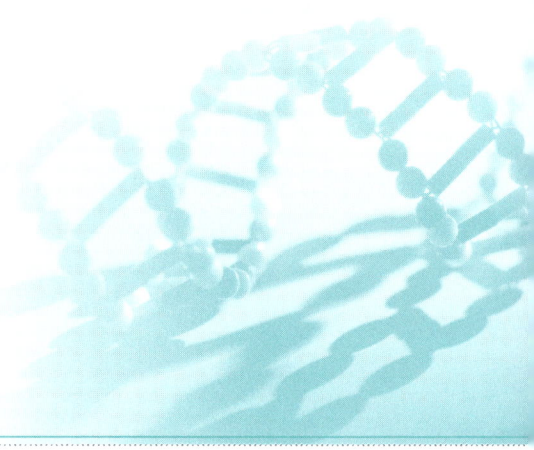

01 개요 Overview

노인에서 치매나 우울장애와 같은 다른 정신장애들과 비교했을 때 불안장애는 임상뿐 아니라 연구분야에서도 다소 주목을 받지 못하는 편이었다. 따라서 노인에서의 연구자료의 부족으로 진단 및 치료에 있어서도 젊은 성인으로부터 얻어진 자료들로부터 추정된 증거에 의존하게 되어 어느 정도는 부적절하고 부실한 치료를 피할 수 없는 상황이다. 최근의 한 연구[1]는 노인 불안장애의 장기간에 걸친 경과를 보여주고 있는데 불안장애를 가지는 노인환자의 70% 정도가 6년 후에도 다소의 증상을 가지고 있고 일부는 완전히 진단기준에 맞는 증상을 지니고 있다고 보고하였다. 따라서 노인에서 나타나는 불안장애는 저절로 쉽게 없어지는 상태는 아닌 것으로 보인다. 또한 노인에서의 불안은 장애, 삶의 질의 명백한 저하, 증가된 사망률 그리고 일차진료와 같은 의료 이용이 증가된다는 보고들이 있어[2,3] 결코 간과할 수 없는 상황이라고 할 수 있다.

노인에서의 불안은 특히 우울증상에 비해 주목을 받지 못하고 있는데 우울증상과 비교해서 정신과 전문의를 찾기 보다는 일차 진료의사를 방문하는 경향이 높고 따라서 불안장애로 진단되는 경향이 낮기 때문인데 이는 다른 연령에서와 다르지 않지만 노인에서 더욱 그런 경향이 크다고 볼 수 있다. 또한 그 동안 노인에서의 불안증상은 단독으로서 보다는 흔히 우울증상과 동반되는 상태로서 주목을 받아왔고[4] 진단적 측면에서도 불안증상이 우울증에서도 흔히 나타날 수 있기 때문에 우울증상과 더불어 다루어지는 경우가 많았다. 그러나 최근의 연구들을 보면, 두 가지 장애가 동반되는 상태보다 각각의 상태가 더욱 유병률이 높다는 보고가 있고 특히 동반된 우울증이 없는 불안장애가 동반된 불안이 없는 우울증보다

---

1. Schuurmans J, Comijs HC, Beekman ATF, De-Beurs E, Deeg DJH, Emmelkamp PMG, Van-Dyck R. The outcome of anxiety disorders in older people at 6-year follow-up: Results from the Longitudinal Aging Study Amsterdam. Acta Psychiatr Scand 2005;111: 420-428

2. Wetherell JL, Maser JD, Van-Balkom A. Anxiety disorders in the elderly: outdated beliefs and a research agenda. Acta Psychiatr Scand 2005;111: 401-402

3. De Beurs E, Beekman ATF, Van-Balkom AJLM et al. Consequences of anxiety in older persons: its effect on disability, well-being and use of health services. Psychol Med 1999;29: 583-593

4. Beekman ATF, De Beurs E, Van Balkom AJLM. Anxiety and depression in later life: co-occurrence and communality of risk factors. Am J Psychiatry 2000;157: 89-95

더 많다는 보고가 있다[5,6]. 결국 최근의 연구들의 결과들을 보면 과거의 연구결과보다 더욱 노인에서의 불안장애의 중요성을 뒷받침해주고 있어 노인에서 불안장애가 우울장애에 비해 그 중요성이 뒤지지 않는다는 것을 보여주고 있다.

결국 노년기 불안장애는 우울증 못지 않게 가장 흔한 질환의 하나로 볼 수 있고 단독으로도 충분히 임상적인 관심을 받을 만큼 중요하다. 즉 노인에서 심각한 장애를 초래할 수 있음에도 임상적 특징, 경과, 치료 그리고 예후에 대한 연구가 아직은 부족하고 우울증에 비해서 잘 알려지지 않고 있으며 여전히 평가 및 치료에 있어서 젊은 성인들로부터의 자료에 의존하고 있어 이에 대한 보다 전향적이고 광범위한 연구가 필요할 것으로 보인다.

02 역학 및 특징

노인에서 불안장애는 흔한 질환이다. 최근의 무작위 표본의 지역사회 조사연구들은 불안장애의 유병률을 10.2%에서 15%로 보고하여 이전에 생각했던 것보다 노인에서의 불안장애가 흔하다는 것을 보여주고 있다[7,8].

범불안장애는 노인에서 7.3% 정도의 높은 유병률을 보인다[8]. 범불안장애를 가지고 있는 노인의 반 정도는 최근 5년 이내에 증상이 발생했다는 보고도 있다[9]. 범불안장애는 스트레스가 되는 생활 사건 후에 오기 쉽고 특히 다발적인 스트레스가 주요 요인이 될 수 있다. 노인에서는 보다 일시적이고 성격특성과 같은 양상을 보이는데 재정, 건강, 사회적인 문제 등에 대한 걱정, 임상의사가 보기에 보다 심각한 증상을 보인다고 하고[10] 젊은 성인보다 걱정에 대한 강도는 덜하다는 보고도 있지만[11] 젊은 성인에서의 증상과 차이가 없다고 한다[12].

공황장애의 유병률은 지역사회의 노인 인구에서 0.1~1% 정도라고 한다[8,13]. 대부분은 일생의 초기에 시작하여 노년기까지 증상이 지속되는 상태였고 노인에서의 새로이 시작된 경우는 덜 흔하다[14]. 노인에서는 공황발작 동안 더 적은 공황발작을 보이고 불안과 각성이 덜하고 덜 심각하여 우울증의 정도도 낮고 기능수준은 높은 편이라고 한다[15].

외상후 스트레스 장애의 경우 노인에서 역학적 자료는 거의 없지만 자연재해를 겪은 후에 발생하는 외상후 스트레스 장애 증상의 발생률은 젊은 성인에서와 유사하다고 한다[16]. 또한 외상은 만성적인 외상후 스트레스 장애의 증상을 보일 위험

5. Schoevers RA, Beekman ATF, Deeg DJH, Jonker C, Van Tilburg W. Comorbidity and risk-patterns of depression, generalized anxiety disorder and mixed anxiety-depression in later life: results from the AMSTEL study. Int J Geriatr Psychiatry 2003;18: 994-1001
6. van Balkom AJLM, Beekman ATF, De Beurs E. Comorbidity of the anxiety disorders in a community-based older population in the Netherlands. Acta Psychitr Scand 2000;101: 37-45
7. Lindesay J, Briggs K, Murphey E. The Guy's/Age Concern Survey: prevalence rates of cognitive impairment, depression, and anxiety in an urban elderly community. Br J Psychiatry 1989;155: 317-319
8. Beekman ATF, Bremmer MA, Deeg DJH, Van Balkom AJLM, Smit JH, de Beurs E. Anxiety disorders in later life: a report from the Longitudinal Aging Study Amsterdam. Int J Geriatr Psychiatry 1998;13: 717-726
9. Blazer D, George LK, Hughes D. The epidemiology of anxiety disorders: an age comparison. In Salzman C, Lebowitz BD, editors. Anxiety in the elderly: treatment and research. New York: Springer; 1991. p.17-30
10. Beck JG, Stanley MA, Zebb BJ. Characteristics of generalized anxiety disorder in older adults: a descriptive study. Behav Res Ther 1996;34:225-234
11. Babcock RL, Laguna LB, Laguna KD, Urusky DA. Age differences in the experience of worry. J Mental Health Aging 2000;6: 227-235
12. Fuentes K, Cox B. Assessment of anxiety in older adults: a community-based survey and comparison with younger adults. Behv Res Ther 2000 ;38: 297-309
13. Manela M, Katona C, Livingston G. How common are the anxiety disorders in old age? Int J Geriatr psychiatry 1996;11: 65-70
14. Sheikh JI, King RJ, Taylor CB. Comparative phenomenology of early-onset versus late-onset panic attacks: a pilot study. Am J Psychiatry 1991;148: 1231-1233
15. Sheikh JI, Swales PJ, Carlson EB, Lindley SE. Aging and panic disorder: phenomenology, comorbidity, and risk factors. Am J Geriatr Psychiatry 2004;12: 102-109

이 있기 때문에 젊은 성인에서부터 지속되는 상태를 감안하면 적지 않을 것이다. 그리고 외상후 스트레스 장애는 외상에 노출된 직후에 가장 많이 나타나고 점차적으로 감소하지만 노년기에 있어서 심각도가 증가한다고 한다[17]. 외상후 스트레스 장애의 전반적인 심한 정도는 나이에 따라 유사하지만 질적으로 볼 때 노인은 재경험이 덜하고 과각성 증상이 많다고 하지만 노인에서 더 연구가 필요한 실정이다.

특정 공포증은 노인에서 높은 유병률을 보이는데 3.1~12% 정도로 생각된다[8,13]. 역시 만성적인 경과를 밟아서 노년기까지 지속되는 경우를 보인다고 하지만 65세 이후에 발생하는 경우도 많지만 이들은 치료를 제대로 받지 않으며 다른 정신과적 그리고 의학적 유병과 관련이 있다는 보고가 있다[18]. 증상은 역시 젊은 성인과 본질적으로 차이가 없으나 번개, 높은 장소, 비행기, 운전 등에 보다 공포를 느낀다고 한다.

사회공포증은 미국에서는 일반 성인군에서 세 번째로 흔하고 모든 불안장애에서 가장 높은 유병률을 보인다고 한다[19]. 보통은 성인기 초기에 발생해서 노년기까지 지속되는 경과를 밟는다[20]. 사회공포증은 주요우울장애, 다른 불안장애들, 알코올리즘 등과 같은 다른 정신과적 질환들과 동반되는 경우가 굉장히 많다[21].

강박장애의 평생유병률은 2~3% 정도라고 한다[22]. 보통은 청소년기에 시작하고 노년기까지 지속되는 경과를 밟는다[23]. 25세 이하의 연령에서 발생률은 1.8%로 최고점에 이르고 점차적으로 감소하여 65세 이상의 연령에서는 0.8%까지 떨어진다고 한다[24]. 그러나 노인에서도 1.5% 정도까지 발생한다는 보고도 있다. 오염에 대한 공포와 함께 반복적으로 씻는 행동, 사물의 이름을 잊어버리는데 대한 공포와 관련된 강박증상과 자아 동질적인 꼼꼼함이 심해지는 등의 강박증상이 흔하다고 한다[23,25].

결론적으로 노인에서의 불안장애는 흔한 질환으로 생각되는데 초기 성인기부터 시작되어 만성경과를 밟기도 하지만 노년기에도 적잖게 새로 발생하기도 한다. 노년기에 보이는 범불안장애의 경우는 반정도가 65세 이후에 발생하고 만성적이며 일생을 지속하는 경과를 밟는 것으로 보인다. 증상의 양상은 조기발병이나 노년기 발병에서 거의 차이가 없는 것으로 보인다. 공황장애는 보통 초기 성인기에 시작해서 전형적으로 노년기까지 지속되는 만성 경과를 밟고 그 증상의 정도는 줄어드는 경향이 있다. 노년기에 새롭게 발생되는 경우는 드물고 발생하더라도 비교적 가벼운 증상을 보인다. 외상후 스트레스 장애의 경우 자료가 부족하여 결론을 내리기에 부족하지만 증상에 있어서 질적인 차이를 보일 수 있다. 사회공포증을 포함해서 공포장애는 유병률이 높으며 만성적으로 노년기까지 지속되는 것으로 보이지만 역시 결정적인 자료는 부족하다. 강박장애의 경우는 주로 청소년기에 발병하여 노년기까지 만성적으로 지속되며 노인에서의 발병률은 적은 것으로 보인다.

03 노인에서의 불안장애에서 고려해야 할 상황

1. 우울증과의 공존상태 Comorbid anxiety and depression

노인의 불안장애에서 불안증상만 나타나는 경우가 흔하고 단독으로 더욱 임상적인 관심을 가져야 된다는 연구결과들이 나타나고 있지만 많은 연구들은 여전히 불안장애는 우울증상과 동반되는 경우가 전반적으로 흔하다고 한다. 지역사회 인구에서 연구결과를 보면 이러한 상태는 아주 흔하여 어떠한 불안장애든 단독으로는 10.2%의 유병률을 보이는 반면에 우울증과 공존하는 경우는 26.1%를 보였다. 또한 일차진료 환자들, 정신과 외래와 입원 환자들을 대상으로 한 연구에서는 불안장애 단독이 35.2%를 보였는데 우울증과 공존하는 경우는 39.4%를 보였다고 한다[26]. 범불안장애와 주요우울장애가 공존하는 경우에 우울증상이 더욱 심각해서 자살사고가 증가하고 다른 불안장애가 같이 동반되어 있을 가능성이 증가하여 보다 저조한 사회적 기능, 보다 심한 자율신경계증상 그리고 진료서비스를 더 이용한다고 한다[26]. 또한 실제 범불안장애와 주요우울장애의 진단기준을 충족시키지는 못하여 가벼운 불안과 우울증상을 보고하는 경우도 역시 단일 불안장애에 비해서 기능손상, 현저히 증가된 주관적인 고통과 건강서비스 사용의 증가와 관련이 있다고 한다[27,28].

2. 불안과 내과적 질환 그리고 약물

노인에서 불안증상이 내과적 질환과 흔히 동반되는 이유는 불안이 가장 흔한 정신과적 증상이고 노인에서는 내과적 질환을 가지고 있는 경우가 흔하기 때문에 우연히 동시에 발생할 가능성이 높기 때문이다. 그리고 불안은 신체적, 정서적 스트레스 요인에 대한 반응일 수 있고 내과적 질환의 결과로 인한 생리적인 변화의 증상과 징후일 수 있다. 따라서 노인에서 불안장애를 진단하는데 있어서 혼동과

26. Lenze EJ, Mulsant BH, Shear MK, Schulberg HC, Dew MA, Begley AE, et al. Comorbid anxiety disorders in depressed elderly patients. Am J Psychiatry 2000;157: 722-728
27. Szantos K, Gildengers A, Mulsant BH, Brown G, Alexopoulos GS, Reynolds CF. Identification of suicidal ideation and prevention of suicidal behaviour in the elderly. Drugs Aging 2002 ;19: 11-24
28. Fifer SK, Mathias SD, Patrick DL, Mazonson PD, Lubeck DP, Buesching DP. Untreated anxiety among adult primary care patients in a Health Maintenance organization. Arch Gen Psychiatry 1994; 51: 740-750

어려움을 초래할 수 있다. 특히 범불안장애 혹은 공황증상은 내과적 상태나 약물로 인해 발생한 불안에서 나타날 수 있는 흔한 양상들이다. 따라서 내과적 질환의 발생시기와 약물투여의 시기 등과 불안증상과의 시간적 관련성을 파악하기 위해서 철저하게 병력조사를 하는 것이 중요하다. 치료는 짧은 기간 동안 적절히 benzodiazepine을 사용하여 증상을 조절하면서 기저의 원인을 해결하는 것이다.

04 | 노인에서의 불안장애의 진단

1. 노인에서 불안장애의 진단을 방해하는 요인들

노인에서 불안장애를 평가하는데 어려움이 많은데 다음과 같은 요인들이 있다.
- 내과적 질환과 공존하는 경우가 많아서 증상의 혼동이 있을 수 있다.
- 노인들은 다양한 약물들을 복용하고 있는 경우가 많다.
- 알코올이나 다른 물질 남용을 고려해야 한다.
- 우울증과 공존할 수 있고 자체로서도 감별하기가 쉽지 않다.
- 정신과적 평가를 거부하려는 경향이 있다.

따라서 노인에서 불안장애를 진단하기 위해서는 DSM-IV, ICD-10 등 적절한 진단기준을 사용하고 임상적인 병력조사, 불안의 정도를 평가할 수 있는 척도들의 사용, 진단검사적 조사, 불안의 증상과 징후를 유발할 수 있는 기저의 내과적 상태의 확인 등이 필요하다.

2. 임상적인 평가

현재 나타나는 증상에 대한 자세한 병력조사가 필요하고 과거에 나타났던 증상들에 대해 자세히 조사해야 한다. 현재 진통제, 감기약, 항콜린성 약물, 한약과 비타민 제제 등 처방된 투약과 환자가 임의로 약국에서 사다 먹는 약물에 대한 자세한 조사가 필요하다. 알코올이나 물질사용 그리고 내과적 병력조사는 필수적이다. 불안장애에 대한 가족력의 조사도 필요하다. 정신상태검사에서 걱정이나 두려움, 주의산만, 과다행동, 깜짝 놀라는 반응 등과 같은 불안의 인지 및 행동증상을 확인해야 한다. 생리적인 증상과 징후로 맥박수의 증가, 빠른 호흡, 발한, 전율 등을 확인한다.

Hamilton Anxiety Rating Scale (HARS)[29], State-Trait Anxiety Inventory[30], Beck Anxiety Inventory (BAI)[31] 등의 척도들이 불안의 정도를 평가하는데 유용하게 사용될 수 있다.

05 노인에서의 불안장애의 치료

1. 약물학적 치료

노인에서 불안장애의 약물학적 치료는 항우울제, 항불안제, 기타 약물 등이 포함된다. 일반 성인에서의 약물치료에 대한 연구는 다수 진행되어 있으나 노인 인구군에서의 치료 반응에 대한 연구는 드물기 때문에 노인에서의 불안장애의 약물치료는 대부분 일반 성인 인구군에서의 연구결과와 노인이 가지는 약물학적인 특성에 따라 결정할 수밖에 없는 실정이다.

1) 항우울제 Antidepressants
(1) 범불안장애에서의 항우울제 치료
① 무작위 이중맹검 Randomized, double-blind trials

범불안장애에서 항우울제 치료에 대한 무작위 이중맹검시험 연구는 imipramine과 trazodone[32], paroxetine[33], venlafaxine[34] 혹은 venlafaxine-ER[35,36]이 범불안장애에 효과적이라는 연구들이 있는데 특히 SSRI나 SNRI 계통의 약물은 효과 면에서 뿐 아니라 부작용 측면에서도 좋다는 결과가 보고되었다. 노인에서의 연구는 유일하게 SSRI 제제인 citalopram을 사용한 연구에서 효과적이라는 보고[37]가 있었다. 그리고 전향적인 연구는 아니지만 기존의 5개의 무작위 이중맹검 연구들에서 노인 대상군들만을 추출하여 분석한 결과 범불안장애에 venlafaxine-ER이 효과적이었다는 보고가 있었다[38].

② 개방연구 Open-label trial

일반성인을 대상으로 한 항우울제가 효과적이라는 개방들은 다수가 있지만 노

29. Hamilton M. The assessment of anxiety states by rating. Br J Med Psychol 1959;32: 50-55
30. Spielberger C, gorsuch R, Lushene R. STAI Manual for the State-Trait Anxiety Inventory. Palo Alto, CA: Consulting Psychologists Press; 1970
31. Beck AT, Epstein N, Brown G, Steer A. an inventory for measuring clinical anxiety: psychometric properties. J Consult Clin Psychol 1988;56: 893-897
32. Rickels K, Downing R, Schweizer E, Hassman H. Antidepressants for the treatment of generalized anxiety disorder. A placebo-controlled comparison of imipramiene, trazodone, and diazepam. Arch Gen Psychiatry 1993;50: 884-895
33. Pollack MH, Zaninelli R, Goddard A, McCafferty JP, Bellew K, Burnham DB. Paroxetine in the treatment of generalized anxiety disorder: results of a placebo-controlled, flexible-dosage trial. J Clin Psychiatry 2001;62: 350-357
34. Davidson JR, DuPont RL, Hedges D, Haskins JT. Efficacy, safety, and tolerability of venlafaxine extended release and buspirone in outpatients with generalized anxiety disorder. J Clin Psychiatry 1999; 60: 528-535
35. Gelenberg AJ, Lydiard RB, Rudolph RL, Aguiar L, Haskins JT, Salinas E. Efficacy of venlafaxine extended-release capsules in nondepressed outpatients with generalized anxiety disorder. JAMA 2000;283: 3082-3088
36. Allgulander C, Hackett D, Salinas E. Venlafaxine extended release (ER) in the treatment of generalised anxiety disorder: twenty-four week placebo-controlled dose-ranging study. Br J Psychiatry 2001; 179: 15-22
37. Lenze EJ, Mulsant BH, Shear MK, Dew MA, Miller MD, Pollock BG, Houck P, Tracey B, Reynolds III CF. Efficacy and tolerability of citalopram in the treatment of late-life anxiety disorders: results from an 8-week randomized, placebo-controlled trial. 2005;162: 146-150
38. Katz IR, Reynolds III CF, Alexopoulos GS, Hackett D. Venlafaxine ER as a treatment for generalized anxiety disorder in older adults: pooled analysis of five randomized placebo-controlled clinical trials. 2002 J Am Geriatr Soc 2002;50: 18-25

인에서는 특별히 보고된 연구는 없다.

③ 요약 Summary for antidepressants used for GAD

노인에서 보고된 연구들이 부족할 지라도 일반 성인에서 범불안장애에서 항우울제의 사용은 유용하기 때문에 노인에서도 적용 가능하다고 생각된다. SNRI인 venlafaxine은 범불안장애에서 특히 유용한 것으로 보인다. SSRI인 citalopram이 노인을 대상으로 한 무작위 이중맹검 연구에서 유용한 결과를 보인 점은 향후 노인을 대상으로 한 약물반응 연구가 보다 활성화되어야 하겠지만 젊은 성인에서 효과적인 약물이 노인에서도 적용 가능함을 보여준 결과라 하겠다.

(2) 공황장애에서의 항우울제 치료

공황장애에서의 사용할 수 있는 항우울제 SSRI, TCA, MAOI, SNRI 등이 있는데 그 유용성에 대한 연구가 일반 성인 인구군에서는 광범위하게 진행되어왔다.

① 무작위 이중맹검 Randomized, double-blind trials

공황장애에서의 항우울제 치료에 대한 무작위 이중맹검 연구는 주로 SSRI를 위주로 진행이 되었는데 citalopram[39], fluoxetine[40], fluvoxamine[41], paroxetine[42], sertraline[43] 등 모든 SSRI에서 위약보다 효과적이고 TCA와 적어도 동등한 효과를 보인다는 연구결과를 보였다. 따라서 1998년에 나온 미국정신의학회의 practice guidelines for the treatment of patients with panic disorder를 보면 SSRI가 공황장애의 일차 선택약물로 제시되고 있다[44]. 그러나 노인에서 공황장애에서의 SSRI의 유용성에 대한 이중맹검 연구는 아직까지는 없다. 다른 항우울제인 TCA (clomipramine, imipramine)와 MAOI (brofaromine, phenelzine)도 공황장애의 치료적 유용성이 보고되었지만 부작용 등으로 노인과 소아에서의 사용에 문제점이 제시되고 있다[45].

② 개방연구 Open-label trial

노인의 공황장애에서 SSRI의 유용성에 대한 유일한 연구가 예비적인 개방연구에서 보고되었다[46]. 이 연구에서 sertraline이 전반적인 증상, 불안증상과 공황발작을 유의하게 줄인다고 보고 하였다.

③ 요약 Summary for antidepressants used for Panic disorder

일반 성인에서와 마찬가지로 노인에서 공황장애의 치료에는 SSRI가 일차 선택약으로 추천될 수 있다. 비록 개방형 연구라서 추후 이중맹의 잘 고안된 연구를 통

---

39. Wade AG, Lepola U, Koponen HJ, Pedersen V, Pedersen T. The effect of citalopram in panic disorder. Br J Psychiatry 1997;170: 549-553
40. Boyer W. Serotonin uptake inhibitors are superior to imipramine and alprazolam in alleviating panic attacks: a meta-analysis. Int Clin Psychopharmacol 1995 ;10: 45-49
41. Coplan JD, Pine DS, Papp LA, Gorman JM. An algorithm-oriented treatment approach for panic disorder. Psychiatr Ann 1996 ;26: 192-201
42. Oehrberg S, Christiansen PE, Behnke K, Borup AL, Severin B, Soegaard J. et al. Paroxetine in the treatment of panic disorder: a randomized, double-blind, placebo-controlled study. Br J psychiatry 1995;167: 374-379
43. Otto MW, Tuby KS, Gould RA, McLean RYS, Pollack MH. An effect size-analysis of the relative efficacy and tolerability of serotonin selective reuptake inhibitors for panic disorder. Am J Psychiatry 2001;158: 1989-1992
44. American Psychiatric Association. Practice guidelines for the treatment of patients with panic disorder. Am J Psychiatry 1998;155: 1-34
45. Flint AJ. Choosing appropriate antidepressant therapy in the elderly: a risk-benefit assessment of available agents. Drugs Aging 1998 ;13: 269-280
46. Sheikh JI, Lauderdale SA, Cassidy EL. Efficacy of sertraline for panic disorder in older adults: a preliminary open label trial. Am J Geriatr Psychiatry 2004;12: 230

해 입증이 되어야 하겠지만 SSRI가 노인에서의 공황장애에서도 적용될 수 있다는 근거가 제시되었다. TCA와 MAOI는 젊은 성인에서 효과적이라는 연구가 많지만 노인에서의 사용은 부작용이나 내성으로 볼 때 가능한 피하는 것이 좋겠다. SNRI나 mirtazapine 등 다른 항우울제는 노인뿐만 아니라 일반 성인에서도 공황장애에 사용하기에는 아직 증거가 부족하다.

(3) 외상후 스트레스 장애에서의 항우울제 치료

외상후 스트레스 장애에서도 다양한 항우울제가 효과적으로 사용될 수 있는데 역시 SSRI 제제에 대한 유용성 보고가 많다.

① 무작위 이중맹검 Randomized, double-blind trials

외상후 스트레스 장애에서 setraline[47,48],이 효과적인데 유지치료로 재발률을 낮춘다는 보고도 있다[49]. 다른 SSRI 제제로는 paroxetine 그리고 fluoxeitine이 효과적이라고 한다[50-52]. 다른 항우울제로는 역시 MAOI (phenelzine, brofaromine)가 외상후 스트레스 장애에 효과적이라고 하며[53] TCA (amitriptyline, imipramine, desipramine)도 역시 이중맹검 연구들에서 효과적임이 보고되고 있다[54,55]. 그러나 노인에서는 외상후 스트레스 장애에서의 항우울제의 유용성에 대한 연구는 없다.

② 개방연구 Open-label trial

노인에서는 특별히 보고된 연구는 없다.

③ 요약 Summary for antidepressants used for PTSD

노인에서 보고된 연구가 없기 때문에 역시 일반성인에서의 자료를 치료에 적용시킬 수밖에 없는 실정이다. 따라서 외상후 스트레스 장애에서도 SSRI가 치료약물로서 유용하며 TCA나 MAOI 같은 경우는 노인에서의 사용하는데 문제가 있다. 다른 항우울제에 대해서는 연구가 더 필요하다.

(4) 공포증에서의 항우울제 치료

공포증 중 사회 공포증의 경우 항우울제의 유용성 및 효과에 대한 연구가 많이 있다. 그러나 특정 공포증의 경우는 인지행동치료적인 접근을 위주로 하고 항우울제의 효과에 대한 연구는 거의 없다.

---

47. Amital D, Zohar J, Kotler M et . A placebo-controlled trial pilot study of sertraline in PTSD. Annual Meeting of the American Psychiatric Association. APA 1999: 157
48. Brady K, Pearlstein T, Asnis GM, Baker D, Rothbaum B, Sikes CR et al. Efficacy and safety of sertraline treatment of posttraumatic stress disorder. Arch Gen Psychiatry 2000;283: 1837-1844
49. Davidson J, Pearlstein T, Longborg P, Brady KT, Rothbaum B, Bell J et al. Efficacy of sertraline in preventing relapse of posttraumatic stress disorder: results of a 28-week double-blind, placebo-controlled study. Am J Psychiatry 2001;158: 1974-1981
50. Marshall RD, Beebe KL, Oldham M, Zaninelli R. Efficacy and safety of paroxetine treatment for chronic PTSD: a fixed-dose, placebo-controlled study. Am J Psychiatry 2001;158: 1982-1988
51. Stein DJ, Davidson J, Seedat S, Beebe K. Paroxetine in the treatment of post-traumatic stress disorder: pooled analysis of placebo-controlled studies. Expert Opin Pharmacother 2003;4: 1829-1838
52. Cornnor KM, Sutherland SM, Tupler LA, Malik ML, Davidson JR. Fluoxetine in post-traumatic stress disorder: randomized, double-blind study. Br J Psychiatry 1999;175: 17-22
53. Baker DG, Diamond BI, Gilette G, Hamner M, Katzelnick D, Keller T, et al. A double-blind randomized placebo-controlled multi-center study of brofaromine in the treatment of post0traumatic stress disorder. Psychopharmacol 1995; 122: 386-389
54. Davidson J, Kudler H, Smith R, Mahorney SL, Lipper S, Hammett E et al. Treatment of posttraumatic stress disorder with amitriptyline and placebo. Arch Gen Psychiatry 1990;47: 259-266
55. Kosten TR, Frank JB, Dan E, McDougle CJ, Giller EL Jr. Pharmacotherapy for posttraumatic stress disorder using phenelzine or imipramine. J Nerv Ment disease 1991;179: 366-370

① 무작위 이중맹검 연구 Randomized, double-blind trials

Paroxetine[56-58], sertraline[59-61], escitalopram[62], fluvoxamine[63], fluoxetine[64] 등 모든 SSRI가 사회 공포증의 치료에 효과적이라고 한다. 그러나 노인에서의 연구는 없다. MAOI (brofaromine, moclobemide) 또한 이중맹검 연구에서 사회공포증의 치료에 효과적이라는 보고가 있지만[65-67], 특정 공포증에서는 유일하게 paroxetine이 특정 공포증에 효과적이라는 이중맹검 보고가 있다[68]. 그러나 역시 노인에서는 공포증에서의 항우울제 치료의 유용성에 대한 연구는 없다.

② 개방연구 Open-label trial

노인에서는 특별히 보고된 연구는 없다.

③ 요약 Summary for antidepressants used for Phobic disorder

부작용 문제를 고려할 때 노인에서 사회공포증의 치료에 SSRI가 우선적으로 적용될 수 있겠다. MAOI에서는 가역적이고 부작용 측면에서 우수한 moclobemide를 쓰는 것이 좋을 것이다. 하지만 노인에서 보고된 연구가 없기 때문에 더 연구가 필요하다. 특정 공포증의 경우 일반 성인에서도 항우울제의 유용성에 대한 보고가 거의 없기 때문에 치료에 있어서 항우울제의 적용은 조심스럽게 해야 된다.

(5) 강박장애에서의 항우울제 치료

일반 성인에서의 강박장애의 치료에 있어서 항우울제는 중요한 치료약물이다. 따라서 노인에서도 적용될 수 있지만 아직은 노인 인구군에서는 연구가 부족하다.

① 무작위 이중맹검연구 Randomized, double-blind trials

일반성인의 강박장애의 치료에서 TCA 제제인 clomipramine의 역할은 잘 알려져 있는데 부작용 면에서 노인에게 적용하기 쉽지는 않다. 모든 SSRI는 젊은 성인에서 강박장애의 치료에 효과적인 것으로 되어있다[69-73]. 특히 sertraline은 장기간의 치료에도 유용한 것으로 되어있고 주요우울장애와 동반되는 경우에 효과적이라고 한다[74,75]. 그 외 약물들에 대한 유용성의 연구는 현재까지는 없고 노인에서의 연구 또한 없다.

② 개방연구 Open-label trial

노인에서는 특별히 보고된 연구는 없다.

---

56. Liebowitz MR, Stein MB, Tancer M, Carpenter D, Oakes R, Pitts CD. A randomized, double-blind, fixed-dose comparison of paroxetine and placebo in the treatment of generalized social anxiety disorder. J Clin Psychiatry 2002;63:66-74
57. Randall CL, Johnson MR, Thevos AK, Sonne SC, Thomas SE, Willard SL, Brady KT, Davidson JR. Paroxetine for social anxiety and alcohol use in dual-diagnosed patients. Depress Anxiety 2001;14:255-262
58. Stein DJ, Versiani M, Hair T, Kumar R. Efficacy of paroxetine for relapse prevention in social anxiety disorder: a 24-week study. Arch Gen Psychiatry 2002;59:1111-1118
59. Blomhoff S, Haug TT, Hellstrom K, Holme I, Humble M, Madsbu HP, Wold JE. Randomised controlled general practice trial of sertraline, exposure therapy and combined treatment in generalised social phobia. Br J Psychiatry. 2001;179: 23-30
60. Liebowitz MR, DeMartinis N, Weihs KL, Londborg PD, Smith WT, Chung H, et al. Efficacy of sertraline in severe gneralized social anxiety disorder: results of a double-blind, placebo-controlled study. J Clin Psychiatry 2003;64:785-792
61. Van Ameringen MA, Lane RM, Walker JR, bowen RC, Chokka PR, Goldner EM, et al. Sertraline treatment of generalised social phobia: a 20-week, double-blind, placebo-controlled study. Am J Psychiatry 2001;158:275-281
62. Kasper S, Loft H, Smith JR. Escitalopram is efficacious and well tolerated in the treatment of social anxiety disorder. Annual Meeting of the American Psychiatric Association, Philadelphia, PA. 2002
63. Stein DJ, Westenberg HGM, Yang H, Li D, barbato LM. Fluvoxamine CR in the long-term treatment of social anxiety disorder: the 12- to 24-week extension phase of a multicentre, randomized, placebo-controlled trial. Int j of Neuropsychopharmacol 2003 ;6: 317-323
64. Kobak KA, Greist JH, Jefferson JW, Katzelnick DJ. Fluoxetine in social phobia: a double-blind, placebo-controlled pilot study. J Clin Psychopharmacol 2002 ;22: 257-262
65. Katschnig K, Stein MB, Buller R. Moclobemide in social phobia. A double-blind, placebo-controlled clinical study. Eur Arch Psychiatry Clin Neurosci 1997 ;247: 71-80
66. Noyes R Jr. Moroz G, Davidson JR, Liebowitz MR, Davidson A, Siegel J et al. Moclobemide in social phobia: a controlled dose response trial. J Clin Psychopharmacol 1997 ;17: 247-254

③ 요약 *Summary for antidepressants used for OCD*

SSRI의 강박장애에서의 유용성에 대한 증거가 많기 때문에 노인에서 강박장애의 치료에 적용 가능하다고 볼 수 있지만 노인에서도 연구가 시행되어야 할 것이다.

2) 항불안제 *Antianxiety drugs*
(1) Benzodiazepines

Benzodiazepine은 수십 년 이상 항불안 치료의 주축이었다. 모든 benzodiazepine은 불안의 치료에 있어서 동일한 효과를 가지는 것으로 보인다[76]. Benzodiazepine의 주요 적응증은 불안장애의 치료인데 이중맹검 연구에서 범불안장애나 공황장애에서 유용한 치료효과를 보이고[32,40] 강박장애, 사회공포증 그리고 외상후 스트레스 장애에서는 보조적인 투약으로 사용될 수 있다.

① 무작위 이중맹검 *Randomized, double-blind trials*

범불안장애를 치료하는데 이중맹검 연구에서 alprazolam[77], diazepam[78], etizolam[79], lorazepam[80] 등이 효과적이라고 한다. Alprazolam은 광장공포증을 동반한 공황장애 환자에서 효과적이며[81] clonazepam, diazepam 그리고 lorazepam 또한 공황장애를 치료하는데 비교할 만한 효과를 보인다고 한다[82]. 대부분의 연구에서 범불안장애와 공황장애의 치료에서 benzodiazepine의 사용은 단기간에 대한 연구였지만 장기간 투여도 효과적이라는 연구도 있다[83,84]. 그러나 역시 노인에서의 연구는 드물다.

② 요약 *Summary*

불안장애에서 benzodiazepine의 사용은 의존 등의 문제로 인해 수주 이상 장기간의 사용이 부담이 된다. 즉 일반적으로 불안증상에 유용성에 대한 많은 연구들이 있지만 부작용 및 의존 때문에 특히 노인에서의 사용은 상당한 주의를 요한다. 이중맹검으로 시행한 약물의 중단 연구에서 benzodiazepine을 사용하는 많은 환자들에서 약물을 중단한 경우 원래의 불안증상이 다시 발생하지만 모두가 그런 것은 아니라고 한다[85]. 결국 불안장애의 약물치료는 점차적으로 SSRI와 SNRI 등 항우울제로 대체되고 있다. 그러나 여전히 불안의 급성기 치료와 항우울제 사용시 초기의 단기간 보조 치료로서 여전히 약물치료의 주축으로 남아 있다. 이런 경우 6주 이상 지속적으로 benzodiazepine을 투여 받고 있는 노인들은 수주에 걸쳐서 서서히 감량하고 중단해야 한다.

(2) Azapirons

Azapirone의 대표적 약물인 buspirone은 중단 시 의존의 가능성이 적고 금단증상이 없는 것이 특징적이다[86]. 또한 정신운동 손상이 없다고 한다[87]. 따라서 항불안제로서 그 효과가 좋다면 노인에서는 상당한 장점을 지닐 수 있다.

① 무작위 이중맹검 Randomized, double-blind trials

범불안장애를 치료하는데 이중맹 연구에서 buspirone은 diazepam과 비교할 만한 결과를 보인다[88-90]. 그러나 임상실제에서는 치료효과에 대한 결과가 일관적이지 못하다[91,92]. 노인에서의 연구에서는 만성 불안증상의 개선에 효과적이고 우수한 내성을 가지며 부작용을 일으키지 않는다는 연구들이 있었다[93,94].

② 요약 Summary

불안장애에서 buspirone의 사용은 의존의 가능성이 적고 중단 시 금단증상이 없으며 정신운동의 손상 부작용이 없어 노인에게 사용하기에 좋은 것으로 보인다. 일부 임상 상황에서 일관된 결과를 보이지는 않았지만 대부분의 이중맹검 연구를 살펴보면 buspirone은 특히 범불안장애에서 효과적인 것으로 보고 되고 있고 노인에서 사용은 특히 장점을 가지는 것 같다. 그런데 대부분의 연구에서 치료적 효과를 얻기 위해서 4주 정도의 기간이 필요하기 때문에 치료 초기에 작용 시간이 짧은 benzodiazepine의 사용이 필요할 수 있다. 이렇게 사용된 benzodiazepine은 치료적 효과가 나타나면 빠른 시일 내에 감량하면서 중단해야 한다.

3) 기타 약물들 Other Drugs

(1) 항정신병약물 Antipsychotics

불안장애에서 항정신병약물의 사용은 범불안장애에서 일부 효과적이라는 보고가 있지만 초조증상을 가진 기저의 정신병, 우울증 혹은 치매가 있는 환자들에서 사용되어야 한다[95]. 치매에서의 초조증상과 행동증상들에 대해서 전형적인 항정신병약물[96]과 비전형적 항정신병약물[97]이 효과적이라는 연구들이 있다. 따라서 불안에 대한 항정신병약물의 사용은 노인에서 일부 특별한 질병에 나타나는 불안이나 초조증상의 치료에 국한되어야 할 것이다.

(2) 항히스타민제 Antihistamines

젊은 성인에서는 범불안장애의 치료에 위약군보다 효과적이라는 보고가 다수 있지만[98] 노인에서는 자료가 없기 때문에 사용에 제한적일 수밖에 없다.

(3) 베타 차단제 *Beta-blockers*

일부 노인환자들에서 불안과 초조증상에 효과적이라는 보고가 있는데 특히 치매환자의 초조증상에 대해서 항정신병약물이나 benzodiazepine에 반응을 안 하는 경우에 효과적이라고 한다[99]. 그러나 저혈압 유발과 울혈성심장기능상실의 위험 때문에 주의를 요한다.

2. 정신사회적 치료

정신약물학적인 치료가 임상실제에서는 불안장애를 가진 노인들에게 일차적으로 선택되지만 노인들에서는 약물 부작용과 많은 약물들을 사용하고 있을 가능성이 커서 때로는 정신사회적 치료가 선호될 수 있다. 젊은 성인에서도 불안장애의 정신사회적 치료로 인지행동치료(CBT)가 효과적인 것으로 되어 있는데 노인에서도 가장 효과적인 선택치료라는 보고가 다수 있다[100,101]. 특히 공황장애에서 한 이중맹검 연구는 인지행동치료가 노인에서 효과적이라는 보고를 하였다. 범불안장애에서는 결과가 명확하지 않아서 노인에서는 변형된 인지행동치료가 필요하다는 결론을 내렸으나 아직 체계적으로 연구된 것은 없다[102]. 약물학적 치료에서와 같이 젊은 성인에서 효과적인 정신치료적인 접근은 노인에서도 효과적일 수 있다고 한다[103].

06 요약 *Summary*

노인에서의 불안장애는 우리가 알고 있던 것보다 흔한 질환이고 불충분하게 치료되고 있으며 우울증에 비해서 덜 주목을 받아왔다. 또한 불안장애의 약물치료는 대부분 젊은 성인에서의 연구자료에 의존하고 있는 실정인데 결국 노인에서는 SSRI, SNRI, RIMA나 Buspirone 등 부작용 측면에서 우수한 약물들을 적용할 수 있겠다. 그러나 향후 부작용뿐만 아니라 효과의 측면에 있어서도 잘 고안된 연구가 노인을 대상으로 시행되어야 할 것이다. 또한 여전히 불안장애의 치료에서 benzodiazepine은 급성기 치료에서 필요할 수 있는데 부작용 및 의존과 관련된 문제를 항상 주의해야 할 것이다. 젊은 성인에서와 마찬가지로 인지행동치료와 같은 정신사회적 치료 접근은 여러모로 도움이 될 것이며 노인에서 더 잘 적용할 수 있도록 변형되어야 할 필요가 있다.

---

92. Ross CA, Matas M. A clinical trial of buspirone and diazepam in the treatment of generalized anxiety disorder. Can J Psychiatry. 1987; 32: 351-355
93. Boehm C, Robinson DS, Gammans RE. Buspirone therapy for elderly patients with anxiety or depressive neurosis. J Clin Psychiatry. 1990 ; 51: 309
94. Napoliello MJ. An interim multi-centre report on 677 anxious geriatric out-patients treated with buspirone. Br J Clin Pract. 1986;40: 71-73
95. Mendels J, Krajewski TF, Huffer V, Taylor RJ, Secunda S, Schless A, Sebastian JA, Semchyshyn G, Durr MJ, Melmed AS. Mendels Effective short-term treatment of generalized anxiety disorder with trifluoperazine. J Clin Psychiatry. 1986;47: 170-174
96. Hemels ME, Lanctot KL, Iskedjian M, Einarson TR. Clinical and economic factors in the treatment of behavioural and psychological symptoms of dementia. Drugs Aging. 2001;18: 527-550
97. Kindermann SS, Dolder CR, Bailey A, Katz IR, Jeste DV. Pharmacological treatment of psychosis and agitation in elderly patients with dementia: four decades of experience. Drugs Aging 2002;19: 257-276 2002
98. Feltner DE, Crockatt JG, Dubovsky SJ, Cohn CK, Shrivastava RK, Targum SD, Liu-Dumaw M, Carter CM, Pande AC. A randomized, double-blind, placebo-controlled, fixed-dose, multicenter study of pregabalin in patients with generalized anxiety disorder. J Clin Psychopharmacol. 2003;23: 240-249
99. Petrie WM. Drug treatment of anxiety and agitation in the aged. Psychopharmacol Bull 1983;19: 238-246
100. Scogin F, McElreath L. Efficacy of psychosocial treatments for geriatric depression: a quantitative review. J Consult Clin Psychol 1994;62: 69-74
101. Wetherell JL. Behavior therapy for anxious older adults. Behav Ther 2002;25: 16-17
102. Barrowclough C, King P, Colville J, Russell E, Burns A, Tarrier N. A randomized trial of the effectiveness of cognitive-behavioral therapy and supportive counseling for anxiety symptoms in older adults. J Consult Clin Psychol 2001; 69: 756-762
103. Sheikh JI, Salzman C. Anxiety in the elderly. Course and treatment. Psychiatr Clin North Am 1995;18: 871-883

CHAPTER 12

노인에서의 불면증
Insomnia in Older People

1. 개요 Overview
2. 불면증의 진단 및 평가
3. 불면증의 치료
4. 요약

유 승 호 | 건국의대

노인에서의 불면증

Insomnia in Older People

유승호 | 건국의대

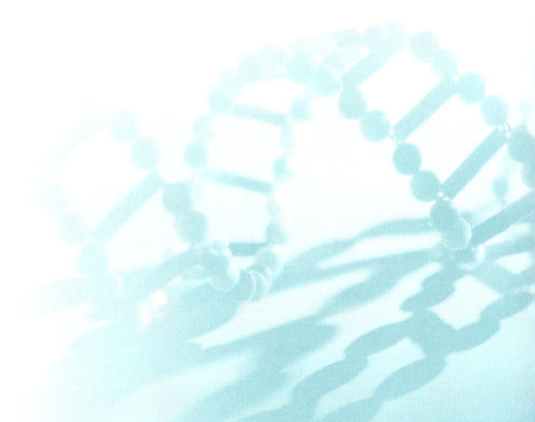

01 개요 Overview

노인에서 불면증은 흔한 문제로 잠이 들기 힘들거나 깊은 잠을 유지하지 못하고 이른 아침에 잠이 깨며 전체 수면 시간이 적어지는 양상을 보인다. 이러한 불면증은 일시적으로 나타날 수 있고 장기간 지속될 수 있다. 노인에서 흔히 동반되는 내과적인 문제와 여러 약물의 복용이 불면증과 관련이 있을 수 있고 젊은 성인과 마찬가지로 정신과적인 질환에서도 불면증은 흔하며 일주기 리듬의 문제, 사회적 활동의 변화 그리고 잘못된 수면습관 등으로 인해서도 흔히 발생한다. 잠자는 동안에 발생하는 주기적 사지 움직임 (periodic limb movement), 수면 무호흡증 (sleep apnea) 등은 노인에서 매우 흔한 질환이다[1,2]. 미국에서 수행된 광범위한 연구 (National Institute on Aging Study)에서 9,000명 이상의 65세 이상의 남성과 여성에서 반 이상이 적어도 하나 이상의 만성적인 수면 문제를 호소했다[3]. 이러한 만성적인 불면증은 인지기능과 삶의 질에 있어서 부정적인 영향을 미치고 사망의 위험이 증가한다[4-6]. 불면증을 가진 환자는 정상 대조군에 비해서 반응시간이 느리고, 균형감각이 좋지 않으며, 숫자외우기 검사 (digit span test)에서 숫자들을 잊어버리기 쉽다고 한다[7]. 따라서 노인에서는 치매와 같은 다른 질환으로부터 오는 기억과 인지기능의 결손이 동반되기 쉽기 때문에 불면증으로부터 야기되는 인지기능의 문제로 매일의 기능이 더욱 떨어질 가능성이 높다고 할 수 있다. 또한 삶의 질이 떨어지는데 더하여 우울증이나 불안증상이 더 심할 수 있어 우울증상이나 불안이 수면의 장해를 일으키는지 아니면 수면의 장애가 삶의 질을 떨어트리고 정신과적인 문제를 야기시키는지 구별하기가 어렵게 된다. 불면증을 호소하는 노인들은 자신의 건강상태에 대해서 전반적으로 부정

1. Ancoli-Israel S, Kripke DF, Klauber MR, Mason WJ, Fell R, Kaplan O. Sleep disordered breathing in sleep community-dwelling elderly. Sleep 1991;14: 486-495
2. Ancoli-Israel S, Kripke DF, Klauber MR, Mason WJ, Fell R, Kaplan O. Periodic limb movements in sleep in community-dwelling elderly. Sleep 1991;14: 496-500
3. Foley DJ, Monjan AA, Brown SL, Simonsick EM, Wallace RB, Blazer DG. Sleep complaints among elderly persons: an epidemiologic study of three communities. Sleep 1995;18: 425-432
4. Zmmit GK, Weiner J, Damato N, Sillup GP, mcmillan CA. Quality of life in people with insomnia. Sleep 1999;22: S379-S385
5. Roth T, Ancoli-Israel S. Daytime consequences and correlates of insomnia in the United States: results of the 1991 National Sleep Foundation Survey. II. Sleep 1999; 22: S354-S358
6. Rumble R, Morgan K. Hypnotics, sleep, and mortality in elderly people. J Am Geriatr Soc 1992;40: 787-791
7. Hauri PJ. Cognitive deficits in insomnia patients. Acta Neurol Belg 1997;97: 113-117

적으로 생각하며 지속되는 수면의 문제들이 수년 후에는 만성적인 새로운 다른 건강의 문제와 관련이 있다고 한다[8]. 불면증이 만성적으로 지속될 때 고려해야 할 점은 건강비용의 증가이다. 노인들은 젊은 성인보다 불면증을 호소할 가능성이 더 높고 결국 불면증과 관련된 직, 간접적인 비용이 더 많이 들 수 있다는 사실이다[9]. 결국 불면증은 노인에 있어서 흔하지만 실제로 제대로 치료 받기가 힘들고 따라서 치료가 안되고 만성적으로 지속되는 불면증은 보다 더 명백한 장애를 일으키기 때문에 진료 의사는 노인환자에서 항상 수면의 질에 대해서 효과적으로 평가하고 조사하여 치료적인 접근을 모색하는 것이 필요하다.

8. Foley DJ, Monjan A, Simonsick EM, Wallace RB, Blazer DG. Incidence and remission of insomnia among elerly adults: an epidemiologic study of 6,800 persons over three years. Sleep 1999;22: S366-S372
9. Walsh JK, Engelhardt CL. The direct economic costs of insomnia in the United States for 1995. Sleep 1999;22: S386-S393

02 불면증의 진단 및 평가

노인에서 불면증의 평가하고 치료하는데 가장 중요한 것은 불면증을 일으키는 원인적인 요인을 평가하는 것이다. 철저한 평가를 통해서 불면증의 원인을 밝혀내고 이에 대한 치료를 통해 가능한 교정하는 것이 우선일 것이다. 따라서 노인에서 어떠한 상태가 노인에서 불면증을 쉽게 일으킬 수 있는지를 아는 것이 중요하다. 노인에서 불면증을 일으킬 수 있는 상태에 대해서 표1에 간략하게 제시하였다. 또한 수면과 관련된 완벽한 병력을 얻어야 되는데 수면과 각성에 영향을 미칠 수 있는 모든 요소들을 평가하기 위해 24시간 모든 양상을 수집하고 이러한 평가는 수주 간의 기간이 포함되어야 한다. 불충분한 수면 혹은 낮 동안의 졸림 등을 평가함으로써 결국 부적절한 수면 습관, 내과적 질환과 약물의 사용, 다른 정신과적 장애들 그리

표 1. 노인에서 불면증을 일으키는 요인들

부적절한 수면 습관/일주기 리듬의 변화	수면을 방해하는 환경 알코올, 카페인 및 니코틴 사용 수면주기의 이동 불규칙한 수면/각성 스케줄
일반의학적 상태	통증을 일으키는 상태 관절염 갑상선기능항진증 심혈관계 질환 만성 신부전 만성 호흡기질환 신경학적 질환
약물 복용	중추신경자극제 자극성 항우울제 코르티코스테로이드 갑상선 호르몬 기관지확장제 베타차단제 칼슘 통로 차단제 충혈제거제
정신병적장애	우울증 불안증 정신병적장애 인격장애 사별반응
원발성 수면장애	하지불편증후군 restless leg syndrome 주기성 사지 운동장애 periodic limb movement 호흡관련 수면장애 breathing related sleep disorder

고 원발성 수면장애 등 불면증을 야기시키는 정확한 원인이 가려져야 할 것이다.

1. 부적절한 수면 습관

노인에서의 불면증의 원인으로 안 좋은 수면위생 등 행동적인 요소가 개입될 수 있다. 특히 알코올이나 카페인, 니코틴 등의 습관적인 사용이 수면에 영향을 미친다.

잠자리 주변의 상황이 불면증과 관련이 있을 수 있는데 침실의 밝기, 온도 등이 영향을 미친다. 침대나 침구의 편안함 정도도 수면에 영향을 줄 수 있다. 따라서 이러한 환경적인 요인에 대한 가벼운 조정이 의외로 불면증을 상당히 호전시킬 수 있기 때문에 수면환경에 대한 조사가 필요하다.

또한 노인에서는 낮잠이 수면의 질을 떨어트릴 수 있다. 노인들은 젊은 성인에 비해서 낮잠을 더 자고 야간에 잠이 더 적고 보다 일찍 깬다고 한다[10]. 또한 노인들은 7.5시간을 잠자리에 있지만 6시간 정도만 잠에 들어 있고 낮 동안에 평균 1시간 정도의 낮잠을 잔다고 한다[11]. 이러한 소견들은 낮잠이 노인에서 충분한 숙면에 영향을 주는 요인이라는 것을 보여준다.

불규칙한 수면-각성 주기가 생활사와 직업과 관련되어 나타날 수 있는데 불면증의 원인이 될 수 있다. 특히 노인의 경우는 젊은 성인보다 수면을 유지하기가 힘들고 새벽에 일찍 깨는 증상을 호소할 수 있는데 이러한 것은 'Advanced sleep phase syndrome (ASPS)'에 의해서 나타날 수 있다[12]. 따라서 노인에서 잠들기가 어려운 경우는 수면주기가 앞당겨져서 생기는 문제는 아닐 가능성이 큰데 때로는 수면주기의 문제를 해결하면 불면증이 치료되는 경우가 노인에서는 나타날 수 있다.

2. 내과적인 상태와 약물의 영향
Medical conditions and medications

노인들은 흔히 다양한 질환을 이미 가지고 있는 경우가 많고 따라서 여러 약물들을 복용하고 있을 것이다. 이러한 질환들이 직접 혹은 간접적으로 수면에 영향을 미치고 투여 중인 약물까지 수면에 영향을 주어 불면증을 유발할 수 있다. 관절염, 만성 폐쇄성 폐질환, 심혈관계 질환, 신경학적 질환, 천식, 두통 등의 질환들이 흔히 불면증과 관련이 있다고 한다[13]. 실제로 내과적인 질환을 지니지 않는 노인의 경우는 수면에 대한 문제가 없다는 연구보고가 있다[14]. 노인에서 내과적 질환을 치료하기 위해 불가피하게 투여 중인 약물들을 불면증의 치료를 위해 투여를 막는 것은 적절하지 못하다. 투약시기를 조절하거나 그러한 부작용이 없는 약물로 교체하는 등의 조치가 필요하다. 따라서 노인들이 복용중인 약물이 불면증을 일으키는 약물인지 오히려 졸음을 유발하는 약물인지를 잘 알아야 할 것이다. 노인에서 흔히 복용하는 물질 중에서 알코올은 오히려 불면증을 일으키며 중추신경 흥분제, 베타차단제, 기관지확장제, 칼슘 통로 차단제, 충혈제거제, 자극하는 효과를 지닌 항우울제, 갑상선 호르몬 등의 약물이 불면증을 유발할 수 있다. 수면제, 항고혈압제, 항히스타민제, 항불안제, 항정신병약물 그리고 항우울제 등은 졸음을 유발할 것이다.

3. 다른 정신과적 장애와 관련된 불면증

우울증은 노인에서 흔한 질환 중의 하나로 가장 흔히 불면증과 관련이 있는 정신과적 장애다[15]. 또한 우울증에 이환된 노인은 우울증에 이환된 젊은 성인에 비해서 수면장애를 더욱 많이 호소하기 때문에 노인에서는 불면증이 있을 때 항상 우울증의 여부를 고려해야 한다[16]. 따라서 불면증을 호소하는 노인에서는 항상 우울증에서 나타날 수 있는 다른 증상들을 평가해야 한다. 또한 우울증으로 인해서 불면증이 일어난다면 우울증이 치료되면 불면증은 호전될 것이다. 우울증 이외에 불안장애나 다른 많은 정신과적 장애에서 불면증은 흔히 나타날 수 있다.

4. 원발성 수면장애와 관련된 불면증

원발성 수면장애에는 하지불편증후군(restless leg syndrome), 주기성 사지 운동장애(periodic limb movement), 호흡관련 수면장애(breathing related sleep disorder) 등이 있는데 불면증을 야기시킨다. 여러 연구들은 이러한 장애들이 노인에서 매우 흔하다고 한다[17,18].

하지불편증후군은 심한 불편감이 특히 하지에 나타나는데 환자가 쉬고 있을 때인 저녁에 주로 발생한다[19]. 좌불안석증으로 흔히 '벌레가 기어다니는 것 같은 근질근질한 느낌'을 호소한다. 환자는 다리를 움직여야만 하는 강한 충동을 느끼고 불

13. Wooten V. Medical causes of insomnia. In Principles and Practice of Sleep Medicine, ed. MH Kryger, T Roth, and WC Dement. Philadelphia: 456-475
14. Monjan A, Foley D. Incidence of chronic insomnia associated with medical and psychosocial factors: an epidemiologic study among older persons. Sleep Res 1996;25: 108

15. Blazer D, Burchett B, Service C, George LK. The association of age and depression among the elderly: an epidemiologic exploration. J Gerontol 1991;46: M210-M215
16. Gillin JC, Duncan WC, Murphy DL, et al. Age-related changes in sleep in depressed and normal subjects. Psychiatry Res 1981;4: 73-78

17. Ancoli-Israel S, Kripke DF, Klauber MR, Mason WJ, Fell R, Kaplan O. Periodic limb movements in sleep in community-dwelling elderly. Sleep 1991;14: 496-500
18. Ancoli-Israel S, Kripke DF, Klauber MR, Mason WJ, Fell R, Kaplan O. Sleep disordered breathing in community-dwelling elderly. Sleep 1991;14: 486-495
19. Trenkwalder C, Walters AS, Hening W. Periodic limb movements and restless legs syndrome. Neurol Clin 1996;14: 629-650

편감을 감소시키기 위해서 일어나거나 걸어다니게 된다. 수면의 시작을 방해할 수 있다. 주기성 사지 운동장애는 하지불편증후군과 동반될 수 있는데 보통은 하지에 상동적인 율동성의 움직임이 나타나는데 상지에도 나타날 수 있다. 수면중에 호흡기전의 장애가 생기면 수면이 방해를 받게 되는데 수면무호흡증후군 (sleep apnea syndrome)이 흔하다.

흔히 이러한 상태들은 그 질환 자체로 인식되지 않고 야간에 자주 깬다든지, 낮 동안에 졸음이 오며 숙면을 취하지 못했다는 느낌 등으로 나타난다. 결국 노인에서는 불면증이 있을 때 이러한 상태를 잘 배제해야 할 것이다. 불면증을 호소할 때 수면다원검사가 일반적으로 시행되지는 않지만, 이러한 수면장애가 의심될 때, 즉 코를 곤다든지, 낮 동안에 졸음이 많이 오거나 밤에 발을 차는 행동이 있을 때 수면다원검사가 유용할 것이다[20]. 그리고 이러한 상태가 확인이 되면 이에 대한 적절한 치료가 불면증의 일반적인 약물 치료에 우선하여 시행되어야 하는데 특히 호흡관련 수면장애의 경우 진정수면제의 사용이 상태를 악화시킬 수 있기 때문이다.

03 불면증의 치료

1. 약물학적 치료

진정수면제 (sedative hypnotics)가 불면증의 치료에서 가장 흔하게 처방 되는 약물이다. 노인에서 진정수면제를 사용하는 비율은 상당히 높은데 특히 여성에서 그렇다[21]. 젊은 성인에서도 마찬가지겠지만 노인에서 불면증을 치료하기 위해 진정수면제를 사용하는데 있어서 특히 고려해야 될 점이 있다. 나이와 연관되어 노인에서는 약동학 (pharmacokinetics)과 약역학 (pharmacodynamics)의 변화가 있을 수 있다. 약역학의 변화로 인해서 사용되는 진정수면제의 효과가 노인에서는 변할 수 있다. 예를 들면 중추신경계 수용체의 나이와 관련된 변화로 진정수면제에 대한 민감성이 증가되어 오히려 수면이 증가되고 기억의 손상되며 탈억제가 발생할 수 있다는 것이다[22]. 또한 약동학의 변화로 인해서 노인에서 진정수면제의 분포와 제거의 변화가 나타날 수 있는데 반감기가 긴 진정수면제의 경우 신체에 축적될 가능성이 크고 따라서 진정작용이 길어질 수 있다[23]. 결국 노인에서 불면증을 치료하기 위해 진정수면제를 사용했을 때 약동학 및 약역학의 변화와 노인이 가지는 여러 가지 특성들, 즉 신체적인 약함, 다른 내과적 질환을 동반할 가능성의 증가, 다른 여러 약물을 복용하고 있을 가능성으로 인해 다양한 부작용의 측면을 주의해야 된다는 이야기다. 과도한 진정작용으로 인한 낮 동안의 졸음, 정신운동에서 협조능력의 저하, 시공간능력의 손상 등으로 인해 넘어지기 쉽고 신체적 유연성이 부족한 노인들로서는 골절이 쉽게 유발될 수 있을 것이다[24]. 따라서 노인에서 사용되는 진정수면제는 가능한 단기작용 (short-acting)이고 빨리 흡수되면서 짧은 반감기를 지닌 약물이 더 유용할 것이다. 약물의 효과 및 부작용이 젊은 성인과 비교하여 노인에서 문제가 될 수 있다는 것 외에 또 하나 중요한 이슈는 남용과 의존의 문제이다. 노인에서 진정수면제에 대한 의존은 나이에 따라 증가하고 다양한 약물투약을 필요로 하는 내과적 질환을 가진 환자들 그리고 우울증이나 알코올 의존의 환자들에서 혼하다고 한다[25].

진정수면제에는 barbiturates, chloral hydrate, benzodiazepines, non-benzodiazepine hypnotics인 zolpidem과 zopiclone, 그리고 antihistamines 등의 약물이 있다. 그리고 임상실제에서 진정작용을 일으키는 소량의 항우울제가 불면증을 치료하는데 사용되고 있다. Barbiturate는 benzodiazepine에 비해 덜 안전하고 의존의 위험성이 크기 때문에 전반적으로 그 사용이 줄고 있고 benzodiazepine으로 대체되고 있는 실정이다. 특히 부작용이나 의존의 문제가 더욱 큰 노인에서는 결국 barbiturate의 사용은 특별한 경우 아니면 권고되지 않을 것이다. 따라서 본 장에서는 진정수면제로서 benzodiazepine, non-benzodiazepine 그리고 항우울제에 대해서만 언급을 하고자 한다. 표2는 노인에서 흔히 사용되는 진정수면제들이다.

24. Roth T, Roehrs T, Zorick F. Phamacological treatment of sleep disorders. In Sleep Disorders: Diagnosis and Treatment, ed. RL Williams, I Karacan and CA Moore. New York: 1988, p373-395

25. Fernandez L, Cassagne-Pinel C: Benzodiazepine addiction and symptoms of anxiety and depression in elderly subjects. Encephale 2001;27: 459-474

표 2. 노인에서 유용한 진정수면제

	Dose (mg)	Tmax (h)	T1/2	Active metabolite
Triazolam	0.125 ~ 0.5	0.5 ~ 2	S	No
Zolpidem	5 ~ 10	0.8	S	No
Zopiclone	3.75 ~ 7.5	1.1	S	Yes

I: intermediate (6–20h), L: long (>20), S: short (<6)

1) 벤조디아제핀 Benzodiazepines

모든 benzodiazepine은 불면증을 호전시키는데 있어서 아주 효과적인 것으로 보인다[26]. Benzodiazepine은 수면잠복기 (sleep latency), 깨어있는 시간, 깨는 횟수 그리고 REM 수면을 줄여서 결국 전체 수면시간을 증가시킨다. 따라서 적절한 진정수면제로서의 사용은 노인에서 수면을 호전시킬 수 있다. 일반적인 진정수면제의 사용에서와 같이 benzodiazepine에서도 가능한 단기간 작용하고 빨리 흡수되면서 짧은 반감기를 지닌 약물이 더 유용하겠지만 환자의 불면증의 호소가 어떠하냐에 따라서 달라질 수 있다. 즉 잠들기만 힘들 경우는 빨리 흡수되고 짧은 반감기를 지닌 triazolam같은 약물이 유용하겠지만 잠을 유지하기가 힘든 환자의 경우는 보다 긴 반감기를 가진 benzodiazepine이 유용할 것이다. Benzodiazepine의 다

26. Shader RI, Greenblatt DJ. Use of benzodiazepines in anxiety disorders. N Engl J Med 1993;328: 1398-1405

른 진정약물상호작용은 benzodiazepine의 광범위한 간 대사와 관련이 있고 심혈관계나 호흡기계에는 영향이 거의 없다. 어지럼증, 인지기능 손상 그리고 저하된 정신운동 활동으로 넘어지거나 골절상을 당하거나 자동차사고가 발생할 가능성이 증가한다[27]. Benzodiazepine은 노인에서 만성통증, 우울증 그리고 고립 등으로 흔히 남용과 의존의 문제를 일으킬 수 있기 때문에[25] 불면증의 치료에 사용될 때 주의를 요하며 그 사용을 수주간으로 제한해야 한다[26].

2) 비벤조디아제핀 Non-benzodiazepines

Zolpidem (imidazopyridine)과 zopiclone (cyclopyrrolone)이 있다[28]. 이 약물들은 benzodiazepine계 진정수면제와 비교해서 의존과 내성은 공히 있지만 반발성 불면증, 낮 동안의 약물의 여파 그리고 금단증상은 없는 것으로 생각되었다[29,30]. 그러나 zolpidem과 triazolam을 비교한 연구에서 둘 사이에 부작용 등을 감안한 불면증이 치료적 효과에 별다른 차이가 없다는 보고도 있어 이에 대해서는 보다 많은 임상시험이 필요할 것으로 보인다[31].

(1) Zolpidem

Zolpidem (imidazopyridine)은 benzodiazepine과 유사한 특성을 지닌 유용한 진정수면제이다. 몇 무작위 할당 대조군 연구에서 노인에서의 불면증의 치료에 효과가 있는 것으로 보고되었다[32,33]. 통상적인 투여 용량은 10mg을 자기 전에 투여하며 더 높은 용량이 효과적이지는 않다고 한다. 그러나 노인에서는 5mg을 투여하는 것이 좋다.

(2) Zopiclone

Zopiclone (cyclopyrrolone)도 역시 benzodiazepine과 유사한 특성을 가진 진정수면제로 노인에서의 불면증에 효과적이라는 것이 무작위 대조군 연구에서 보고되었다[34,35]. 효과적인 용량은 7.5mg으로 역시 노인에서는 반으로 감량하여 투여하는 것이 좋다.

(3) 기타 진정수면제 Other sedative-hypnotics

Barbiturate는 의존 및 숙취 등 부작용이 benzodiazepine보다 심하고 수면제로 사용시 2주 후에는 효과가 없어지는 경향이 있기 때문에 특히 노인에서 진정수면제로서의 사용은 현재로서는 추천하기 힘들다.

항히스타민제인 diphenhydramine 역시 진정수면제로서 유용성이 있지만 항콜린성 부작용 등이 있어 노인에서의 사용이 제한되며 chloral hydrate 등 기존의 오래 전부터 사용해온 진정수면제들 역시 benzodiazepine이나 zolpidem과 같이 효과나 부작용 측면에서 장점을 가지는 약물들에 의해서 대체되었다.

3) 항우울제 Antidepressants

낮은 용량의 항우울제 중에서 진정효과를 가지는 약물이 흔히 불면증의 치료에 사용된다. 특히 노인에서 항우울제가 불면증의 치료에 많이 처방되고 있다[36]. 그러나 우울증이 없는 환자들에서의 불면증을 치료하는데 항우울제의 사용에 대한 유용성을 지지하는 연구는 적다. 역시 노인에서 불면증을 치료하는데 항우울제를 사용할 경우 몇몇 항우울제의 심각한 부작용을 고려해야 한다.

2. 비약물학적인 치료

불면증의 비약물학적인 치료는 단독으로 시행할 수 있고 약물치료와 같이 시행될 수 있다. 약물치료와 동시에 시행할 경우 단기간에는 상당히 효과적인 것으로 보인다[37]. 다양한 치료법들이 노인에서 시행될 수 있는데 대부분은 젊은 성인에서 시행되는 것이고 약간 수정하여 적용될 수 있다. 흔히 사용되는 비약물학적인 치료로 수면위생 교육, 자극 조절, 수면제한 치료, 인지행동치료, 이완 및 생체되먹이기 등이 있다. 이러한 비약물학적인 치료는 장기적으로 볼 때 더 효과적이라는 보고가 있지만 더 연구가 필요하다[38].

36. Conn DK, Goldman Z. Pattern of use of antidepressants in long-term care facilities for the elderly. J Geriatr Psychiatry Neuorol 1992; 5: 228-232

37. Hauri PJ. Can we mix behavioral therapy with hypnotics when treating insomniacs? Sleep 1997;20: 1111-1118

38. Morin CM, Colecchi C, Stone J, Sood R, Brink D. Behavioral and pharmacological therapies for late life insomnia. JAMA 1999;281: 991-999

04 요 약

노인에서 불면증은 흔한 문제로 단순히 '정상 노화과정'의 일부로 무시해서는 안 된다. 노인에서는 흔히 동반되는 내과적인 문제와 여러 약물의 복용, 동반된 정신과적 질환, 일간리듬의 문제, 잘못된 수면 습관 그리고 원발성 수면장애 등으로 인해 불면증이 나타나기 쉽다. 따라서 불면증의 치료는 이러한 요인들을 정확히 평가하고 관리하는 것이 우선이다. 이러한 상태가 배제되거나 적절하게 치료했음에도 불구하고 불면증이 지속될 때 진정수면제와 같은 약물치료와 정신사회적 치료를 시행할 수 있다.

진정수면제는 불면증의 치료에서 가장 흔하게 처방되는 약물이다. 노인에서 불면증을 치료하기 위해 진정수면제를 사용할 경우 약동학 및 약역학의 변화와 노인이 가지는 여러 가지 특성들로 인한 다양한 부작용에 주의해야 한다. 진정수면제에는 barbiturates, chloral hydrate, benzodiazepines, non-benzodiazepine hypnotics인 zolpidem과 zopiclone 그리고 antihistamine 등의 약물이 있다. 그리고 진정작용을 일으키는 항우울제가 불면증을 치료하는데 사용되고 있는데 노인에서는 benzodiazepine, zolpidem, zopiclone 그리고 항우울제 등이 흔히 사용되고 있다. 모든 benzodiazepine은 불면증을 호전시키는데 있어서 아주 효과적인 것으로 보인다. 일반적으로 단기간 작용하고 빨리 흡수되면서 짧은 반감기를 지닌 약물을 우선적으로 선택해야 하겠지만 불면증의 양상에 따라 약물의 선택은 달라질 수 있다. 노인에서는 어지럼증, 인지기능 손상 그리고 저하된 정신운동 활동으로 넘어져 골절상을 입거나 자동차사고가 발생할 수 있고 만성통증, 우울증 그리고 고립으로 인한 남용과 의존의 문제를 흔히 일으킬 수 있기 때문에 주의를 요하며 사용을 수주 이내로 제한해야 한다. Zolpidem과 zopiclone은 benzodiazepine계와 비교해서 의존, 내성, 반발성 불면증, 숙취 그리고 금단증상 등에서 장점이 있는 것으로 생각되고 있으나 이에 대해서는 향후 연구가 필요할 것으로 보인다. 불면증 치료에서 항우울제의 사용은 진정작용이 있는 항우울제를 부작용의 측면을 고려하여 우울증 치료 용량보다 적게 사용하여 효과를 볼 수 있을 것이다.

CHAPTER 13

뇌졸중의 치료
Treatment of Stroke

1. 뇌졸중의 치료

이용석 | 서울의대

CHAPTER 13

뇌졸중의 치료
Treatment of Stroke

이용석 | 서울의대

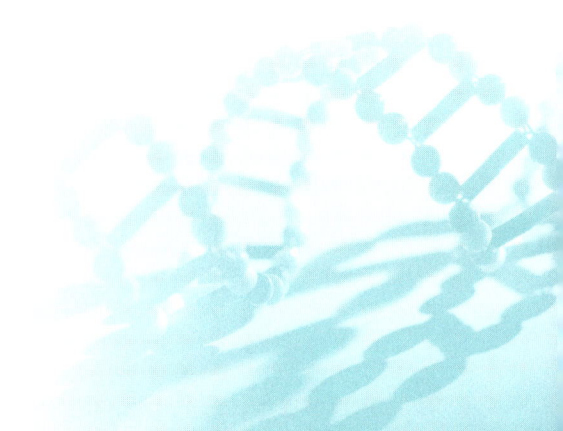

01 뇌졸중의 치료

뇌졸중은 뇌혈관이 막히거나 터지면서 뇌조직이 손상되고 이에 해당되는 기능장애를 가져오는 뇌혈관질환이다. 65세 이상의 고령에서 호발하며 높은 사망률과 심각한 후유장애를 남길 수 있는 중대한 질환이다. 현대의학의 눈부신 발전에도 불구하고 뇌졸중의 치료는 아직도 한계를 지니고 있는데, 이는 한번 손상된 신경세포는 재생될 수 없다는 사실에 기인한다. 뇌졸중의 치료 목표는 최선의 기능적 회복과 함께 재발을 예방하는데 있다.

뇌졸중은 허혈성뇌졸중과 출혈성뇌졸중으로 분류할 수 있고, 뇌경색은 발생기전에 따라 혈전성 (thrombotic), 색전성 (embolic), 열공성 (lacunar)으로 나눌 수 있으며 뇌출혈은 지주막하출혈 (subarachnoid hemorrhage)과 뇌내출혈 (intracerebral hemorrhage) 등으로 세분할 수 있다. 뇌경색의 치료는 단계에 따라 급성기 치료와 이차적 예방 치료로 나눌 수 있다. 급성기 치료는 뇌경색의 병태생리적 측면에서 허혈과정을 차단하는 혈전용해술 및 항혈전요법, 뇌졸중의 합병증을 예방하고 치료하는 일반적 치료, 그리고 실험적 단계에 있지만 신경세포 손상을 최소화하려는 신경보호치료 등으로 나누어 생각할 수 있다. 지주막하출혈은 가능한 조기수술을 통해 재출혈의 위험을 제거해야 하고, 뇌내출혈은 일부 수술적치료의 효능이 검증되어 있는 경우를 제외하면 혈압조절, 뇌압강하 등의 비수술적 치료가 근간을 이룬다.

1. 급성기 뇌경색의 치료

급성기 뇌경색의 치료 목표는 뇌손상을 최소화해 신경학적 후유증을 줄이고, 환자의 예후에 영향을 미치는 여러 합병증들을 예방하고 치료하는데 있다. 급성기 치료는 주로 뇌경색 발병 6시간 이내에 내원한 환자들이 대상이 되는데, 막힌 혈관을 재관류 시켜주는 혈전용해술은 뇌손상을 줄이는 최선의 치료법이 되겠으나 여기에는 출혈의 위험 때문에 시간적 제약이 따른다.

1) 정맥내 혈전용해술 Intravenous thrombolysis

1995년 NINDS(National Institute of Neurological Disorder and Stroked)에서 실시한 rtPA(recombinant tissure plasminogen activator) 연구가 발표된 이후 미국 FDA는 증상 발현 3시간 이내 rtPA 0.9mg/kg를 정맥 주입하는 치료를 유일한 급성기 뇌경색의 치료로 인정하였다[1]. NINDS 연구결과에 의하면 뇌경색 증상 3시간 이내 rtPA를 사용했을 때 3개월 후 33~55%의 환자가 신경학적 기능회복을 보였으며 이는 rtPA를 사용하지 않을 경우와 비교하면 11~13% 정도 우월한 것이다. 이는 rtPA를 사용한 경우 그렇지 않은 경우에 비해 3개월 후 장애가 거의 없는 정도로 매우 호전될 수 있는 확률이 약 30% 정도 높아졌다는 것을 의미한다. 그러나 rtPA 사용군에서 증상성 뇌출혈의 발생은 현저히 증가하는 것으로 알려져 있다. 따라서 이를 줄이기 위한 환자군의 선별, 약물투여 후 철저히 혈압을 조절하는 것은 성공적인 혈전용해술을 위해 매우 중요하다. rtPA로 인한 뇌출혈의 발생 빈도를 낮추기 위해 많은 연구들이 진행 중인데, 뇌경색 이후 급격히 증가하는 MMP(matris metalloproteimase)를 줄이는 것이나 rtPA 자체의 독성을 줄이기 위한 변형된 형태의 rtPA나 새로운 혈전용해제의 개발 등은 이 분야의 치료에 진보를 가져올 것으로 기대된다. 다른 한편으로 혈전용해제 사용으로 좋은 결과를 얻을 수 있는 환자들을 다양한 MRI 기술을 이용해 선별하는 방법, 기계적으로 혈관내 혈전을 제거하는 방법 등도 최근에 각광받고 있다. 정맥내 혈전용해술은 가능한 빨리 주입되어야 효과적이며 3시간 이후에 사용하는 것은 현재로서는 권장되지 않는다.

2) 동맥내 혈전용해술 Intraarterial thrombolysis

발병 3~6시간 사이에 내원한 경우, 또는 tPA정맥 투여 후 뚜렷한 증상의 호전이 없을 때 동맥내 혈전용해술을 시도할 수 있으며 선택적인 환자에서 증상을 개선할 수 있다는 연구결과가 있다[2].

1. The NINDS rt-PA Stroke study Group. Tissue plasminogen activator for acute ischemic stroke. N Engl J Med 1995; 333:1581-1587

2. Furlan, A, Higashida, R, Wechsler, L, et al Intra-arterial prourokinase for acute ischemic stroke: The PROACT II study; a randomized controlled trial. Prolyse in Acute Cerebral Thromboembolism. JAMA 1999; 282,2003-2011

3) 신경보호치료 Neuroprotective therapy

허혈에 의한 뇌세포의 생존을 늘리기 위한 신경보호약물에 대해 많은 연구가 이루어져 왔다. 뇌경색 초기에 생성되는 글루타메이트 (glutamate)와 같은 흥분성 아미노산 (excitatory amino acids)과 결합하는 NMDA수용체 억제, 글루타메이트 분비 감소, 칼슘 재흡수 및 자유래디컬 (free radical) 억제, 혹은 항 염증작용 등의 기전을 지니는 뇌보호약물들이 알려져 있다. 마그네슘제제, 세포막에 관계하는 phospholipid인 citicholine 제제, 그리고 최근 임상연구에서 효과를 보인 NXY-059 (자유래디컬 억제제) 등의 임상적용이 기대된다[3].

4) 항혈전요법 Antithrombotic therapy

(1) 헤파린 Heparin

항혈전제 치료에도 불구하고 뇌졸중이 재발한 경우, 뇌간경색, 재발성 일과성허혈발작, 진행성 뇌경색 (progressive stroke), 심인성 색전 등의 경우에 정맥내 사용을 고려할 수 있으나 두개내 출혈 부작용의 위험이 있어 주의를 요한다. 하지정맥혈전증이나 폐색전증의 예방을 위하여 피하 사용을 고려할 수도 있다.

(2) 아스피린 Aspirin

급성기 뇌경색 이후에 아스피린을 투여한 대규모 임상연구인 IST (International Stroke Trial)와 CAST (Chinese Acute Stroke Trial) 연구에서 아스피린이 초기 사망률과 비치명적 뇌졸중 (nonfatal stroke)의 재발률을 낮춘다는 사실에 근거해 뇌경색이 의심스러운 경우 발병 48시간 이내에 아스피린 300mg을 투여하는 것이 권장된다[4,5].

5) 합병증의 치료

급성뇌경색증 환자는 환자의 나이, 전신상태, 기존질병유무, 뇌손상의 정도나 부위에 따라서 여러 가지 합병증이 발생할 수 있으며, 이에 대한 적절한 치료가 환자의 예후에 영향을 주게 된다. 주요한 신경학적 합병증에는 뇌부종, 뇌압상승, 수두증, 경련발작 등이 있으며 기타 의학적 합병증으로 흡인성 폐렴, 저호흡증, 부정맥, 요로계 감염증, 심부정맥혈전증, 욕창, 위장관출혈 관절구축, 우울증 등이 다양하게 나타날 수 있다. 흡인성 폐렴을 방지하기 위해 연하장애나 의식장애가 있는 환자에서는 금식하거나 비관을 통한 급식이 권장되며, 욕창을 예방하기 위해 자주 체위를 바꿔주어야 하며, 심부정맥혈전증을 예방하기 위해서는 헤파린의 피하주사나 탄력스타킹 착용을 고려해야 한다. 합병증을 철저히 예방하고, 조기에 발견해 집중적으로 치료하는 것은 환자의 회복에 매우 중요한 역할을 한다[6].

2. 뇌경색의 이차예방 치료

뇌졸중은 재발의 위험이 높은 질환으로 한번 뇌졸중이 발생한 병력이 있는 환자는 반드시 장기적인 관점에서 재발 예방을 위한 약물치료 및 생활습관 조절을 요한다.

1) 고혈압과 고지혈증의 조절

혈압조절이 뇌졸중 재발 방지에 미치는 효과는 근래에 발표된 angiotensin converting enzyme inhibitor(ACEI) 및 angiotensin II receptor blocker(ARB) 연구에서 더 확고해졌다. PROGRESS 연구 (Perindopril protection against recurrent stroke study)에 의하면 perindopril과 indapamide로 철저히 혈압을 조절한 경우 뇌졸중 재발을 줄일 수 있다는 결과를 나타내었다[7]. 한편 칼슘길항제인 nitrendipine과 비교할 때 ARB인 eprosartan으로 치료한 환자에서 뇌졸중 재발 예방에 더 효과적이라는 보고도 있다[8]. 기존의 연구결과들을 종합해볼 때 뇌졸중이 있었던 환자에서는 보다 철저한 혈압조절이 필요하며, ACEI나 ARB는 혈압조절 차원을 뛰어넘는 심혈관 보호작용 및 뇌졸중 예방효과를 기대할 수 있어 우선적으로 고려될 수 있다.

고지혈증의 치료는 특히 허혈성 심질환의 예방에 중요한 것으로 알려져 있지만 최근 뇌졸중 예방에서의 중요성이 점차 부각되고 있다. 특히 HMG-CoA reductase 억제제인 스타틴 제제들은 약 20% 이상 뇌졸중 위험도를 줄이는 것으로 알려져 있는데 이는 단순히 저밀도 콜레스테롤을 낮추는 기전 이외에도 동맥내피의 기능 개선, 혈관 염증반응 억제, 죽상판의 안정화 등에 기인하는 것으로 생각된다[9].

2) 아스피린 *Aspirin*

아스피린은 혈소판의 cyclooxygenase 효소를 비가역적으로 억제하여 혈소판 응집 및 혈관 수축에 작용하는 thromboxane A2 형성을 억제한다. 관상동맥질환 예방효과가 잘 알려진 아스피린은 일과성허혈발작 또는 뇌경색 이후 뇌졸중 및 혈관질환 사망을 약 30% 정도 줄일 수 있는 것으로 알려져 있다. 적정용량에 대한 논란의 여지는 있지만 출혈 및 위장관 장해를 최소화하기 위해 100~300mg 정도의 저용량 투여가 권장된다[10].

---

6. Adams HP, Adams RJ, Brott T, del Zoppo G, Furlan A, Goldstein LB, Grubb RL, Higashida R, Kidwell C, Kwiatkowski TG, Marler JR, Hademenos GJ Guidelines for the early management of patients with ischemic stroke: A scientific statement from the stroke council of the American stroke association. Stroke 2003;34: 1056-1083

7. PROGRESS Collaborative Group. Randomised trial of a perindopril-based blood-pressure-lowering regimen among 6,105 individuals with previous stroke or transient ischaemic attack. Lancet. 2001;358(9287): 1033-41

8. Schrader J, Luders S, Kulschewski A, Hammersen F, Plate K, Berger J, Zidek W, Dominiak P, Diener HC; MOSES Study Group. Morbidity and mortality after stroke, eprosartan compared with nitrendipine for secondary prevention: principal results of a prospective randomized controlled study(MOSES). Stroke. 2005 Jun;36(6): 1218-26

9. Amarenco P, Lavallee P, Touboul PJ. Stroke prevention, blood cholesterol, and statins. Lancet Neurol. 2004 May;3(5): 271-8

10. Albers GW, Amarenco P, Easton JD, Sacco RL, Teal P. Antithrombotic and thrombolytic therapy for ischemic stroke:the Seventh ACCP Conference on Antithrombotic and Thrombolytic Therapy. Chest. 2004 Sep;126(3 Suppl): 483S-512S

3) 티클로피딘 *Ticlopidine*과 클로피도그렐 *Clopidogrel*

Thienopyridine 계열인 티클로피딘과 클로피도그렐은 혈소판의 glycoprotein IIb/IIIa 수용체를 활성화시키는 ADP (adenosine diphophate)와 혈소판의 결합을 억제해 혈소판 응집을 감소시킨다. 티클로피딘은 뇌졸중 이차예방효과에 있어 아스피린보다 우수하지만 발진, 간기능 이상, 설사 등의 부작용이 나타날 수 있으며, 특히 백혈구감소증이 치료 초기 수개월 내에 발생할 수 있어 주의를 요하며, 3~6개월 사이에는 수시로 혈액검사를 필요로 한다. 드물지만 혈전성 저혈소판혈증 (thrombotic thrombocytopenia)의 부작용도 알려져 있다[10]. 클로피도그렐은 구조적으로 티클로피딘과 유사하지만 부작용이 개선되고 1일 1회 복용할 수 있어 순응도를 높일 수 있다. 아스피린과 클로피도그렐을 비교한 CAPRIE (Clopidogrel versus Aspirin in Patients at Risk of Ischemic Events) 연구에 의하면 클로피도그렐이 허혈성 뇌졸중, 심근경색, 말초혈관질환을 줄이는 효과가 아스피린보다 더 우월한 것으로 나타나 아스피린을 사용할 수 없거나 아스피린 치료에 실패한 환자에서 권장된다[11].

4) 트리플루살 *Triflusal*

화학구조는 아스피린과 유사하며 기전도 선택적으로 혈소판의 cyclooxygenase 계만을 억제하여 thromboxane A2의 생성을 억제하여 항혈소판 작용을 나타내며, 대사산물인 2-hydroxy-4-trifluromethyl benzoic acid가 혈소판내에 cyclic-AMP를 증가시키고 혈소판내 칼슘동원을 차단하여 혈관 확장 효과도 함께 지니고 있다. 뇌경색 예방 효과는 아스피린과 비슷한 정도이나 출혈 부작용이 적다는 장점이 있다[12].

5) 항혈전제 복합요법

(1) 아스피린과 디피리다몰 Aspirin and dipyridamole

디피리다몰 (dipyridamole)은 phosphoesterase를 억제하여 혈소판의 cyclic-3´, 5´-AMP 농도를 증가시키는 약물이다. 아스피린 25mg과 디피리다몰 200mg 복합제의 투여는 아스피린 단독요법에 비해 뇌졸중 예방에 있어 우월한 효과를 나타내었다. 부작용으로 두통, 소화불량, 복통, 오심, 설사 등이 있다[13].

(2) 아스피린과 클로피도그렐 Aspirin and clopidogrel

협심증 환자에서 병합치료가 단독치료보다 더 효과적이라는 사실이 입증되어 있지만 뇌졸중 환자를 대상으로 한 연구결과에 의하면 (MATCH, Management of Atherosclerosis with Clopidogrel in High-risk Patients with Recent Transient

Ischemic Attack or Ischemic Stroke) 병합치료는 효과에 비해 출혈부작용의 위험이 높은 관계로 뇌졸중 예방을 위해 일반적으로 권장되지는 않는다[14].

(3) 아스피린과 실로스타졸 Aspirin and cilostazol

실로스타졸 (Cilostazol)은 cAMP를 분해하는 phosphodiesterase type III를 선택적으로 저해함으로써 혈소판의 응집을 억제하고 thromboxane B2, 혈소판유래 성장인자의 방출등과 같은 활성화된 혈소판의 기능을 억제하는 항혈소판 제제이다. 뇌경색 또는 일과성허혈발작을 일으킨 증상성 두개내 혈관협착 환자에서 실로스타졸과 아스피린의 복합투여는 아스피린 단독투여보다 혈관협착의 진행을 줄여준다는 연구 결과가 보고되었는데, 이는 국내 뇌졸중 환자의 주요한 원인인 두개내 혈관협착 치료의 새로운 대안으로 제시되고 있다[15].

6) 항응고요법

심방세동 (atrial fibrillation)은 심인성 색전증을 일으키는 가장 흔한 심장질환으로 적게는 5배, 판막질환이 동반된 경우 17배까지 뇌졸중의 위험을 증가시킨다. 이전 색전증의 병력, 좌심실비대 (left ventricular hypertrophy), 고혈압, 그리고 심부전은 색전증에 의한 뇌경색 위험률을 올리는 요인들이다. 위험요소가 없는 심방세동 환자는 1년에 1.5%의 색전성 뇌경색 위험이 있고 위험요소가 한 가지 있는 경우 위험률은 7%, 두 가지 이상 있는 경우엔 17%까지 상승한다. 이런 고위험성 때문에 심방세동에 의한 색전성 뇌경색 환자에서는 장기적인 항응고 치료를 요하는데, 와파린(warfarin)을 이용하여 혈액응고 수치인 INR (International normalized ratio)을 2.0~3.0으로 유지하는 것이 권장된다[10]. 비심장색전성 뇌졸중 (noncardioembolic stroke)에서는 출혈의 위험이 뇌졸중 예방의 효과를 상회하므로 일반적으로 항응고제가 권장되지는 않는다.

7) 수술 및 중재적 시술

뇌경색이나 일과성 허혈발작의 증상을 동반한 경동맥 협착의 경우 수술적 치료로 내막절제술을 고려할 수 있다. NASCET (North American Symptomatic Carotid Endarterectomy Trial) 및 ECST(European Carotid Surgery Trial) 연구 결과 50% 이상의 협착이 있는 경우 수술적 치료가 효과적인 것으로 입증되었다. 무증상 경동맥 협착의 경우 60%이상 좁아진 경우 수술적 치료를 고려할 수 있으나 수술에 따른 합병증의 위험을 신중하게 고려해 결정해야 한다[16].

경동맥 혈관성형 및 스텐트 시술 (carotid angioplasty and stent)은 수술적 치료

14. Diener HC, Bogousslavsky J, Brass LM, Cimminiello C, Csiba L, Kaste M, Leys D, Matias-Guiu J, Rupprecht HJ; MATCH investigators. Aspirin and clopidogrel compared with clopidogrel alone after recent ischaemic stroke or transient ischaemic attack in high-risk patients (MATCH): randomised, double-blind, placebo-controlled trial. Lancet. 2004;364 (9431): 331-7

15. Kwon SU, Cho YJ, Koo JS, Bae HJ, Lee YS, Hong KS, Lee JH, Kim JS. Cilostazol prevents the progression of the symptomatic intracranial arterial stenosis: the multicenter double-blind placebo-controlled trial of cilostazol in symptomatic intracranial arterial stenosis. Stroke. 2005; 36(4): 782-6

16. Biller J, Feinberg WM, Castaldo JE, Whittemore AD, Harbaugh RE, Dempsey RJ, Caplan LR, Kresowik TF, Matchar DB, Toole JF, Easton JD, Adams HP, Brass LM, Hobson RW, Brott TG, Sternau L, Guidelines for carotid endarterectomy. Circulation. 1998;97: 501-509

보다 용이하고 합병증이 적다는 장점을 지니고 있어 고위험군에서 고려될 수 있다. 경험의 축적과 기술의 발달로 효과면에서도 수술적 치료에 뒤지지 않는다는 연구결과들이 최근 발표되고 있다. 두개내 혈관의 증상성 협착에서도 약물치료에 반응하지 않는 경우 혈관성형 및 스텐트 시술을 고려할 수 있다.

3. 뇌내출혈 Intracerebral hemorrhage의 치료

뇌내출혈의 가장 흔한 원인은 고혈압으로 출혈이 주로 발생하는 곳은 조가비핵 (putamen), 시상 (thalamus), 교뇌 (pons), 소뇌 (cerebellum), 엽 (lobar)이다. 2005년에 발표된 ISTICH (International Surgical Trial in Intracerebral Hemorrhage) 연구결과를 포함한 현재까지의 연구결과에 의하면 수술적 치료와 비수술적 치료의 효과에 차이는 없다[17]. 3cm 이상의 소뇌출혈, 동정맥기형 또는 동맥류 파열에 의한 뇌내출혈, 혈종의 크기가 큰 엽상출혈이 진행하는 경과를 보이는 경우에는 수술적 치료가 도움이 될 수 있다. 약물치료로는 mannitol, lasix 등으로 뇌압을 조절하고, 적극적으로 혈압을 조절하면서 합병증을 예방, 치료하는 것이 근간을 이룬다[18]. 최근 3시간 이내의 초급성기 출혈에서 지혈작용을 하는 factor VIIa를 투여하는 것이 초기 혈종 확대를 막고 환자의 예후를 좋게 한다는 연구결과가 보고 되면서 뇌내출혈 치료는 새로운 전기를 맞고 있다[19].

4. 지주막하출혈 Subarachnoid hemorrhage의 치료

자발성 지주막하출혈의 가장 흔한 원인은 동맥류 (saccular aneurysm)로 이는 흔히 동맥 중막의 결손에 기인한다. 따라서 조기에 수술적으로 동맥류를 결찰하는 것이 가장 확실한 치료이며 수술 전까지는 재출혈을 예방하기 위해 조용한 곳에서 환자를 진정시키고 갑작스런 혈압상승을 막아야 한다. 재출혈은 치명적인 합병증이며 이 외에도 혈관수축 (vasospasm), 뇌수종, 저나트륨혈증 등이 주요한 합병증이다. 혈관수축은 nimodipine과 같은 칼슘채널 길항제를 사용해 치료하고 수두증이 있으면 뇌실지름술 (ventricular shunting)을 고려할 수 있다[20].

5. 뇌졸중의 재활치료

뇌졸중 환자에서 최선의 회복을 위해서는 발병 초기부터 재활의학전문의, 물리치료사와 함께 팀 단위의 접근이 필요하다. 이러한 재활치료는 감염, 욕창, 관절구축 등과 같은 합병증을 줄일 뿐만 아니라 환자의 독립성을 최대화시키는 효과가 있다. 우울증은 뇌졸중 이후 흔히 나타나는데 신체장애에 대한 현실적 인식과 세로토닌과 같은 뇌 신호전달물질들의 화학적 변화가 원인으로 추정된다. 세로토닌 재흡수 억제제나 삼환계 항우울제에 잘 반응하므로 조기에 진단하고 치료하는 것이 환자의 예후를 좋게 하는데 매우 중요하다[21].

21. Dobkin BH. Clinical practice. Rehabilitation after stroke. N Engl J Med. 2005;352(16): 1677-84

노년기 고혈압

1. 서 론
2. 노인 고혈압의 정의와 중요성
3. 노화와 고혈압
4. 노인 고혈압에 대한 주요 연구결과
5. 노인 고혈압의 치료
6. 결 론

윤종률 | 한림의대

CHAPTER 14

노년기 고혈압

윤 종 률 | 한림의대

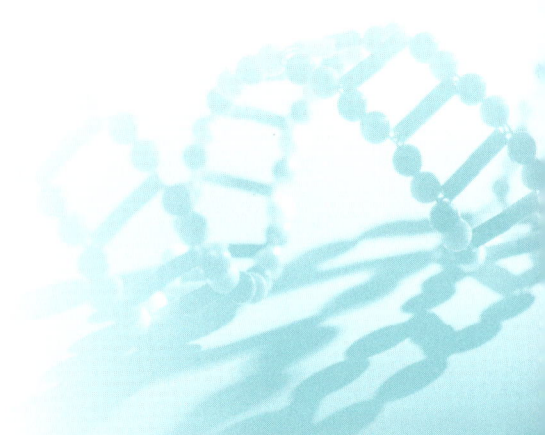

요 약

예전에는 노인에서 고혈압이란 정상적인 노화현상의 하나라고 인식되었던 적도 있으나, 지금은 정상적 노화과정이라기보다는 구조적이고 생리학적인 심혈관계 기능의 이상소견 중 하나로 인식되고 있다. 노인에게 자주 나타나는 수축기 고혈압이나 맥압의 증가는 결국 치명적이든 아니든 각종 심혈관계 합병증인 심근경색, 뇌졸중, 심부전 등의 발생을 높이는 위험요인이라는 데에는 의심의 여지가 없다. 이완기 혈압이 90mmHg 이하이면서 수축기 혈압이 140mmHg 이상일 때를 의미하는 수축기 고혈압은 특히 노인에게 흔히 관찰되는 소견이다. 상당수의 임상연구에서도 노인에서 고혈압을 치료하면 심혈관계 사고의 발생을 줄일 수 있다는 것이 분명하게 밝혀졌다. 그러나 노인 고혈압을 치료하기 위하여 어떤 고혈압제를 선택할 것이며 어떤 약물의 복합처방이 더 효과적인지에 대해서는 아직도 논란이 많다. 어쨌든 노인에서도 젊은 연령층과 동일한 치료목표를 가지고 적극적으로 고혈압을 치료하는 것이 바람직하다는 것은 확실하다. 다만, 노인에서는 가급적 적은 용량의 약물로부터 서서히 혈압강하를 시키는 것이 중요하며, 치료과정에서 발생할 수도 있는 기립성 저혈압의 발생이나 인지기능의 저하, 전해질 장애의 위험을 세심하게 관찰하는 것이 필요하다.

01 서 론

노인 고혈압의 정의나 해석에 관한 논의는 2000년 이후 비교적 근년에 이르러서야 활발하게 이루어지는 편이다[1]. 이전에는 노년기에 나타나는 혈압의 상승은 정상노화과정의 하나로 간주하는 경향이 더 컸다. 이러한 생각의 바탕으로는, 80대 이후의 노인에서 수축기 또는 이완기 혈압의 수치와 향후 2년간의 사망률 사이에 역상관관계가 있다는 결과들이 보고되었기 때문이며[2], 실제로 70대 이후의 노인에서 경중의 고혈압은 정상혈압에 비해 인지기능의 저하가 적다는 보고도 있었다[3]. 그러나 노인에서도 고혈압을 방치하는 경우 각종 심혈관계 합병증의 발생이 높아진다는 사실은 다양한 임상시험에서 지속적으로 보고되고 있다.

미국의 3차 국민건강영양조사 (NHANES III, 1991~1994) 결과를 참고하면, 65~74세 노인의 경우 140/90mmHg 이상인 고혈압의 유병률은 백인에서 53%, 흑인에서 72%, 황인종계에서는 55% 정도를 보였고, 여자보다 남자에서 더 높은 유병률을 보였다[4]. Framingham Heart Study의 연구결과에서는 60세 이하의 집단에서는 26.9%의 유병률을 보이지만, 60~79세 집단에서는 58.9%, 80세 이상에서는 70.9%의 유병률을 확인하였다[5].

우리나라에서는 2001년 국민건강영양조사에서 65세 이상 노인의 고혈압 유병률이 남자 55%, 여자 60%로 조사되었다[6].

02 노인 고혈압의 정의와 중요성

JNC 7차 보고서에 의하면 고혈압의 정의는 나이와 무관하다. 혈압의 정상치는 120/80mmHg 미만이며, Stage 1의 고혈압은 수축기 140 이상, 이완기 90 이상이다. 고립성 수축기 고혈압 (isolated systolic hypertension)은 수축기 혈압 140 이상이면서 이완기 혈압 90 미만인 경우를 말한다[7]. 흥미롭게도 WHO와 국제고혈압학회, 그리고 영국고혈압학회에서는 아직도 고립성 수축기 고혈압의 정의를 160 이상으로 유지하고 있다[8]. JNC의 정의에 따르면 60세 이상의 경우 약 2/3, 75세 이상에서는 75%가 수축기 고혈압을 가진 것으로 나타나게 되며, 실제로 이들은 정상혈압 노인들에 비해 유의한 심혈관계 합병증의 증가를 경험하게 된다. 노인에

---

1. Moser M, Cushman W, Oparil S, Glasser S. Treating hypertension in the elderly: whom to treat, when, and with what? J Clin Hypertensions 2001, 3: 103-109
2. Rajala S, Haavisto M, Heikinheimo R, Mattila K. Blood pressure and mortality in the very old. Lancet 1983, 2: 520-521
3. Paran E, Anson O, Reuveni H. Blood pressure and cognitive functioning among independent elderly. J Hypertens 2003, 16: 818-826
4. Burt VL, Whelton P, Rocella EJ, et al. Prevalence of hypertension in the US adult population: results from the third National Health and Nutrition Examination Survey. Hypertension 1995, 25: 305-313
5. Lloyd-Jones DM, Evans JC, Levy D. Epidemiology of hypertension in the old-old: data from the community in the 1990s. Am J Hypertens 2004, 17: 200A
6. 보건복지부, 한국보건사회연구원. 2001년도 국민건강영양조사. 2002
7. Chovanian AV, Bakris GL, Black HR, et al. National Heart, Lung, and Blood Institute Joint National Committeeon Prevention, Detection, Evaluation, and Treatment of high Blood Pressure. The 7Th Report of the Joint National Committee on Prevention, Detection, Evaluation, and Treatment of High Blood Pressure. JAMA 2003, 289: 2560-2572
8. Williams B, Poulter NR, Brown MJ, et al. BHS guidelines working party, for the British Hypertension Society. British Hypertension Society guidelines for hypertension management 2004(BHS-IV): summary. BMJ 2004, 328:634-640

서 고립성 수축기 고혈압을 강조하는 이유는 이완기 혈압보다 수축기 혈압이 모든 심혈관계 질환 (관상동맥질환, 심부전, 뇌졸중, 말기 신장질환, 기타 모든 원인의 사망률)과 강하게 연관되는 예측인자이기 때문이다.

03 노화와 고혈압

노인 고혈압은 젊은 연령층과는 다른 몇 가지 특성들이 있으므로 진단과 해석에 주의를 요하는 경우가 많다. 동맥경화증이 동반되는 경우가 많아서 맥압이 넓고, 이로 인해 수축기 고혈압만 존재하는 경우가 많으며, 동맥내 실제 혈압과 혈압기로 측정되는 혈압이 차이가 나는 경우도 많다. 또한 백의 고혈압 (white coat hypertension) (진료실에서 잰 혈압이 평상시 혈압보다 20~30mmHg 상승하는 것)의 발생 가능성이 높으며, 누워서 잰 혈압과 선 자세에서 잰 혈압의 차이가 크게 나는 경우도 자주 나타난다. 이러한 노인 혈압의 특성을 충분히 고려하여 평가하고 치료에서도 이러한 측면을 고려하는 것이 중요하다.

〈 노인 고혈압의 특성 〉

- 가성 고혈압이 있을 수 있다
- 기립성 저혈압의 발생이 흔하다
- 고립성 수축기 고혈압이 많다
- 혈압의 변동이 심하다
- 백의 고혈압이 자주 나타난다
- 동반질환이 많다
- 약제에 대한 반응이 예민한 경우가 많다
- 심부전이 쉽게 발생한다
- 야간 고혈압이 많다

1. 노화에 따른 혈관의 변화

노화는 혈관에 두드러진 구조적이고 기능적인 변화를 동반하게 되는데, 이 변화는 결국 혈관의 혈류에 대한 순응도를 떨어뜨리게 된다. 혈관벽의 교원 (콜라겐)조직은 점차 단단하게 되어 혈관의 경화와 섬유화가 나타나고, 탄력섬유 (elastic fiber)의 수가 점차 감소하면서 혈관의 탄력성은 감소한다[9]. 이러한 변화에 의해 혈관의 경직도가 높아져 확장능력이 감소하면서 혈압, 특히 수축기 혈압의

9. Nicholas WW, Nicolini FA, Pepine CJ. Determinants of isolated systolic hypertension in the elderly. J Hypertens 1992, 10(suppl 6): S73-77

증가가 발생하게 되고 또한 맥압 (pulse pressure)의 증가도 함께 나타나며, 이는 결국 혈관 내피의 손상과 기능장애를 유발하게 된다.

2. 맥압

수축기 혈압과 이완기 혈압의 차이를 의미하는 맥압은 노인에서 독립적인 심혈관질환의 위험요인으로 점차 그 중요성에 대해 관심이 높아지고 있다. Framingham Heart Study에 의하면 50세까지는 수축기와 이완기 혈압이 거의 평행하여 높아지지만, 60세 이후에는 수축기 혈압은 증가를 계속하고 이완기 혈압은 감소하는 경향을 보이면서 맥압이 늘어난다[10]. 수축기 혈압이 120 이상인 경우, 관상동맥질환의 위험성은 이완기 혈압이 낮을수록 더 높아지고, 이런 경우 맥압이 더 중요한 예측인자가 된다.

3. 혈압 변동의 증가

노인의 혈관은 그 탄력성이 저하되기 때문에 가벼운 운동이나 흥분에 따른 심박출량의 변화에 민감하게 반응하여 수축기 혈압이 자주 변화한다. 이는 때때로 '백의 고혈압 (white coat hypertension)'으로 나타나기도 하므로 24시간 혈압측정이 필요한 경우가 생기기도 한다. 그러나 이러한 백의 고혈압은 주로 젊은 여성노인 (65~79세)에서 흔하며, 초고령 (80세 이상) 여성이나 노인 남성에서는 드물다는 보고도 있다[11].

4. 숨겨진 고혈압

노인의 혈압이 변동이 많다는 사실은 다시 말하면, 단지 외래에서 측정한 혈압만으로 노인의 혈압양상을 판단하기가 어렵다는 의미이기도 하다. 실제로 집에서 측정한 혈압을 기준으로 할 때, 수축기 혈압이 10mmHg 높아질 때마다 심혈관계 합병증의 발생이 17.2%, 이완기 혈압이 5mmHg 상승할 때마다 11.7%씩 높아진다는 결과가 보고되기도 하였다[12]. 반면에 병원 외래에서 측정한 혈압의 같은 변화에 대해서는 이러한 위험률 변동이 관찰되지 않았다. 이러한 결과는 집에서 측정한 혈압이 병원에서 측정한 혈압보다 더 혈압관리의 중요한 예후인자임을 말해주는 것이다.

10. Franklin SS, Gustin WG, Wong ND, et al. Hemodynamic patterns of age-related changes in blood pressure: the Framingham Heart Study. Circulation 1997, 96: 308-315

11. Fotherby MD, Potter JB. Twenty-four hour ambulatory blood pressure in old and very old subjects. J Hypertens 1995, 13:1742-1746

12. Bobrie G, Chatellier G, Genes N, et al. Cardiovascular prognosis of 'masked hypertension' detected by blood pressure self-measurement in elderly treated hypertensive patients. JAMA 2004, 291: 1342-1349

5. 이차성 고혈압의 가능성

노인에서 발견되는 고혈압은 대부분 본태성 고혈압으로 분류된다. 그러나, 갑자기 새롭게 발생한 고혈압의 경우이거나, 설명되지 않는 저칼륨혈증, 잘 조절되지 않는 고혈압, 복부청진상의 잡음, 혈청 크레아티닌의 증가 등이 관찰된다면 이차성 고혈압을 의심할 필요가 있다. 이차성 고혈압의 원인으로는 만성 신장질환 (사구체신염, 만성신우염, 당뇨병성 신질환, 다낭신, 신장혈관질환 등)이 가장 흔하고, 그 외에도 갑상선기능항진증, 원발성 알도스테론증, 쿠싱증후군, 크롬친화세포종 (pheochromocytoma), 그리고 항우울제, 스테로이드, 알코올, 마약성진통제 등의 약물에 의해서도 가능한데, 이차성 고혈압 여부를 확인하기 위해서는 우선적으로 복부초음파검사나 신동맥 촬영 등의 검사가 도움이 된다.

6. 신경내분비계 기능의 손상

노화에 따라 레닌-안지오텐신-알도스테론 계통의 반응이 감소되는데, 이는 교감신경계 활동의 저하, 레닌 활동의 감소, 안지오텐신 II 및 알도스테론의 감소 등과 연관이 있다[13]. 물론 노인에서는 혈장 노르에피네프린이 증가되어 있으나 이에 대한 각 수용체 (알파, 베타)의 반응이 감소하며, 심근 내에서는 카테콜아민의 농도가 떨어져 노인의 심근 수축력이 떨어지는 것을 흔히 관찰할 수 있다. 또한 노인에서는 염분에 대한 반응도가 유난히 높으며 이것이 노인 고혈압에 중요한 역할을 하는데, 이는 노인의 신장기능 저하 및 프로스타글란딘 E2나 도파민 등의 염분 배출 물질의 생산이 감소됨에 따른 염분 제거능력의 저하에 기인한다.

7. 교감신경계 기능의 저하

노인에서는 압반사 (baroreflex)기능이 떨어져서 눕거나 앉아있다가 일어설 때 심박동수를 높이는 반응이 감소하므로 기립성 저혈압의 발생위험이 높다. 따라서 노인에서는 앉은 자세와 선 자세 모두에서 혈압과 맥박을 재는 것이 필요하다. 노인에서 기립성 저혈압의 유병률은 일어선 자세로 1분 후에 10.4%, 3분 후에 12.0%에 달한다. 이런 기립성 저혈압은 수축기 혈압이 높을수록, 체질량지수가 낮을수록 더 많이 나타나는 경향이 있다[14].

8. 기타 노인에서 혈압과 관련된 고려사항

노인에서는 가성 고혈압도 흔히 발견되는데, 이는 노인의 혈관이 딱딱하기 때문에 혈압을 잴 때 충분히 압박이 잘 되지 못하여 높게 측정되는 경향이 있다는 것을 말한다. 이를 확인하기 위해서는 혈압을 잴 때 손목의 맥박을 함께 확인하면서 재는 것이 도움이 된다 (Osler's maneuver).

또한 동맥경화에 의한 말초혈관 폐색이 동반되었을 가능성이 많아서 양쪽 팔의 혈압이 다르게 측정되는 경우가 흔히 있으므로, 노인에서는 양팔 혈압을 함께 재는 것도 필요하며, 이 때에는 높은 쪽의 혈압으로 고혈압 여부를 판단하여야 한다.

04 노인 고혈압에 대한 주요 연구결과

노인을 대상으로 시행한 고혈압에 대한 대규모 연구결과들은, 실질적인 치료 목표치에 도달하지는 못하더라도 혈압을 떨어뜨린다면 합병증의 발생을 대폭 줄일 수 있다는 결론을 공통적으로 제시하고 있다.

SHEP (Systolic Hypertension in the Elderly Program)연구에서는 수축기 혈압 160~219mmHg, 이완기 혈압 90mmHg 미만인 60세 이상 (평균 연령 72세)의 노인 환자 4,736명을 대상으로 140/90mmHg의 목표혈압 달성을 위해 항고혈압제로 치료하며 4.5년동안 추적한 결과, 평균 143/68mmHg로 혈압을 감소시켰는데, 그 결과 뇌졸중을 32%, 관상동맥질환을 27%, 심부전을 55% 줄일 수 있었고, STOP (Swedish Trial in Old Patients)에서는 평균 166/85mmHg까지 감소시킨 결과 뇌졸중 47%, 관상동맥질환 13%, 심부전 51%를 줄일 수 있었다.

Syst-Eur (European Systolic Hypertension in the Elderly) 연구는 수축기 혈압 160~219mmHg, 이완기 혈압 95mmHg 미만인 60세 이상 4,695명을 대상으로 시행되었으며, 연구의 최종 평균혈압을 151/78mmHg까지 감소시킨 결과 뇌졸중 42%, 관상동맥질환 30%, 심부전 29%를 줄일 수 있었다고 보고하였다[15-18].

이러한 혈압강하의 효과는 이전의 연구들을 대상으로 시행한 몇몇 메타분석에서도 동일하게 나타났다. 특히 이러한 합병증 예방의 효과는 젊은 연령층에서 얻을 수 있는 효과의 두 배에 달할 정도로 노인에서 더 분명하게 나타났으며, 10년 이상 치료를 계속할 경우 매 10명의 노인당 최소한 한 개 이상의 주요 혈관질환 발

15. Savage PJ, Pressel SL. Curb JD, et al. Influence of long-tem, low-dose diuretic-based, and potassium levels in older men and women with isolated systolic hypertension in the Elderly Program. SHEP cooperative Research Group. Arch Intern Med 1998, 158: 741-751
16. Sander GE. High blood pressure in the geriatric population: treatment considerations. Am J Geriatr Cardiol 2002, 11: 223-232
17. Staessen JA, Fagard R, Thijs L, et al. Randomised double-blind comparison of placebo and active treatment for older patients with isolated systolic hypertension. The Systolic Hypertension in Europe (Syst-Eur) Trial. Lancet 1997,350: 757-764
18. Forette F, Seux ML, Staessen JA, et al. Prevention of dementia in randomizeddouble-blind placebo-controlled Systolic Hypertension in Europe(Syst-Eur) trial. Lancet 1998, 352: 1347-1351

병을 막을 수 있는 것으로 확인되었다. 고립성 수축기 고혈압의 치료효과에 대한 최근의 이 메타분석 보고에서 평균 혈압 174/83mmHg의 60세 이상 노인 15,693명에 대해 평균 3.8년을 추적조사한 결과, 혈압의 평균 감소치 -10/-4mmHg 정도의 치료결과로 치명적 및 비치명적 뇌졸중의 발생률을 30% 감소시킬 수 있었고, 심혈관계 사고의 발생도 26%, 총 사망률은 13% 감소시킨 것으로 확인되었다[19].

그리고 수축기 혈압과는 별개로 이완기 혈압의 수치는 총 사망률과 역상관관계를 보이는 것으로 확인되었는데, 이는 맥압이 노인에서는 중요한 위험요인임을 확인해 주는 결과이다.

19. Staessen JA, Gasowski J, WangJG, et al. Risks of untreated and treated isolated systolic hypertension in the elderly: meta-analysis of outcome trials. Lancet 2000, 335: 865-872

05 노인 고혈압의 치료

1. 치료의 목표와 원칙

고혈압 치료의 궁극적 목표는 심혈관 및 신장질환 등의 합병증의 유병률과 사망률을 낮추는 것이며, 특히 65세 이상 노인에서는 수축기 혈압의 저하를 일차목표로 삼아야 한다.

혈압의 조절 목표치는 생활습관 교정 및 항고혈압제의 복용으로 수축기 혈압 140mmHg 미만, 이완기 혈압 90mmHg 미만으로 하는 것이 대부분의 지침에서 요구되고 있다.

2. 비약물 요법

모든 고혈압의 치료에서도 마찬가지지만, 노인 고혈압 치료에서도 비약물요법의 치료효과를 간과해서는 곤란하다. 생활습관의 교정은 혈압의 강하 뿐 아니라 혈압강하제의 효과를 증강시키고 심혈관질환이나 그 위험요소를 줄이는 효과도 있으므로 모든 환자에게 적용하는 것이 필요하다. 생활습관 교정에는 식이염분 섭취의 제한, 비만시 체중의 감량, 음주제한, 운동요법, 금연, 과일이나 채소섭취의 증대, 콜레스테롤이나 포화지방산 섭취의 절제 등이 있으며 특히 두 가지 이상의 생활습관 교정으로 그 효과는 더욱 커진다. 이러한 비약물요법들 중에서도 체중감소와 염분섭취 제한에 따른 혈압강하효과가 가장 크다. 그 중에서도 특히 앞서 언급한 바와 같이 노인에서는 염분에 특히 과민한 반응이 생기기 때문에 저염식의 중요성이 더욱 강조되어야 한다. 실제로 TONE (Trial of Nonpharmacological Interventions in the Elderly) 연구에서 저염식 치료를 한 경우 (위험도 0.69)와 체중 감량을 한 경우 (위험도 0.70)가 유의한 효과를 보이는 것으로 확인되었다[20]. 또한 이 연구에 의하면 노인에서 두드러진 심혈관계 질환의 증거가 없으면서 혈압이 150/90mmHg 미만이면 혈압약 복용을 끊고 비약물요법만으로도 안전하게 혈압조절이 가능하다고 보고하였다.

20. Kostis JB, Espeland MA, Appel L, et al. Does withdrawal of anti-hypertensive medication increase the risk of cardiovascular Elderly (TONE) Cooperative Research Group. Amer J Cardiol 1998, 82: 1501-1508

3. 약물치료

1) 약물치료의 원칙

가능한 한 적은 용량의 약물로 치료를 시작하여야 하며, 보통 젊은 사람의 치료용량의 절반으로 시작하는 것이 바람직하고, 용량이 부족하다고 판단되면 동일 약제를 증량하는 것이 좋다. 그래도 혈압조절이 부적절한 경우에는 병합요법을 시도하는데 처음 약이 부작용이 있거나 효과가 없다면 다른 약제로 바꾼다. 항고혈압제는 작용시간이 긴 약제를 선택하는 것이 좋으며, 환자상태에 맞게 개별적으로 선택한다[21].

21. 주신배, 이홍순. 노인고혈압. 노인병학 2nd ed. 제 38장. 대한노인병학회, 의학출판사 2005, p509

2) 약물치료시 고려사항

JNC-7에서 권장하는 일차 선택약은 thiazide계열의 이뇨제나 베타차단제인데, 이는 경제적인 부담이 적고 각종 합병증의 유병률이나 사망률을 감소시키는 증거가 분명하기 때문이다. 특히 thiazide계 이뇨제가 우선 추천되는데 낮은 용량의 이뇨제 사용은 매우 안전하지만, 몇 가지 이 약제와 관련된 대사성 변화는 염두에 둘 필요가 있다. 공복 혈당의 상승, 총 콜레스테롤의 증가, 고밀도 콜레스테롤의 감소, 중성지방 수치의 증가, 혈중 크레아티닌 상승, 요산 증가, 칼륨 감소 등이 thiazide 이뇨제의 장기사용에 의해 적은 범위이지만 발생할 수 있다.

그렇지만 이들 권장 약제 이외에 dihydropyridine 계열의 작용시간이 긴 칼슘통로차단제 약물들도 뇌졸중을 42% 정도 감소시킬 수 있다는 보고들이 발표되었으므로 이들 약제도 일차 선택약으로 사용할 수 있다[22].

치료목표는 젊은 사람들과 마찬가지로 수축기 140mmHg, 이완기 90mmHg 이하이며, 적절한 일차 선택약으로 이 목표에 도달하지 못하면 병합요법을 시행할

22. Leonetti G, Magnani B, Pessina AC, et al. Tolerability of long-term treatment with lercanidipine versus amlodipine and lacidipine in elderly hypertensives. Am J Hypertens 2002, 15: 932-940

노년기 고혈압

수 있다. 노인 고혈압의 치료를 위한 약제로는 이뇨제, 베타차단제, 칼슘통로차단제, ACE 억제제, 안지오텐신 수용체차단제, 알파차단제 등이 있으며 이들 약제의 선택은 환자의 동반질환을 고려하여 신중하게 선택하는 것이 바람직하다. 흔히 시행되는 병합요법으로는 이뇨제/베타차단제 (지질대사, 혈당, 칼륨 변화 등이 있을 수 있으나 심부전, 심혈관계 질환에 효과), 이뇨제/ACE 억제제 (심부전, 당뇨병, 경증의 신장애에 효과), 칼슘통로차단제/베타차단제 (뇌졸중, 심혈관계 질환에 효과), 칼슘통로차단제/ACE 억제제 (당뇨병, 만성신부전에 효과) 등이다[23].

23. 주신배, 이홍순. 노인고혈압. 노인병학 2nd ed. 제38장. 대한노인병학회, 의학출판사 2005, pp 509-510

3) 동반질환에 따른 고려

심근경색증이 있다면 베타차단제나 ACE 억제제를 권장하며, 심부전이 있으면 ACE 억제제나 이뇨제, 베타차단제를 쓰는 것이 좋다. 고립성 수축기 고혈압은 이뇨제, 작용시간이 긴 칼슘통로차단제를 쓰며, 협심증에는 베타차단제, 칼슘통로차단제를 사용하고, 심방성 부정맥이 동반되어 있으면 베타차단제, 칼슘통로차단제를 사용하는 것이 좋고, 단백뇨를 동반한 당뇨병이 있다면 ACE 억제제나 칼슘통로차단제를, 지질대사 이상이 있으면 알파차단제가 권장된다. 골다공증이 동반되었으면 이뇨제, 전립선비대증이면 알파차단제, 갑상선기능항진증이 있으면 베타차단제를 사용하는 것이 바람직하다.

뇌졸중을 동반한 고혈압의 경우에는 수축기 혈압이 180mmHg, 이완기 혈압이 105mmHg 이상이라면 정맥주사에 의한 혈압조절이 필요한데, 이 경우 과도한 혈압강하가 허혈성 뇌질환을 악화시킬 수 있으므로 초기 목표를 160/90mmHg정도로 조절하고 이후 천천히 감소시키는 것이 좋다.

관상동맥질환이 동반된 경우에도 급격한 혈압감소를 피하고 베타차단제나 ACE 억제제, 이뇨제, 반감기가 긴 칼슘통로차단제 등을 사용한다.

기관지질환을 동반한 고혈압에서는 알파베타 차단제나 베타차단제가 천식을 악화시킬 수 있으므로 피하는 것이 좋고, ACE 억제제나 안지오텐신 II 수용체 차단제, 칼슘통로차단제 등을 사용하는 것이 좋다.

일반적으로 고혈압, 특히 고립성 수축기 고혈압을 가진 노인환자들은 다른 질환이나 표적장기의 기능손상, 즉 심박출량의 감소, 신장기능이나 간기능의 저하 등을 동반한 경우가 매우 많다. 그러나 심혈관계 질환의 위험성이 크면 그만큼 혈압강하치료의 효과도 크다. 그리고 앞서 언급한대로 대부분의 혈압치료 지침은 이러한 동반질환의 여부에 따라 어떤 초기 약물을 선택하는 것이 바람직한지에 대해 언급하고 있다. 따라서 중요한 것은 각종 동반질환 등의 환자상태에 따른 적절한 약제를 개별적으로 선택하여 사용하는 것이 바람직하다는 것이며, 이를 위해서는 각 약제에 대한 특징과 부작용을 미리 충분히 이해하는 것이 필요하다.

4) 각 항고혈압제에서 생길 수 있는 부작용[24]

Thiazide 이뇨제는 기립성 저혈압, 근무력증, 현기증, 당대사 이상, 우울증, 고칼슘혈증, 요산증가, 피부발진 등이 발생할 수 있다. Loop diuretics인 furosemide는 구토, 설사, 현기증, 두통, 이명, 요산증가, 당대사 이상, 고지혈증, 저칼슘혈증, 피부발적, 기립성 저혈압 등이 생길 수 있다.

Dihydropyridine계 칼슘통로차단제인 amlodipine은 빈맥, 안면홍조, 소화장애, 고칼륨혈증, 두통, 발목부종, 심부전 악화, 방실전도장애 등이 있을 수 있다.

알파차단제인 prazosin은 기립성 저혈압이 잘 생겨서 실신할 수 있고, 두통, 현기증, 부종 등이 발생할 수 있으므로 노인에서는 주의하여야 한다.

베타차단제인 propranolol은 어지러움증, 우울증, 기관지경련, 오심, 구토, 설사, 변비, 심부전, 전신쇠약감, 고지혈증, 당대사 이상, 방실전도장애, 서맥 등의 부작용이 있을 수 있다.

ACE 억제제는 기침, 입맛의 변화, 백혈구 감소, 저혈압, 두드러기, 혈관성 부종, 급성 신부전, 고칼륨혈증 등이 생길 수 있다.

5) 관절염 환자에서 고려사항

노인에게 가장 흔한 질환은 퇴행성 관절염이므로 고혈압 환자의 대부분은 관절염 치료를 함께 받고 있는 경우가 많다. 이런 경우 주로 비스테로이드성 소염제를 복용하게 되는데, 이 약제들은 혈관확장작용을 하는 프로스타글란딘을 억제하므로 부종과 혈압상승 (3~6mmHg)을 유발하게 되며 실제로 이들 약제는 심혈관계 질환 발생의 위험을 높이는 것이 증명된 바 있다[25]. 더욱이 비스테로이드성 소염제들은 항고혈압제의 치료효과를 방해하게 되는데 특히 ACE 억제제나 베타차단제의 효과를 방해하며, 칼슘통로차단제는 이러한 영향을 덜 받는다. COX-2 저해제도 염분이나 수분의 체내저류를 유발하는 것은 다른 비스테로이드성 소염제와 마찬가지이다.

4. J-curve 가설

오랫동안 논란이 계속되어 왔고 아직도 결론을 내리지 못한 것 중의 하나가 J-curve 가설인데, 이는 기존에 관상동맥협착이 있는 환자의 경우 이완기 혈압을 어느 수준 이하로 떨어뜨리면 발병의 위험을 더 높일 수 있다는 것이다. 다수의 연구

---

24. 주신배, 이홍순. 노인고혈압. 노인병학 2nd ed. 제38장. 대한노인병학회, 의학출판사 2005, pp 511–514

25. Johnson AG. NSAIDs and increased blood pressure. What is the clinical significance? Drug Safety 1997, 17:277–289

26. Staessen JA. Potentiak adverse effects of blood pressure lowering: J-curve revisited. Lancet 1996, 348: 696-697

가 진행되었으나 서로 상반되는 결과를 보이고 있어서 확정적 결론을 내리지 못하고 있다[26]. 4,736명의 SHEP 연구 참여자들에 대한 분석의 결과에서 다른 혼란변수들을 모두 교정한 결과, 5mmHg의 이완기 혈압감소에 의해 단지 뇌졸중의 위험이 약간 증가 (상대위험도 1.14, 95% CI, 1.05~1.22)하였고, 관상동맥질환에 대해서는 애매한 결과 (상대위험도 1.08, 95% CI, 1.00~1.16)를 보였다. 그러나 전반적으로 해석한다면 치료받는 것이 받지않는 것에 비해 더 나쁜 결과는 없다는 것이 더 정확하다. 아직은 논란이 있는 상황에서 관상동맥협착이나 기타 폐쇄성 혈관질환이 확인된 환자에게는 이완기 혈압은 그대로 유지하면서 수축기 혈압을 강하시키려고 노력하는 것이 더 바람직할 것으로 보이며, 이완기 혈압의 적정 수준은 아직 결정할 수 없지만, 75~80mmHg가 적정하다는 것이 일반적인 견해이다.

5. 기타 치료방침의 근거중심 고려사항

고혈압의 진단과 치료에 있어서 노인집단은 좀 더 세심한 주의를 기울여야 할 특정 집단이라는 것은 사실이다. 그러나 이것은 단순히 연령의 문제라기보다는 해당 노인의 생리적 기능의 변화 여부에 대한 고려라고 보는 것이 옳다.

노인 고혈압 치료를 위하여 어떤 약물을 일차약으로 선택할 지에 대해서는, 지금까지 시행된 대규모 연구들은 대부분 thiazide 이뇨제나 베타차단제를 이용한 연구들이었는데, 노인에서는 저용량의 thiazide (하루 25mg 이하 복용) 투여로 매우 큰 효과를 볼 수 있다는 것은 공통적인 결과이다. 특히 당뇨병이나 신장기능저하가 동반된 노인환자에서 그 효과가 더 크며, 위험률 감소의 효과는 뇌졸중이나 심부전 예방이 가장 크게 나타나고 관상동맥질환에 대한 효과는 상대적으로 좀 낮은 편이다. 이뇨제 치료시에는 혈중 칼륨의 농도에 대한 정기감시가 중요하다. 최근의 연구들에서는 칼슘통로차단제나 ACE 억제제도 심혈관 합병증 예방에 동일한 효과가 있음이 증명되고 있다. 저용량의 베타차단제는 뇌혈관질환을 낮추는 효과는 크지만, 혈압강하효과나 관상동맥질환 또는 전체 사망률 감소효과는 미미한 편이다.

COX-2 억제제를 포함한 각종 비스테로이드성 소염제들은 혈압을 높이거나 혈압치료의 효과를 줄이는 영향이 있으므로 이들 약제를 사용할 때에는 주의를 요한다. 노인에서는 적은 정도의 혈압변화라도 그 영향이 크기 때문이다.

06 결론

노인의 고혈압 치료의 목표 (140/90mmHg)는 젊은 연령층과 동일하지만, 보다 서서히 혈압을 낮추어야 하며, 따라서 우선적으로는 수축기 혈압 160mmHg 미만으로 목표를 설정하는 것이 바람직하다. 그러나 특정한 동반질환이 있다면 (당뇨병, 신장질환 등) 혈압조절의 목표를 더 낮추어 130/80mmHg 미만으로 조절하는 것도 필요하다.

처음에는 가급적 단일약제를 사용하여 치료를 시작하되, 그 용량도 젊은 연령층에서 사용하는 용량의 절반으로 시작하는 것이 바람직하고, 앉은 자세와 선 자세 (1분 및 3분) 모두에서 혈압측정을 하면서 관찰하는 것이 중요하다. 치료시작 이후에는 부작용 발생여부를 세심히 관찰하고 물어보는 것이 필요하며, 정기적으로 전해질 및 신장기능을 확인하는 것도 필요하다. 20/10mmHg 이상의 혈압강하가 필요하면 복합약물요법을 적용할 수 있으나, 역시 이때에도 단계적으로 조심하여 사용하는 것이 중요하다.

혈압 특히 수축기 혈압이 연령이 증가함에 따라 높아지는 것이 분명하지만, 고혈압은 결코 정상 노화과정이 아니라는 점을 유념하여야 한다. 왜냐하면 노인에서의 고혈압이 치명적, 비치명적 뇌졸중이나 심근경색증, 심부전 등의 발생을 높인다는 사실이 분명히 밝혀졌으며, 혈압을 조절하면 이런 위험이 줄어든다는 사실도 명확하기 때문이다.

노인의 고혈압 치료에서도 생활요법, 특히 식이염분의 제한을 강조하여야 하며, 그 이후에 적절한 약물의 선택이 필요하다. 약물의 선택과 용량의 조절에 있어서 각종 치료지침이 도움이 되지만, 노인 고혈압의 치료는 특히 개별적 상황에 맞게 적용하는 것이 필요하며, 각 약물의 특징과 부작용에 대해 충분히 인식하고 있는 것이 중요하다. 대부분의 노인 고혈압 연구에서 밝혀졌듯이 아무리 열심히 노력해도 목표 혈압치에 도달하는 것은 전체 대상환자의 2/3를 넘지 못하지만 이 수치는 오히려 젊은 연령층에 비해 양호한 치료비율이며, 또한 비록 목표혈압치에 도달하지 못한 약간의 혈압강하를 통해서도 뇌졸중, 심근경색, 심부전, 더 나아가 치매의 예방효과 (5년간 고혈압 치료를 하면 1,000명의 노인환자 중 19명에서 치매 예방효과가 있음)[27]도 매우 좋다는 사실을 반드시 되새길 필요가 있다.

27. Forette F, Seux ML, Staessen JA, et al. Prevention of dementia in randomized double-blind placebo-controlled Systolic Hypertension in Europe (Syst-Eur) trial. Lancet 1998, 352: 1347-1351

CHAPTER 15

노년기 당뇨병의 치료

1. 노인당뇨병 증가 원인
2. 노인당뇨병의 진단
3. 노인당뇨병의 치료
4. 식사요법과 운동요법
5. 약물요법
6. 목표 혈당
7. 당뇨병교육

유 형 준 | 한림의대

CHAPTER 15

노년기 당뇨병의 치료

유형준 | 한림의대

의료기술과 생활형편의 향상으로 평균수명이 늘어 우리 나라의 노인 인구는 전 국민의 7%를 넘어섰다. 노인의 인구가 늘면서 유병률이 노인당뇨병의 환자수도 늘어나고 있다. 노인의 당뇨병 유병률은 20% 이상이다. 우리 나라 전국민의 당뇨병 유병률이 약 8% 이상인 것과 비교하면 노인들은 다른 연령, 즉 청장년기의 사람보다 당뇨병을 많이 갖고 있는 셈이다.

01 노인 당뇨병 증가 원인[1-4]

우선 들 수 있는 것이 췌장기능이 노화에 의해 감소하는 것이다. 대개 50세 이후에는 약 10년이 지날 때마다 당분을 먹고 난 2시간 뒤의 혈당, 즉 식후 혈당이 5mg/dL씩 올라간다. 예를 들어 60대가 되면 그저 나이가 드는 것만으로 청장년 시절 보다 약 10mg/dL 정도 식후 혈당이 높아지는 것이 흔한데 이러한 이유의 하나가 췌장의 노화인 것이다.

물론 췌장에서 분비된 인슐린도 그 기능이 젊을 때만 못하다. 인슐린의 기능이 예전만 못한 원인들에도 역시 여럿이 있는데 첫째는 노인이 되면서 근육의 양이 줄고 지방의 양이 늘어나기 때문이다. 둘째는 노인에선 활동량이 줄어든다는 사실이다. 셋째는 노인이 되면 몸의 구석구석까지 포도당을 운반해주는 모세혈관의 숫자와 기능이 감소되어 인슐린의 필요한 곳으로의 적절한 이동과 작용이 어렵게 된다는 점이다. 이밖에도 노인에선 어느 연령층보다도 여러 질병들을 갖고 있을

---

1. Halter JB: Geriatric patients. pp. 234-240 In: Therapy for diabetes mellitus and related disorders. ed. by Lebovitz HE et al. ADA Clinical Education Program, Alexandria, 1998
2. Mooradian AD: Caring for the elderly nursing home patient with diabetes. Diabetes Spectrum 5(6): 318-322, 1992
3. Spence JW: Some observations on sugar tolerance with special reference to variations found at different ages. Q J Med 14: 314-26, 1920-21
4. 김동준, 김승용, 윤윤보, 윤경숙, 배순철, 민경완, 최상전, 유형준: 70세 이상 당뇨병환자의 임상적 특성 및 베타 세포 인슐린 분비능에 관한 연구. 대한 내과 학회지 49(3): 392-399, 1995

[multiple pathology, 疾病多發性] 확률이 높고, 동시에 여러 약물들을 사용 [polypharmacy, 多藥物服用]할 기회가 많은 것도 노인당뇨병 증가의 원인이 된다.

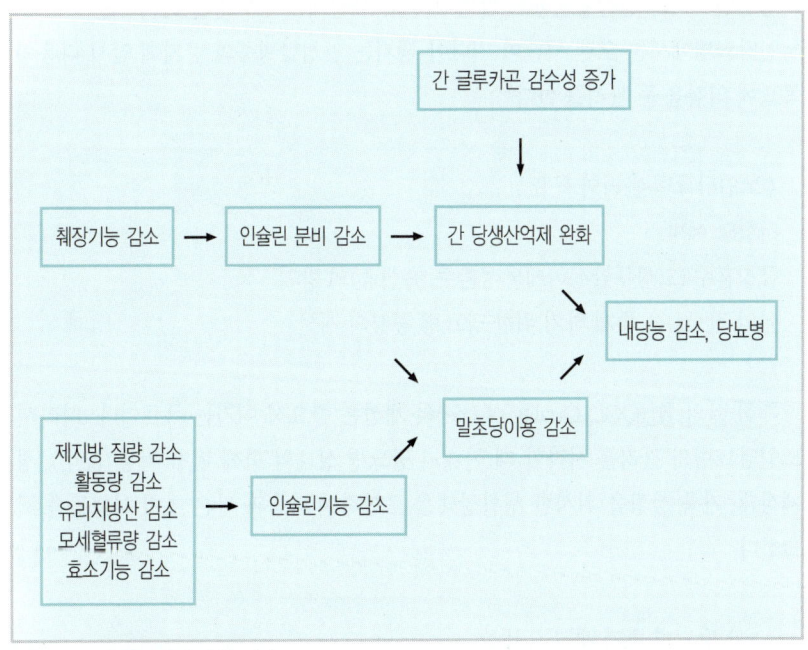

그림 1. 노인당뇨병의 발생 기전

02 | 노인당뇨병의 진단

　노인당뇨병에서 진단이 어려운 이유들 중에 중요한 하나는 뚜렷한 증상이 없는 당뇨병이 많다는 것이다. 흔히 볼 수 있는 다음, 다뇨, 다식과 체중 감소의 증상이 없는 소위 무증상당뇨병이 10~15%나 된다. 더구나 노인이 되면 콩팥으로 포도당이 넘쳐 흘러나오는 포도당 역치도 200mg/dL 이상으로 올라가서 소변의 당검사만으로는 발견하기가 어렵다는 것이다. 따라서 뚜렷한 원인이 없이 몸이 가렵거나 피곤하거나 하는 애매모호한 증상들이 있으면 반드시 혈당검사를 하여 당뇨병인지 아닌지를 확인하는 것이 필요하다[5].

5. 유형준: Laboratory approaches in geriatrics. 대한임상병리학회지 21(S 1): 37-40, 2001

03 노인당뇨병의 치료

청장년기에는 만성합병증의 발병 예방의 차원에서 당뇨병을 관리하는데 비해, 노인당뇨병에서는 오랜 시간이 지나야 생기는 만성합병증의 방지에 앞서 다음의 목표에 역점을 둔 관리를 한다[6].

> 〈 노인당뇨병 관리의 목표 〉
> 저혈당 예방
> 급성혼수 (고삼투압성비케톤성혼수, 유산증)의 방지[7]
> 삶의 질 (質)을 좋게 하기 위한 당뇨병 증상의 개선

특히 삶의 質 (QOL, Quality of Life)의 개선은 중요시 여기는 목표이다. 따라서 노인당뇨병의 관리를 시작할 때 현재의 당뇨병 상태와 함께 먼저 여생 (餘生), 경제상태, 가족 상황을 위시한 생활상태를 포함하여 다음과 같은 초기 사항들을 체크한다.

> 〈 노인당뇨병 초기 체크 요목 〉
> 혼자서 활동할 수 있는지?, 경제형편은?, 도와주는 사람은 있는지?
> 지금까지 앓고 있거나 앓았던 병에 관한 사항
> 현재 복용하거나 주사 맞고 있는 약제들은?
> 현재의 식습관은?
> 혈당, 당화혈색소, 지방질, 신장기능검사, 소변검사, 심전도, 흉부X선 촬영
> 안과, 신경계 검사

이러한 초기 체크에 의해 치료가 시작되면 치료의 효과를 판단하기 위한 정기적 혈당검사, 합병증검사를 한다. 물론 이때도 초기에 한 노인으로서의 생활상태 파악이 필수적이다. 예를 들어 인슐린 주사를 맞아야 하는 노인에서 시력이 나빠 본인 스스로 주사를 놓을 수 없고 도와주는 사람도 없다면 곧 다른 적절한 방안을 마련한다.

04 식사요법과 운동요법

노인은 입맛, 코의 후각기능, 소화기능이 변하여 처방되어진 대로 식사요법을 하기가 수월치 않은 경우가 많다. 게다가 침샘 및 치아기능도 떨어져 음식섭취에 어려움이 많다. 더구나 어려운 것은 수십 년간이나 습관이 된 것을 억지로 고친다는 것은 쉽지 않다. 따라서 노인에서 식사요법은 식사의 정규성(定規性)을 강조한다. 식사요법의 세 가지 구성요소인 식사량, 영양소 구성 및 식사의 정규성 중에서 맨 마지막의 정규성, 즉 '제때에 먹기'를 중요시 여긴다[8].

노인에서 운동요법에 관하여, 만일 젊어서부터 운동을 열심히 해왔다면 지속적으로 하는 것이 가능하나 새로이 시작하는 것은 신중을 요한다. 실제로 노인당뇨병에서 운동에 의한 혈당강하효과에 대해서는 논란이 많다.

[8]. 대한당뇨병학회 노인당뇨병연구회: 노인당뇨병 (대표저자, 유형준), 한의학, 서울, 2003

05 약물요법

경구혈당개선제는 제2형 당뇨병에서 주로 사용된다. 경구 혈당개선제의 단독 또는 병합요법은 수년동안 좋은 대사조절을 이루는데 흔히 성공적이다. 경구 혈당개선제에는 항고혈당약제[비구아나이드, 알파글리코시데이즈 억제제와 티아졸리딘디온]와 경구혈당강하제 (설폰요소제와 메글리타나이드 유사물질 [analog])이 포함된다.

1. 경구혈당개선제[9]

1) 메트포르민 (비구아나이드)

간의 당생성을 감소시키고 인슐린감수성을 개선시킨다. 메트포르민은 새로 진단된, 비만한 제2형 당뇨병 환자를 치료하는데 일차적으로 고려될 수 있다. 그러나 메트포르민은 신장질환이 있는 환자 (크레아티닌≥1.4mg/dL), 신기능을 평가하기 어려운 80세 이상의 환자, 간질환, 알콜중독증, 유산증 (lactic acidosis)이 있는 환자에서는 금기이다. 이 약은 급성기의 입원 중에 있는 대부분의 환자에서 사용

[9]. 유형준: 노인당뇨의 경구혈당강하제 사용지침. 노인병 2(1)(S2): 79-88, 1998

해서는 안된다. 메트포르민은 단독요법으로서 설폰요소제만큼 효과적이고 (단독으로 사용시에 저혈당을 거의 초래하지 않지만) 설폰요소제와 병합시에는 시너지 효과가 있다. 메트포르민은 체중감소와 지질치의 감소를 촉진한다. 메트포르민은 당뇨병과 연관된 합병증 (예, 심근경색)을 감소시키고 당뇨병과 관계된 사망을 약 30~40% 감소시킨다. 소화기 부작용이 흔하지만 이는 흔히 일시적이고, 약을 식사와 함께 복용하고 용량을 점진적으로 증량함으로써 (1주 간격으로 500~800mg/일에서 2.5g/일까지) 예방되기도 한다.

2) 레파글리나이드

짧은 반감기와 생리적 작용을 가져 식후에 인슐린분비를 증가시킨다. 레파글리나이드는 설폰요소제와 비슷한 안정성을 보인다.

3) 아카보스 *Acarbose* (알파글리코시데이즈 억제제)

경한 고혈당 (공복혈당치가 100~150mg/dL [5.6~8.3mmol/L])이나 식후 고혈당을 보이는 노인환자에서 이상적이다. 아카보스는 oligosaccharide와 monosaccharide의 가수분해를 경쟁적으로 억제하고, 소장에서 탄수화물의 소화와 흡수를 지연시켜 혈당치의 식후 증가를 적게 한다. 아카보스는 메트포르민이나 설폰요소제에 비해 단독요법으로서 항고혈당효과가 더 약하다. 노인에서 소화기 부작용은 흔하지만 흔히 일시적이다. 약은 각 식사 (첫 술과 함께) 때마다 하루에 3회 복용해야 하고, 용량은 매 식마다 25mg에서부터 50~100mg까지 점진적으로 증량해야 한다. 미글리톨 (miglitol)은 아카보스와 유사한 효능과 부작용을 보인다.

4) 티아졸리딘디온 *Thiazolidinedione*

골격근에서 인슐린감수성을 개선시키고 간의 당배출을 억제한다. 티아졸리딘디온은 메트포르민이나 설폰요소제에 비해 더 약한 항고혈당효과를 가지며 다른 경구약이나 인슐린을 투여중인 환자에서 혈당을 조절하는데 예비약제로 가장 적절하다. 로시글리타존과 피오글리타존은 신기능 장애가 있는 노인환자와 메트포르민이나 설폰요소제가 금기인 환자에서 유용하다. 이 약들은 체중을 증가시키고 총 콜레스테롤, 저밀도지단백 (LDL) 콜레스테롤, 고밀도지단백 (HDL) 콜레스테롤의 작은 변화를 초래하기도 한다. 트로글리타존은 복용하던 환자중 걱정스런 정도의 수에서 특이적인 간질환이 발생하였고, 일부에서는 간이식이나 사망을 초래한 간부전이 발생하여 시장에서 퇴출되었다.

5) 설폰요소제

주로 인슐린 분비를 촉진시켜 혈당치를 낮추지만, 또한 말초 및 간의 인슐린감수성을 개선시킨다. 설폰요소제들은 작용시간과 효력에서 서로 다르다. 설폰요소제의 알레르기 반응과 다른 부작용 (담즙울체성 황달 등)은 상대적으로 드물다. 제2세대 설폰요소제 (글리피자이드, 글리부라이드, 글리메피라이드 등)는 1세대 설폰요소제에 비해 효능이 100배 정도 더 강하고 빨리 흡수된다.

제1세대 설폰요소제 중에서 아세토헥사마이드는 다른 설폰요소제에 알레르기가 있는 환자에게 사용된다. 클로르프로파마이드는 반감기가 길고 항이뇨호르몬의 작용을 강화시킬 수 있으며, 흔히 저나트륨혈증과 정신상태의 장애를 초래할 수 있기 때문에 노인환자에게는 사용해서는 안된다.

초기 치료로 많은 저자들이 작용이 더 짧은 설폰요소제를 선호하고, 대부분 다른 설폰요소제와의 병합요법은 권고하지 않는다. 치료는 저용량으로 시작해서 만족스러운 반응이 얻어질 때까지 또는 권고되는 최대용량에 이를 때까지 수일간의 간격으로 조정한다. 환자의 약 10~20%는 반응을 보이는데 실패하고, 한 설폰요소제에 반응을 보이는데 실패한 환자는 흔히 다른 설폰요소제에도 반응하지 않는다. 처음에 반응을 보였던 환자 중, 해마다 5~10%는 2차성 실패를 경험한다. 이런 경우에는 인슐린이 설폰요소제 치료에 추가될 수 있다.

저혈당은 노인에서 설폰요소제 치료의 가장 중요한 합병증이고, 작용이 긴 설폰요소제 (글리부라이드, 클로르프로파마이드 등)를 사용할 때 가장 자주 생긴다. 설폰요소제에 의한 저혈당은 심각할 수 있고 치료중단 후에도 수일간 지속되거나 재발될 수도 있다. 따라서 저혈당이 발생한 설폰요소제로 치료받는 모든 환자는 2~3일 동안은 병원에 입원시켜 주의깊게 관찰해야 한다.

6) 병합요법

서로 다른 작용기전을 가진 경구혈당개선제를 함께 사용할 때 종종 유용하다. 예를 들면, 메트포르민과 글리부라이드의 병합은 글리부라이드 단독요법에 비해 당화혈색소를 약 2% 더 감소시킨다. 인슐린, 메르트포민, 티아졸리딘디온을 병합할 경우 대사조절은 개선시키면서 인슐린 용량은 감소시킬 수 있다. 비록 저혈당의 발생빈도는 낮다고 하더라도 이런 약들을 인슐린과 병합할 때, 환자들은 혈당치가 8~11mmol/L로 감소될 때 인슐린 용량을 10~20% 줄이도록 교육되어야 한다.

7) 약물 상호작용

(1) 설폰요소제의 상호작용

표 1. 설폰요소제와 다른 약물들의 상호작용

설폰요소제 작용을 증강시키는 약물	설폰요소제 작용을 감소시키는 약물
니코틴산(지질개선제)	H_2길항제
다이아족사이드	베타차단제
리팜피신	비스테로이드계해열진통제
베타 차단제	살리실산
스테로이드	설파제, 클로람페니콜, 퀴놀론계 약제
아세타졸아마이드	설폰아마이드계 약물
아이소나이아지드	안지오텐신전환효소억제제
알코올	알코올
여성호르몬	와파린
이뇨제	클로파이브레이트
인도메타신	프로베네시드, 알로푸리놀
페노타이아진	
페니토인	

(2) 바이구아나이드제의 상호작용

H_2차단제, 다량의 요오드 조영제는 혈중 메트포르민 농도를 높인다.

(3) 알파글루코시데이즈의 상호작용

제산제, 콜레스티라민, 장내흡착제, 소화효소제는 알파글루코시데이즈의 활성을 감소시킨다.

2. 인슐린요법

대부분의 제2형 당뇨병 환자는 인슐린을 필요로 하지 않는다. 일반적으로 경구약은 처음에 적절하게 시도되어야 한다. 사람 인슐린은 동물 인슐린에 비해 항원성이 적기 때문에 선호된다. 그러나 사람 인슐린제제를 포함하여 인슐린으로 치료받는 대부분의 환자에서 생기는, 검출 가능한 인슐린 항체치는 보통 아주 낮다.

표 2. 노인에서 인슐린 치료 일반 가이드

	적응	이득	손해
1일 1회 인슐린	쇠약한 환자나 초고령()80세) 증상 조절	1회 주사, 개호자 주사 가능	조절 대개 불량, 저혈당 잦음
1일 2회 인슐린	우량 혈당조절 위해 제1형 당뇨병에 적합	저혈당 위험감소, 대부분 노인에서 가능	정상혈당 달성 곤란, 식사시각 고정으로 유연성 감소, 비쌈
기초/다량 인슐린	강한 동기 환자, 미세혈관 합병증 감소	조절 효과 우수, 병원내 응급질환시, 식사시각 유연	저혈당 두려워 측정 자주
인슐린 경구약 병합	경구약으로 조절 곤란 비만에서 체중 억제	총 인슐린량 감소로 체중 증가 억제, 유연성 증가	마른 환자나 제1형 당뇨병에서 인슐린으로 전환 지연 우려

노인당뇨병에서 경구혈당강하제를 사용할 때엔 가능한 몸안에 오래 머무는 것은 피한다. 노인당뇨병에서도 당조절이 안 좋거나, 경구약을 먹을 수 없거나 하는 경우들에선 인슐린 주사를 맞아야한다. 그러나 노인에서 흔한 시력의 문제, 손놀림의 문제, 정신의 맑은 정도 등을 고려하여 인슐린 주사를 맞을지를 결정하여야

한다. 단지 의학적 기준만을 내세우는 것은 곤란하다. 만일 인슐린이 필요하더라도 환자가 완강히 거부하거나, 방금 언급한 경우들과 같은 주사를 놓기 어려운 경우들에선 경구혈당강하제로 차선책을 구하는 수도 종종 있다. 즉 정리하면 다음과 같은 경우에 인슐린 주사 대신에 경구혈당개선제를 사용한다.

  (1) 환자의 완강한 거부
  (2) 70세 이후 발병하고 혈당이 350mg/dL미만
  (3) 50~70세 제2형 당뇨병으로 다음의 사정 동반
   - 시력 저하
   - 활동 제한
   - 알코올 의존성

06 목표 혈당

자율신경계의 부조화, 영양 부실, 저혈당을 알아차리는 능력의 감소, 여러 약물의 복용 기회 많음, 콩팥과 간 기능의 약화 등의 이유들로 인해 더 자주 더 심하게 저혈당이 온다. 따라서 노인당뇨병에선 저혈당이 오는 것이 걱정되어서 혈당조절의 기준을 공복 115mg/dL, 식후 2시간 혈당은 180mg/dL로 하고, 만약 콩팥이나 눈의 망막에 합병증이 있으면 공복은 140mg/dL, 식후는 200mg/dL~220mg/dL 미만으로 조절하도록 한다[1,10].

10. 유형준: 어떤 사람이 저혈당이 잘 생기고 그 대책은 무엇인가? 임상당뇨병 2(1): 28-33. 2001

07 당뇨병교육

앞으로의 생존기간이 보다 제한되어 있고 생활의 질적 측면에서도 많은 결핍이 있는 까닭에 노인환자들의 관리목표는 다소간의 수정이 요구되고 동시에 교육 또한 변형이 되기도 한다. 이러한 수정과 변형은 거의 매일 판단되어야 한다고 해도 과언이 아닐 것이다[11].

따라서 몇 가지의 측면을 감안해 볼 때 노인당뇨환자 교육의 주요 목표는 각 개

11. Turnbull CJ, Sinclair AJ: Modern perspectives and recent advances. pp. 191-196 In: Diabetes in old age. ed. by P. Finucane & AJ Sinclair, Wiley Publishing Co., Chichester, England, 1995

노년기 당뇨병의 치료

인이 갖고 있는 신체적 사회경제적 여건에 맞는 것을 스스로 선택하여 실시할 수 있도록 하는데 있다. 물론 이러한 점은 어느 연령에서나 마찬가지겠으나 노년층에선 보다 세분화된다. 따라서 불필요한 경비지출이 없도록 하는 데에 한층 주력하되 오로지 원리원칙에 매달리도록 하는 관리 기준의 설정은 매우 곤란한 것이다. 실례로 고혈당을 치료한다고 저혈당을 일으키는 경우를 흔히 본다. 따라서 환자의 여건을 염두에 두고 기준을 설정하여야 한다.

당뇨병발에 대해 특히 강조한다. 노인들의 말초혈류는 부적절하기 때문이다. 시력이 나쁜 점을 감안하여 손톱발톱의 정돈은 타인이 해주도록 한다. 또한 사회적 교제를 많이 갖도록 한다. 당뇨병이 있는 사람들끼리의 교류를 위한 모임체를 구성하는 것도 좋다. 즉 허황된 실현 불가능한 목표설정은 관리의 포기와 직결된다. 실천 가능하고 실제적인 것을 교육하는 것이 당연하다.

CHAPTER 16

노인 순환기 질환

1. 순환기 질환 검사
2. 노인에서 흔한 순환기 질환
3. 노인 순환기 치료 약물

이 홍 순 | 국립의료원 내과

CHAPTER 16

노인 순환기 질환

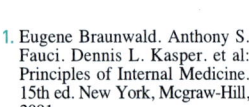

이 홍 순 | 국립의료원 내과

1. Eugene Braunwald. Anthony S. Fauci. Dennis L. Kasper. et al: Principles of Internal Medicine. 15th ed. New York, Mcgraw-Hill, 2001
2. 1999 WHO-ISH guideline for the management of hypertension. Journal of Hypertension; 1999;17; 151-183
3. Michael A. Weber; Arterial Hypertension; 1st ed. New York, 1996
4. What's What; 5th ed. Amsterdam, 2001
5. Robert A. Kloner, Yochi Birnbaum; Cardiovascular Trials Review 2000, 5th ed. 2000
6. Kims; Havas MediMedia, Seoul, 2003
7. 2003 ESH-ESC guideline
8. 2003 JNC 7 guideline

인구의 고령화로 인해 최근 노인 순환기 질환은 노인 전체 사망원인의 첫째가 되었으며, 이는 앞으로도 계속될 것으로 보여진다.

노인 순환기 질환의 원인은 상당히 다양하지만 첫째가 인구의 고령화일 것이며 이외에도 유전적인 요인, 환경적인 요인이 있을 수 있다. 또한 노인 순환기 질환의 대표적인 질환들을 살펴보면 고혈압, 고지혈증, 심부전, 허혈성 심질환, 부정맥, 말초혈관질환 및 심판막질환들이 있는데, 이 질환들은 서로 연관되어 있으며 서로 한 원인질환으로도 작용하며 복합적으로 노인에게서 발현되어 복잡한 임상양상을 띠는 것이 특징이며 이를 진단하기 위해서는 각종 검사가 필요하다. 이의 이해를 돕기 위해 우선 기본적인 검사에 대해 정리해 보았으며 또 각각의 질병과 치료 방법에 대해 설명하고자 한다.

01 순환기 질환 검사

1. 심전도 검사

심전도 검사를 하는 것은 심장에서 흐르는 전기적인 반응을 각 방향에서 측정하여 이를 그림으로 나타내는 것으로 12 channel을 이용하는 것이 표준 방법이다.

사지를 이용해 측정하는 Ⅰ, Ⅱ, Ⅲ, aVR, aVL, aVF는 심장을 상하좌우에서 측정하는 것이며, V1-6는 심장을 횡단면으로 끊어서 앞에서 뒤로 돌려가며, 측정하는 것이다. 노인에서는 QRS 간격이 약간 넓어지는 전달장애가 나타날 수 있으며, QT 간격이 약간 늘어나고 QRS voltage가 감소하는 것이 특징이다. 만약 QRS voltage 가 lead I 에서 15mm 이상, aVL에서 13mm이상, SV_1+RV_5, RV_6에서 36mm이상이면 심비대의 가능성이 있으니 유의해야 한다.

2. 운동부하 심전도 검사

환자에게 운동을 시키며 심전도 검사를 하는 것으로 운동시 나타나는 부정맥, ST 분절 상승, 하강 등을 볼 수 있다. 부정맥 및 허혈성 심질환의 진단에 많은 도움이 되지만, 관절 질환이 있거나 운동능력이 감소된 사람에서는 금기이다.

3. 흉부 X-선 검사

노인에서의 소견은 폐의 섬유화 및 좌심실 비대 소견 등이 자주 관찰 되지만 좌심실비대는 실제 심초음파 검사에서 정상으로 판명되는 경우도 종종 있다.

4. 심초음파 검사

노인 심장의 특징은 주로 퇴행성 질환으로 판막의 석회화 현상과 협착, 심장근육의 비대 및 운동 장애, 하루 10만 번씩 열렸다 닫히면서 생기는 판막의 폐쇄 부전증 등이 자주 관찰될 수 있다. 이런 현상은 동영상으로 볼 수 있는 대표적인 검사이다.

5. 24시간 활동 심전도 검사

24시간 Holter monitor 라고도 하며, 24시간의 심전도를 녹음기 같은 recorder에 기록하여, 검사하는 것으로 24시간 동안의 흉통, 압박감, 심계항진 등을 환자가 직접 시간별로 적게 하고 검사자는 recoder에 기록된 심전도 소견과 환자의 증상을 맞추어 보게 된다. 이때 ST 분절상승, 하강, 갑작스런 심박수 증가, 감소, 부정맥의 종류 등 여러 가지를 관찰해 진단에 도움이 될 수 있다.

6. 심도자 검사

심장내 압력측정 및 조영제를 이용한 촬영으로 심장의 수축과 이완시의 부분적인 운동이상 여부, 심장혈관 촬영으로 막힘정도 등 다양한 정보를 제공하지만, 1000명에 1명 정도 발생하는 사고를 조심하여야 한다.

02 | 노인에서 흔한 순환기 질환

1. 허혈성 심질환

노인 관련질환은 노화 등 여러 가지가 복합적으로 작용하여 나타나는 것인데 이중 가장 중요한 것 중의 하나가 혈관 질환일 것이다. 혈관질환 중 이 단원에서 언급 하고자 하는 것은 관상동맥질환으로 노인인구의 상당수가 앓고 있으며 또한 진단되지 못한 환자도 대단히 많은 것으로 알려져 있다. 이는 노인 관상동맥질환의 특성상 무증상 심근허혈이 많아서이며 무증상 심근 허혈이란 협심증 발현 시 증상이 전혀 없는 경우와 증상이 있을 때도 있고 없을 때도 있는 경우로 구별이 되는데 전자의 경우 예후가 특히 나쁘므로 조심하여야 한다.

이는 노인에서 동통의 역치가 변화되어 느끼지 못하는 경우가 많기 때문이며 느껴도 젊은 사람보다는 통증의 강도가 훨씬 약하기 때문이다. 한 예로 미국에서 매일 조깅하던 노인이 급사해서 동생도 증상이 없지만 심장검사를 해보니 심한 협심증이 있었다. 그래서 관상동맥 풍선요법을 시행하여 건강해진 경우를 저자는 경험한 적이 있다. 흥미로운 것은 급사한 형과 동생이 모두 순환기 전문 내과 의사였다는 것이다. 이렇게 노인에서는 허혈성 심질환을 진단하기가 어려우므로 주의 깊은 진찰이 중요하다. 즉 흉통은 없어도 호흡곤란이 운동 시 있지 않은지, 전신 쇠약감은 없는지 등등을 조심해서 관찰하여야 한다.

관상동맥 질환의 원인으로 우리가 알고 있는 것으로는

1. 당뇨병   2. 고지혈증   3. 고혈압
4. 유전적 요인   5. 비만 등

여러 가지가 있지만 각각에서 나타나는 동맥경화의 양상은 상이한 것으로 보인다. 이를테면 당뇨병 같은 경우 관상동맥 조영술상 여러 혈관이 전반적으로 막혀

있는 소견을 자주 보이지만 단순고혈압의 관상동맥 조영술 소견은 비교적 단순한 소견을 보이는 경우가 많다.

동맥경화증의 초기소견은 부분적인 줄같이 나타나는 지방질의 침착인데 이는 표피 및 intima에 지단백의 축적이 생기고 이를 단구세포나 대식세포가 잡아먹어서 foam 세포를 형성하면서 시작된다.

⟨ 급성 관상동맥 증후군 ⟩

급성 관상동맥 증후군은 불안정형 협심증과 급성 심근 경색증으로 분류할 수 있다.

· 원인 : 심근의 산소 소비와 공급의 평형이 깨지면서 일어나는 현상으로 5가지 정도의 원인이 있다고 생각할 수 있다.
1. 혈전에 의한 막힘 : 동맥경화증에 의한 plaque이 터지면서 발생하는 혈전과 미소혈전증에 의한 막힘 등이 있다.
2. 역동적인 막힘 : 관상동맥의 부분적인 경련이 혈관을 막히게 할 수 있다.
3. 기계적인 막힘 : 지속적인 동맥경화증과 PCI후의 재 협착 등이 원인이 된 경우
4. 염증 : 관상동맥의 감염이 위의 원인들을 악화 시킬 경우
5. 2 차적인 원인에 의한 경우 : 상기의 원인에 발열이나 심계항진, 갑상선 항진증, 저혈압, 빈혈, 저산소증 등이 산소의 소모를 증대 시키거나 산소의 공급을 감소 시켜 악화 원인이 될 수 있다.

허혈성 심질환의 진단은 앞에서 말한 심전도 검사, 운동부하 심전도 검사, 24시간 활동 심전도 검사, 심도자술 검사 등이 있다. 치료는 풍선을 이용한 혈관 확장술 (PTCA)과 혈관 우회로 성형술 (CABG) 등이 있지만 노인에서는 약물요법을 선호하는 경우가 많다. 항 혈소판 제제, 베타 차단제 칼슘 길항제, 고지혈증 치료제, ACE억제제 등이 사용될 수 있다. 초기 사망원인은 부정맥, 급성 심부전 등이며, 후기 사망 원인은 심부전이 많다. 노인 허혈성 심질환은 김 등에 의하면 치사율이 1개월 이내에 18%, 5년 치사율이 32%로 예후가 상당히 나쁜 것이 특징이다.

2. 부정맥

나이가 들면서 부정맥의 빈도가 점점 증가한다. 이는 건강한 노인이나 질병이 있는 노인이나 마찬가지이며, 증상이 비전형적인 것이 진단을 어렵게 만든다.

· 노인부정맥의 특징

다양한 증상을 보인다. 빈맥인 경우는 전신 쇠약감, 호흡 곤란, 협심증, 심계항진, 현기증, 실신 등을 보일 수 있고, 서맥인 경우는 전신 쇠약감, 현훈, 실신 등을 보일 수 있다.

1) 서맥과 전도장애

노인의 동방결절에서 pace maker 세포는 50%가 감소하고 전도장애도 동반되는 경우가 많다. 동기능 장애, 방실 전도 장애 모두 인공심박동기로 치료할 수 있다. 이때 동기능 장애가 있고, 심방세동이 없는 경우는 DDD형 (심방, 심실의 순서적 pacing)이 좋고 심방세동이 있는 경우는 VVI형 (심실에서만 pacing)이 좋다

2) 빈맥

심방세동, 심방조동, 발작성상 심실성 빈맥, 다소성 심방빈맥 등이 있으며, 원인으로는 갑상선 질환, 빈혈, 판막증, 심근증 등이 있다. 심방세동, 삼방조동, 발작성 상실성 빈맥의 경우 48시간 이내에는 정상 리듬으로 전환이 가능하므로 적극적인 치료가 필요하다.

치료방법은 발작성 상심실성 빈맥의 경우 안구 마사지, 경동맥 마사지, Vasalva 방법, 얼음물 세수하기 등이 있으며, 이것이 실패하면, 다른 것과 마찬가지로 칼슘 길항제인 베라파밀, 베타차단제, 디곡신, 푸르파 페논, 아미오다론 등을 사용할 수 있으며, 전기 충격 요법도 시행할 수 있다. 만성적인 경우는 디곡신을 이용한 심박수 조절이 중요하며, 항혈소판제, 항응고제 등을 병용투여한다.

3) 심방성, 심실성 기외수축

원인적인 치료가 중요하며 심하지 않는 경우 치료하지 않는 것이 원칙이다.

3. 노인의 심판막질환

판막질환은 대동맥판 협착증, 대동맥판 폐쇄 부전증, 승모판 협착증, 승모판 폐쇄부전증 등이 대표적이며 노인에서도 마찬가지이다.

원인은 퇴행성인 경우와 류마티스열에 의한 경우, 심근 확장에 의한 경우 등이 있으며, 선천성인 경우도 드물게 있다. 증상은 흉부 압박감, 실신, 호흡곤란, 부종 등 다양하게 나타날 수 있으며, 진단은 기본적인 심장검사 방법이 모두 도움이 되

지만, 심초음파 검사가 가장 유용하다. 심초음파 검사는 심판막의 폐쇄정도, 폐쇄부전증의 정도, 심장상태 등을 알 수 있게 해주며 심초음파 도플러는 판막전후의 압력차 및 판막의 면적 등을 측정하는데 도움이 된다.

  치료는 상태에 따라 약물 요법을 시행하거나 수술요법을 시행할 수 있다. 약물 요법으로는 이뇨제, 디곡신, ACE 억제제, 베타 차단제 등을 사용할 수 있으며, 수술요법으로는 인공 판막대치술이 있고, 자기 판막을 성형하는 경우도 드물게 있다.

4. 심부전

· 노인 심부전의 특징
 1) 증상이 비전형적이다.
  식욕부진, 활동력 저하, 의식변화 등, 보통의 심부전 증상인 호흡 곤란, 전신 쇠약감, 부종 등과 다르게 나타나는 수도 있다.
 2) 허혈성 심질환에 의한 경우가 많다.
  약년의 허혈성 심실환은 흉통, 호흡곤란 등이 특징이지만, 노인에서는 흉통이 동반되지 않는 경우가 많이 있어 급성 심부전의 경우는 증상이 없는 심근경색증 등을 의심하여야 한다.
 3) 확장기 기능 장애에 의한 심부전이 많다.
  심초음파 검사 등에서 정상적인 수축력을 보이지만, 좌심실의 확장이 잘 안되어서 좌심방압이 증가되고 이로 인해 폐부종이 발생하여 호흡곤란이 오는 수가 많다.

· 노인 심부전의 치료
  약년의 치료와 같다. 즉 심근 수축력을 증가시키는 디곡신, 폐부종, 전신부종에 효과적인 이뇨제, 심장의 부담을 줄여주는 ACE 억제제 등이 표준 치료제이지만, 최근 베타차단제는 적절히 사용할 경우 사망률을 감소시킨다고 알려져 있다. 또한 심근수축력은 비교적 정상이며, 확장기능 이상이 있는 심부전인 경우는 디곡신의 치료는 안하는 것이 좋다.

03 | 노인 순환기 치료 약물

다음은 심장 질환에서 많이 사용되는 치료 약물이다.
1. 이뇨제
2. 칼슘 길항제
3. 알파 차단제
4. 베타 차단제
5. 안지오텐신 전환효소 억제제
6. 안지오텐신 수용체 차단제
7. 혈관 확장제

1. 이뇨제

1) Thiazides
- 작용기전 : Na의 이뇨효과와 말초혈관의 확장효과가 있다. 비교적 빠른 효과로 3~4일 안에 효과가 나타난다.
- 특징 : 경증 고혈압의 치료에 주로 사용된다.
  값이 싸고 효과적이며 고립성 수축기 고혈압이 있는 노인환자에서 특히 효과적이며, 심부전이 동반된 고혈압에서도 효과적이다.
  SHEP study에서 저용량의 chlorthalidone이 심질환과 심장병 치사율, 뇌졸중 예방 등에 효과가 있는 것으로 보고되었다.
- 용량 : Hydrochlorothiazide ; 1일 12.5~25mg (보험약가 : 25mg 5원)
  Chlorthalidone ; 1일 25~50mg
- 부작용 : 기립성 저혈압, 근무력증, 현기증, 당대사이상, 우울증, 고칼슘혈증, 요산증가, 피부발진 등이 올 수 있다.

2) Loop acting
- Furosemide
- 작용기전 : 빠른 Na의 이뇨효과와 짧은 작용시간으로 급성기에 효과적이다.
- 특징 : 경증 고혈압 및 심부전, 심부전이 동반된 고혈압에 효과적이다.
  중등증 및 중증 고혈압에 보조적으로 쓸 수 있다.
- 용량 : Furosemide ; 1일 60~240mg, 2~4회 분복 (보험약가 : 40mg 50원)
- 부작용 : 구토, 설사, 현기증, 두통, 이명, 저 potassium 혈증, 요산 증가, 당대사이상, 고지혈증, 저 칼슘혈증, 피부발적

이외의 이뇨제도 대개 비슷한 특징과 효과를 보인다. 즉 저 potassium 혈증, 기립성 저혈압, 현기증 등.
- 용량 : Indapamide ; 1일 1~3mg (보험약가 : 1mg 80원)
  Torasemide ; 1일 2.5~5mg (보험약가 : 2.5mg 190원)
  Tripamide ; 1일 15~30mg (보험약가 : 15mg 190원)

3) Potassium sparing

■ Spironolactone
- 작용기전 : mineralocorticoid의 작용을 차단하는 효과로 Na의 이뇨효과를 가지며 Na의 재흡수도 방해한다. 같은 기전으로 K를 상승시킨다.
- 특징 : mineralocorticoidism에 의한 고혈압이나, potassium이 저하된 고혈압에서 사용한다.
- 용량 : Spironolactone ; 1일 50~100mg, 2~4회 분복 (보험약가 : 25mg 110원)
- 부작용 : 고 potassium 혈증, 설사, 여성형유방, 두통, 현기증, 졸음, 피부발적, 위장관 장애

2. 칼슘 길항제

1) Phenylalkylamine
- 작용기전 : L-type voltage dependent의 $\alpha 1$ subunit에 작용하며, 아마도 세포막의 potential을 높여 Ca이온의 통과를 감소시키는 것 같다. 방실결절 및 동방결절에도 영향을 미친다.

■ Verapamil
- 특징 : 경증, 중등증 고혈압 치료에 쓰이며 항부정맥 효과, 심근 수축력 감소, 관상 동맥 연축 (spasm) 등에 효과가 있으며, 협심증이 동반된 고혈압이나 상실성 빈맥이 동반된 고혈압에도 효과적이다.
  CRIS, Davit II study에서 급성심근 경색증의 치사율과 재발률을 감소시켰으나, 심부전이 동반된 심근 경색증에서는 치사율을 높이는 것으로 되어 있다.
- 용량 : SR형 ; 1일 120~480mg (보험약가 : 120mg 250원)
- 부작용 : 안면홍조, 소화장애, 발목부종, 두통, 심부전 악화, 방실전도 장애, 변비, 간기능 장애 등이 있다.

2) Benzothiazepine

- 작용기전 : L-type voltage dependent의 α1 subunit에 작용한다.
  세포막의 potential에 영향을 미치며 Verapamil과는 다른 channel에 작용한다.
  동방결절, 방실전도 모두에 영향을 미칠 수 있다.

■ Diltiazem

- 특징 : 경증, 중등증 고혈압 치료에 쓰이며, 심근 수축력 감소, 관상동맥 연축 등에 효과적이며 상실성 빈맥치료에도 효과가 있다.
  Verapamil과 같이 협심증, 부정맥이 동반된 고혈압에 효과적이다. 심부전이 동반된 심근 경색증에서는 사용 안하는 것이 좋다.
- 용량 : CD 형 1일 180~300mg (보험 약가 : 90mg 590원)
- 부작용 : 안면홍조, 소화장애, 발목부종, 두통, 심부전 악화, 방실전도 장애, 변비, 간기능 장애 등.

3) Dihydropyridine

- 작용기전 : L-type voltage dependent의 α1 subunit에 작용하는 것은 다른 칼슘 길항제와 같다. 혈관에 직접적인 확장효과와 동맥경화증 예방효과, 콩팥 혈류량 증가 및 콩팥 보호 효과, 좌심실 비대 감소효과 등이 있다.
  작용시간이 긴 Dihydropyridine 약제만이 허혈성 심질환을 동반한 고혈압에서 사용할 수 있다.

■ Amlodipine

- 특징 : 경증, 중등증 고혈압에 효과적이며 반감기시간이 길어 이른 아침 혈압 상승 (early morning serge)에 효과적이다. 최근 가장 많이 사용되는 고혈압 치료제로서 비교적 확실한 효과를 보이며 부작용이 적은 편이다. PREVENT study에서 경동맥의 동맥 경화증을 감소시키며 심장병에 의한 치사율과 재발률도 감소시켰다.
- 용량 : 1일 2.5mg~19mg (보험약가 : 5mg 540원)
- 부작용 : 빈맥, 안면홍조, 소화장애, 고칼륨혈증, 두통, 발목부종, 심부전 악화, 방실전도 장애

■ Felodipine

- 특징 : 경증, 중등증 고혈압에 효과적이며, 비교적 적은 부작용과 효과적인 강압효과가 특징이다.

HOT study에서 심장병 치사율, 재발률 등에 효과가 있는 것으로 보고되었다.
- 용량 : XL 형 ; 1일 5~10mg (보험약가 : 5mg 800원)
- 부작용 : 빈맥, 안면홍조, 소화장애, 고칼륨혈증, 두통, 발목부종, 심부전 악화, 방실전도 장애.

■ Nitrendipine
- 특징 : 경증, 중등증 고혈압에 효과적이며 부작용이 비교적 적다. 치매예방에도 효과적으로 보고되고 있다.
  SYST-EUR에서 뇌졸중, 치매, 심장병 치사율을 감소시키는 것으로 보고되었다.
- 용량 : 1일 10~40mg (보험약가 : 10mg 300원)
- 부작용 : 빈맥, 안면홍조, 소화장애, 고칼륨혈증, 두통, 발복부종, 심부전악화, 방실전도 장애.

■ Manidipine
- 특징 : 경증, 중등 등 고혈압에 효과적이며 부작용이 비교적 적고 콩팥 혈류량을 특히 증가시키며 신보호 기능이 보고되고 있다.
- 용량 : 1일 10~20mg (보험약가 : 10mg 500원)
- 부작용 : 빈맥, 안면홍조, 소화장애, 두통, 발목부종 등

이외에 많이 사용되는 약으로는 다음과 같은 것이 있다.
Adalat oros : 1일 30~120mg (보험약가 : 22mg 550원)
Nicardipine : 1일 40~80mg, 2회 분복 (보험약가 : 20mg 350원)
Benidipine : 1일 2~8mg, 2회 분복 (보험약가 : 2mg 350원)
Lercanidipine : 1일 10~20mg (보험약가 : 10mg 690원)

3. 알파차단제

- 작용기전 : Postsynaptic alpha 1-receptors의 차단효과로 혈관 확장이 일어난다. 즉 norepinephrine이 작용하는 평활근에 경쟁적으로 작용하여 말초혈관의 확장을 일으킨다. 심박출량, 콩팥 혈류량 등에는 영향을 미치지 않는다.

■ Prazosin
· 특징 : 경증, 중등증 고혈압에 효과적이다.
　　　　고지혈증 등에 효과가 있으며, 심장질환의 발현을 감소시키는 효과가 있다. 심한 고혈압의 보조치료제로 사용될 수 있으나 기립성 저혈압이 있어 처음 치료는 취침 전 투여로 시작하는 것이 좋다. 지질대사, 당대사에 도움을 주며 좌심실 비대증, 전립선 비대증에도 효과적이다.
· 용량 : 1일 1~10mg, 2회 분복 (보험약가 : 1mg 40원)
· 부작용 : 실신, 기립성 저혈압, 두통, 현기증, 부종 등이 있으며 노인에서 사용 시 특히 조심하여야 한다.
　　　　Terazosin : 1일 1~20mg (보험약가 : 1mg 420원)
　　　　Doxazosin : 1일 1~16mg (보험약가 : 1mg 270원)
　　　　등이 있으며 효능 및 부작용은 비슷하다.

4. 베타차단제

· 작용기전 : 베타 차단제는 교감신경계의 신경전달 물질인 norepinephrine과 epinephrine이 target organ의 베타수용체에 작용 하는 것을 경쟁적으로 차단하는 효과를 가지고 있으며 정확한 기전은 아직도 명확하지 않다. 초기에는 심박출량의 감소와 말초혈관의 수축이 일어나지만 계속적인 치료에는 심박출량의 정상화와 말초혈관의 정상화가 일어난다고 생각되어 진다. 베타수용체 차단 효과로 혈중 norepinephrine, epinephrine은 증가되고 레닌의 작용은 감소된다. 레닌감소, 인슐린 분비 감소, 글루카곤 감소, 기관지 수축 효과 등이 있고, 동방결절, 방실전도 등에 영향을 미친다.

■ Propranolol
· 특징 : 경증, 중등증 혈압에 효과적이다.
　　　　맥박이 증가되어 있는 경우 특히 효과적이다. 협심증, 불안, 본태성 진전이 동반된 경우에도 도움이 된다.
　　　　BHAT, MRC study 등에서 치사율은 감소시키고 심장병 재발률도 감소시키는 것으로 보고되고 있다.
· 용량 : 1일 10~120mg, 2~4회 분복 (보험약가 : 80mg 15원)
· 부작용 : 어지러움증, 우울증, 기관지 경련, 오심, 구토, 설사, 변비, 심부전, 전

신 쇠약감, 고지혈증, 당대사이상, 방실전도장애, 서맥 등 다양한 부작용을 가지고 있다.
- Metoprolol : 1일 25~150mg, 2회 분복 (보험약가 : 100mg 420원)
- Atenolol : 1일 25~100mg (보험약가 : 50mg 100원)
- Acebutolol : 1일 200~600mg (보험약가 : 400mg 290원)

5. 알파 베타차단제

- 작용기전 : 베타차단제 효과와 알파차단제 효능을 가지고 있다. 주된 효과는 베타차단제 효과이다. Carvedilol은 칼슘길항제 효능도 가지고 있다.
- 특징 : 경증 및 중등증 고혈압에 효과적이며, 알파차단제와 베타차단제의 비율에 따라 특징이 바뀌지만, 베타차단제의 단점을 알파차단제로 보완한 것이다. 적응증은 베타차단제와 유사하다.
  PRECISE, MOCHA study에서 심부전 환자에 상당한 효과를 보여주었나. 즉 심부전 환자의 치사율, 생존율, 병원 입원율 등 모두에서 효과가 있었다.
- 용량 : Carvedilol 1일 12.5~50mg (보험약가 : 12.5mg 700원)
  Arotinolol 1일 10~30mg (보험약가 : 10mg 400원)
  Labetalol 1일 10~100mg (보험약가 : 10mg 790원)
- 부작용 : 베타 차단제와 유사하며, 기립성 저혈압이 올 수 있다.

6. 안지오텐신 전환 효소 억제제

- 작용기전 : 안지오텐신 I 에서 II로 가는 것을 차단하기 때문에 레닌, 안지오텐신 I, bradykinin은 증가하지만 안지오텐신II, 알도스테론은 감소한다. 안지오텐신II의 혈관수축 효과, 알도스테론의 Na retention 효과를 차단하며 bradykinin 증가에 의한 효과가 또한 중요하다. 이외에도 인슐린 감수성 증가, 단백뇨 감소, 좌심실 비대감소 등이 보고되고 있다.
- 특징 : 경증 및 중등증 등 고혈압 환자에서 효과적이다. 신동맥 협착증에 의한 혈압 상승에 특히 효과적이며, 심부전, 심근경색증이 동반된 고혈압에

서 심장의 재형성을 막는데 효과적이다.

HOPE, CAPPP, EUROPA, ABCD study 등 많은 연구에서 심장병 치사율, 심근경색증, 심부전 재발률 등을 현저히 감소시키는 것으로 보고하고 있다.

- 용량 : Captopril : 1일 25~150mg, 2회 분복 (보험약가 : 25mg 230원)

  Enalapril : 1일 2.5~40mg (보험약가 : 10mg 330원)

  Ramipril : 1일 1.25~20mg (보험약가 : 2.5mg 510원)

  Perindopril : 1일 2~8mg (보험약가 : 4mg 710원)

  Lisinopril : 1일 5~40mg (보험약가 : 10mg 540원)

  Fosinopril : 1일 10~40mg (보험약가 : 10mg 690원)

- 부작용 : 기침, 입맛 변화, leukopenia, pancytopenia, 저혈압, 두드러기, 혈관성부종, 급성 신부전 (양측 신혈관 협착증), 고 Potassium 혈증 등이 올 수 있다. 이런 부작용은 1일 2회 분복시키면 감소될 수도 있다.

7. 안지오텐신 수용체 차단제

- 작용기전 : 주된 안지오텐신 수용체는 AT I과 AT II가 있는데 AT I은 주로 혈관수축에 관여하며 AT II는 심장보호 효과, 콩팥보호 효과 등을 가지고 있는 것으로 보고되고 있다. AT I 수용체 차단효과로 AT II의 증가 효과가 나타난다.
- 특징 : 경증, 중등증, 중증 고혈압 환자에서 효과적이다. 심부전, 심근경색증이 동반된 경우 안지오텐신 전환 효소 억제제와 비슷한 효과를 보인다. 안지오텐신 전환 효소 억제제가 부작용으로 사용하지 못하게 된 경우에 사용되기도 한다.

  LOA, ELITE I, II study에서 심장병 치사율, 심근경색증 등에 도움이 되고 특히 노인에서 도움이 된다고 보고되었다.

- 용량 : Losartan : 1일 25~50mg (보험약가 : 50mg 800원)

  Valsartan : 1일 80~320mg (보험약가 : 80mg 1020원)

  Irbesartan : 1일 150~300mg (보험약가 : 150mg 880원)

  Candesartan : 1일 8~16mg (보험약가 : 8mg 710원)

- 부작용 : 저혈압, 급성 신부전 (양측 신동맥 협착증 시), 고 potassium 혈증 등이 있다.

8. 혈관 확장제

- Hydralazine
- 특징 : 중등증 및 중증 고혈압 환자에서 보조적 요법으로 사용될 수 있다. 신질환에 의한 고혈압에 사용된다. 심부전에서도 효과적이다. CHF STAT study 등에서 심부전에 도움이 된다고 보고되고 있다.
- 용량 : 1일 40~300mg, 4회 분복 (보험약가 25mg 30원)
- 부작용 : 두통, 심계항진, 협심증 악화, 오심, 구토, 설사, 피부 발적, 부종 등이 올 수 있다.

- Minoxidil
- 특징 : 심한 고혈압에서 효과적이다. 레닌, 알도스테론 증가에 의한 부종 등이 올 수 있다.
- 용량 : 1일 5~80mg, 2회 분복
- 부작용 : 심계항진, 발모, 부종, 협심증 악화, 심낭 삼출액 등이 있을 수 있다.
- 동반질환이 있는 경우 약제의 선택

  심근경색증 - 베타 차단제, ACE 억제제

  심부전 - ACE 억제제, 이뇨제, 베타 차단제

  기립성 고혈압 - 이뇨제, 작용시간이 긴 칼슘 길항제

  협심증 - 베타 차단제, 칼슘 길항제

  심방성 부정맥 - 베타 차단제, 칼슘 길항제

  단백뇨를 동반한 당뇨병 - ACE 억제제, 칼슘 길항제

  지질대사이상 - 알파 차단제

  골다공증 - 이뇨제

  전립선 비대증 - 알파 차단제

  갑상선 항진증 - 베타 차단제

CHAPTER 17

노년기 이상지혈증 치료
Dyslipidemia in Elderly

1. 개요 *Overview*
2. 분류와 원인
3. 노인에서 고콜레스테롤혈증의 임상적 의미
4. 이상지혈증의 치료 기준
5. 이상지혈증의 치료 방법
6. 요약 *Summary*

정 인 경 | 경희의대

CHAPTER 17

노년기 이상지혈증 치료
Dyslipidemia in Elderly

정 인 경 | 경희의대

01 개요 Overview

이상지혈증은 대표적인 현대인의 질병으로, 가족력 외에도 서구화된 식습관과 운동 부족 등으로 국내에서도 그 환자 수가 점차 늘어나고 있다. '이상지혈증' 이란 혈액 속에 있는 저밀도 지단백 콜레스테롤 (low density lipoprotein-cholesterol; 이하 LDL-C)이나 중성지방 등의 지질이 비정상적으로 증가하고 고밀도 지단백 콜레스테롤 (high density lipoprotein-cholesterol; 이하 HDL-C)이 감소한 상태를 모두 총괄하는 것으로, 결국 심혈관질환을 일으키는 중요한 요인중의 하나이다. 이중 심혈관질환과 가장 큰 관련이 있는 것은 LDL-C의 증가이며, 혈중 총 콜레스테롤 (total cholesterol: 이하 TC) 또는 LDL-C이 증가할수록 죽상동맥경화증에 의한 관상동맥질환의 발생이 증가하고 콜레스테롤을 강하시킴에 따라 심혈관질환의 발생이 감소한다고 보고되었다[1]. 그래서 이상지혈증 보다는 고콜레스테롤혈증 또는 고지혈증이라는 단어가 더 많이 쓰이고 있다. 그외 중성지방의 증가나 HDL-C의 감소는 인슐린 저항성 상태와 관련이 있으며, LDL-C보다는 약하지만 이 역시 심혈관질환의 위험을 증가시킨다. 반면에 높은 HDL-C ($\geq$ 60mg/dL)은 심혈관질환의 감소와 관련된 독립적인 음성 위험인자이다. 그래서 TC/HDL-C의 비는 TC 또는 LDL-C 보다 관상동맥질환의 발생을 더 잘 예견하는 인자이다.

665명의 남자 노인 (평균 연령 80세)과 1,588명의 여자 노인 (평균 연령 82세)을 대상으로 4년간 추적한 결과 표1과 같이 TC가 10mg/dL 증가함에 따라 새로운 관상동맥질환의 발생 위험이 남자에서는 1.12배, 여자는 1.12 증가함을 알 수 있다[2]. 또한 HDL-C 이 10mg/dl 감소할 때마다 새로운 관상동맥질환의 발생 위험은 남자가 1.7, 여자가 1.95 배 증가함을 알 수 있다. 그외 다른 연구에서도 관상동맥질환

1. Scandinavian Simvastatin Survival Study(4S) Group. Randomised trial of cholesterol lowering in 4444 patients with coronary heart disease: Lancet. 1994;19;344(8934): 1383-9

2. Aronow WS, Ahn C. Risk factors for new coronary events in a large cohort of very elderly patients with and without coronary artery disease. Am J Cardiol. 1996 Apr 15;77(10): 864-6

발생에 있어 HDL-C의 감소가 TC 증가보다 더 의미있는 예견인자로 보고되고 있다[3].

고콜레스테롤혈증이 관상동맥질환의 위험인자라는 점과 반대로 노인에서 낮은 콜레스테롤 수치는 유병률 및 이환율에 의해 사망률이 증가되는 것으로 알려져 있다. 즉 낮은 콜레스테롤 수치는 영양 실조나 염증과 같은 만성질환에 의해 초래될 수 있기 때문이다. 실제 혈중 interleukin-6와 같은 사이토카인은 간에서 지단백 합성을 억제하고 지단백의 이화작용을 증가시키며, 지단백 내 콜레스테롤의 함량을 감소시킴에 따라 혈청 콜레스테롤을 감소시킨다[4]. 하지만 낮은 콜레스테롤 수치는 만성질환을 반영하는 것이지 이 자체가 만성질환의 원인은 아니다. 그러므로 관상동맥질환의 위험인자로 알려진 고콜레스테롤혈증에 대한 적극적인 치료가 필요하다는 의견은 변함이 없다.

이상지혈증의 일차적인 치료법으로는 운동요법, 식이요법 및 체중 조절 등의 생활 습관의 개선이 권유된다. 그리고 식이요법과 운동요법만으로는 콜레스테롤을 적절히 조절할 수 없을 때 콜레스테롤 수치를 낮추는 약물을 복용함으로써, 효과적으로 이상지혈증을 치료할 수 있다. 2002년 NCEP-ATP III 기준에 의하면, 관상동맥질환이 있거나 관상동맥질환 환자에 대응한 위험도를 갖는 당뇨병, 말초혈관질환, 뇌혈관질환 환자의 목표 LDL-C은 100mg/dL이었으나[5] 최근 2005년 8월 개정된 지침에서는 급성 관상동맥질환이 있고 당뇨병이나 대사증후군이 동반되어 있을 때는 목표 LDL-C수치를 70mg/dL 미만으로 정하고 있다[6].

그렇다면 콜레스테롤의 치료 목표가 점차 낮아지고 있는 현 추세에서 노인환자에게도 똑같은 치료 기준 및 방법이 적용되는 것일까?

'나이' 가 관상동맥질환의 위험인자 중 하나이며 심혈관질환은 나이에 따라 증가하고 대부분의 관상동맥질환은 노인에서 증가한다[7]. 하지만 과거 많은 연구들에서는 노인 인구를 연구 등록 시작시 제외시켰고, 또한 지질강하제인 스타틴 약제의 많은 임상연구에서 노인을 대상으로 이점을 연구한 경우는 거의 없었다. 그리하여 노인들에 있어 관상동맥질환의 위험률을 결정할 수 있는 고콜레스테롤혈증의 예측치는 확실치 않으며, 고콜레스테롤혈증을 교정하였을 때 삶의 질과 이환율 그리고 유병률에 있어서 논란이 있어왔다.

최근 pravastatin을 이용한 Prospective Study of Pravastatin in the Elderly at Risk (이하 PROSPER) 연구 결과가 나옴에 따라 노인 인구를 대상으로 스타틴의 심혈관

표 1. 665명의 남자를 40개월 추적하고 1,488명 여자를 4년간 추적한 결과 혈청 지질과 새로운 관상동맥질환의 발생과의 연관성

	상대적 위험도	
	남자 (평균 나이 - 80세)	여자 (평균 나이 - 82세)
혈청 TC	1.12*	1.12*
혈청 HDL-C	1.70**	1.95**
혈청 중성지방	NS	1.002

*혈청 TC 10mg/dL 증가할 때마다 위험도 증가
**혈청 HDL-C 10mg/dL 감소할 때마다 위험도 증가

3. Corti MC, Guralnik JM, Salive ME et al. HDL cholesterol predicts coronary heart disease mortality in older persons. JAMA 1995;274: 539-544

4. Ettinger WH, Sun WH, Bringkley N et al. Interleukin-6 causes hypocholesterolemia in middle-aged and old rhesus monkeys. J Gerontol. 1995;50A: M137-140

5. National Cholesterol Education Program (NCEP) Expert Panel on Detection, Evaluation, and Treatment of High Blood Cholesterol in Adults (Adult Treatment Panel III). Third Report of the National Cholesterol Education Program(NCEP) Expert Panel on Detection, Evaluation, and Treatment of High Blood Cholesterol in Adults (Adult Treatment Panel III) final report. Circulation. 17;106 (25): 3143-421, 2002

6. Stone NJ, Bilek S, Rosenbaum S. Recent National Cholesterol Education Program Adult Treatment Panel III update: adjustments and options. Am J Cardiol. 2005 Aug 22;96(4A): 53E-59E

7. American Heart Association. 2000 Heart and Stroke Statistical Update. Dallas, TX: American Heart Association, 1999

질환 예방효과를 알게 되었다[8]. 이에 지금까지의 노인을 대상으로 한 임상연구들을 바탕으로 노인환자에서 고콜레스테롤혈증이 갖는 임상적 의미와 치료 기준 및 방법에 대해 정리하겠다.

02 분류와 원인

이상지혈증은 일차성 또는 이차성으로 나뉜다[9]. 일차성은 보통 가족성이며 지단백의 상승 형태에 따라 분류된다. 하지만 대부분은 유전적인 요인과 다양한 질환, 약제, 식사, 비만, 육체적 활동, 음주, 그리고 흡연 등의 이차적인 요인들과 상호 관련이 있다. 이차성 고콜레스테롤혈증의 가장 흔한 원인은 고콜레스테롤혈증을 일으키는 다수의 유전적 성향과 상관없이 아마도 식사 중 포화지방산이나 콜레스테롤을 많이 함유하는 음식 때문이다. 그 외에 쿠싱증후군, 갑상선기능저하증, 신증후군, 폐쇄성 간질환 등이 원인이 된다. 노인에서 이차성 고중성지방혈증의 원인은 과도한 음주, 에스트로겐 보충요법, 잘 조절되지 않는 당뇨병, 요독증, 스테로이드 제제 사용, 그리고 베타차단제 약물 사용이다.

정상 중성지방 수치와 단독으로 HDL-C만 낮은 경우는 흡연, 남성 호르몬 사용, 심한 신체활동 제한, 그리고 심각한 비만이 원인이다. 나이에 따른 지단백의 변화를 보면, 산업화된 도시에서 남성은 총 콜레스테롤의 수치가 50세가 될 때까지 계속 증가하다가 그 후 평형을 유지한 후 70세부터는 감소하기 시작한다. 여성은 65세까지 점차 증가하다가 그후 감소한다. 55세부터 60세 사이에 여성은 남성보다 더 높은 총 콜레스테롤 수치를 갖는다. 특히 여성에서 나이에 관련된 총 콜레스테롤 수치의 증가는 주로 LDL-C의 증가와 VLDL-C의 다소 작은 증가로부터 초래된다. 중성지방은 출생이후부터 성년기를 통해 점차 증가하며, 증가율은 남성에서 여성보다 더 높다. 중성지방의 수치 증가는 남성에서 55세 때까지, 여성에서는 70세까지 계속 증가한 후 점차로 감소한다.

HDL-C은 남성에서 사춘기 때 감소하며, 45세 때 증가하고 50~59세에서는 감소한다. 이른 변화는 남성 호르몬의 영향으로 생각되며, 일반적으로 혈청 테스토스테론의 수치는 남자의 HDL-C과 양의 상관관계가 있다. 여성은 남성보다 항상 높은 HDL-C의 수치를 나타내며, 65세 이후에 감소하지만 남성보다는 계속 높게 유지된다.

8. Shepherd J, Blauw GJ, Murphy MB et al. Pravastatin in elderly individuals at risk of vascular disease(PROSPER): a randomized controlled trial. Lancet 2002;360: 1623-30

9. 유형준. 63장 지단백 질환 pp489-504. 머크메뉴얼 노인병학 한우리

03 | 노인에서 고콜레스테롤혈증의 임상적 의미

1. LDL-C 이 죽상동맥경화증을 일으키는 기전은 무엇인가?

많은 역학연구들을 통해 심혈관질환의 위험인자 중 LDL-C이 중요하다는 것이 밝혀 졌다. 죽상동맥경화증은 산화된 LDL-C이 혈관에 만성염증반응을 일으켜 결국 심혈관질환을 초래하는 질병이다. 죽상경화증이 일어나는 과정은 LDL-C이 혈관내피세포로 침투한 후 산화되어 oxidized LDL을 만들고 혈액내 monocyte가 침투하여 염증을 일으키기 시작한다. 혈관벽의 염증세포는 cytokine이 분비되어 평활근 세포의 이동과 증식을 일으켜 죽상경화증을 진행시키고 결국 염증매개물질은 동맥경화반의 두꺼운 fibrous capsule을 약화시켜 혈전형성을 일으키고 급성관상동맥증후군이나 심근경색을 일으키게 된다[10].

10. 10 Blankenberg S, Barbaux S, Tiret L. Adhesion molecules and atherosclerosis. Atherosclerosis. 2003 Oct;170(2): 191-203

2. LDL-C 수치가 낮을수록 심혈관질환 발생률이 감소하는가?

많은 역학 연구에서 심혈관질환의 위험과 LDL-C 수치와 사이에 양의 상관관계가 있음이 확인되었다[7]. 이는 일차 예방 (그림 1)뿐 아니라 이차 예방 (그림 2)에 대한 연구에서도 확인되었다. 흥미로운 것은 일차 예방의 경우 심혈관질환의 발생률이 0이 되는 시점의 LDL-C 수치는 57mg/dL이고, 이차 예방의 경우는 30mg/dL 이었다. 또한 이 연구들 결과 LDL-C은 동맥경화증에서 중요한 촉매 역할을 함을 확인할 수 있고 결국 LDL-C 수치를 낮출수록 심혈관질환의 발생을 예방할 수 있음을 시사한다.

11. Heart Protection Study Collaborative Group. MRC/BHF Heart Protection Study of cholesterol lowering with simvastatin in 20,536 high-risk individuals: a randomised placebo-controlled trial. Lancet 2002; 360: 7-22

Heart protection study[11]에서는 20,536명 중 약 3,500명 (17%)이 치료전 LDL-C 수치가 100mg/dL 미만이었고, 스타틴 치료 후 97에서 65mg/dL까지 감소하여 심혈관질환의 상대적 위험도를 25% 감소시켰다. 이는 LDL 수치가 100mg/dL을 초과한 환자들에서도 마찬가지의 이득

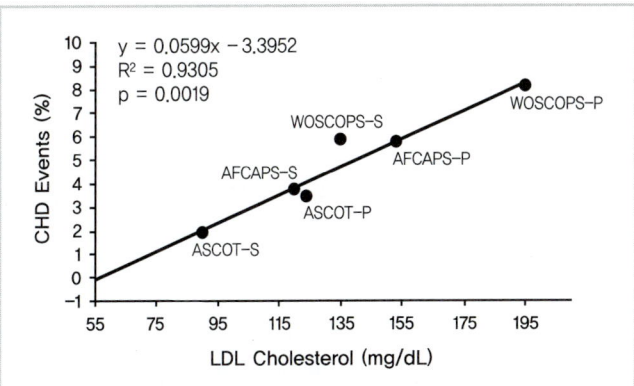

그림 1. Coronary heart disease event rates in primary prevention trials (4 to 5 years duration) are directly proportional to the on-treatment low-density lipoprotein (LDL) cholesterol levels. The event rate is predicted to approach 0 at an LDL level of about 57mg/dL.

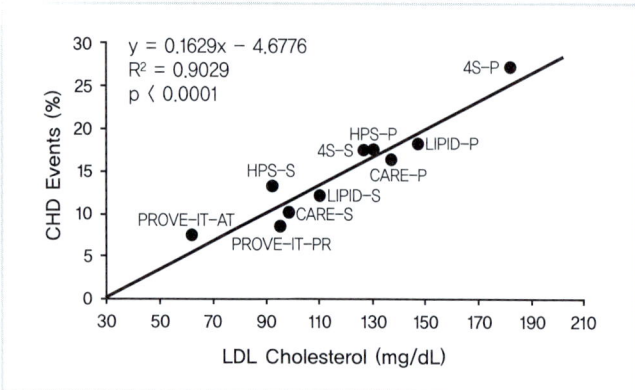

그림 2. Coronary heart disease (CHD) event rates in secondary prevention trials (5 years in duration except the PROVE-IT study, shich was 2 years) were directly proportional to low density lipoprotein (LDL) cholesterol levels. The event rate is predicted to approach 0 at LDL of 30mg/dL.

12. Cannon CP, Braunwald E, McCabe CH, Rader DJ, Rouleau JL, Belder R, Joyal SV, Hill KA, Pfeffer MA, Skene AM; Pravastatin or Atorvastatin Evaluation and Infection Therapy-Thrombolysis in Myocardial Infarction 22 Investigators. Intensive versus moderate lipid lowering with statins after acute coronary syndromes. N Engl J Med. 2004 Apr 8;350 (15): 1495-504. Epub 2004 Mar 8

13. Lewis SJ, Moye LA, Sacks FM, et al. Effect of pravastatin on cardiovascular events in older patients with myocardial infarction and cholesterol levels in the average range. Results of the Cholesterol and Recurrent Events(CARE) trial. Ann Intern Med 1998;129: 681-9

이 있었다.

PRavastatin Or atorVastatin Evaluation and Infection Therapy (PROVE-IT) 연구[12]에서는 LDL-C 수치가 낮으면 낮을수록 좋다는 가설을 증명하였다. 4,162명의 급성관상동맥증후군 환자로 치료전 총 콜레스테롤은 200mg/dL 미만이었고 atorvastatin 80mg과 pravastatin 40mg으로 나누어 투여하였다. 치료후 atorvastatin 군에서는 62mg/dL까지 51% 감소하였고, pravastatin 군에서는 95mg/dL까지 22% 감소하였으며, 심혈관질환 및 사망률이 각각 16%, 28% 감소하였다. Pravastatin 치료군에서 LDL 치료 목표인 100mg/dL 미만인 95mg/dL 미만이었어도 계속 심혈관 질환의 발생이 있었다는 것을 보면 LDL-C 치료 목표는 더 낮추어 져야 함을 시사한다.

3. 노인에서도 적극적인 고지혈증을 치료하였을 때 똑같은 이득이 있는가 ?

지금까지의 많은 연구들에서 스타틴을 이용하여 콜레스테롤의 수치를 낮출수록 심혈관질환의 위험을 예방 할 수 있다는 결과를 얻었으나, 노인인구만을 대상으로 심혈관질환에 대한 스타틴의 효과를 알아본 연구는 없었다. 대신 일부 연구에서 노인환자들을 대상으로 세부 분석을 하였다.

1) 관상동맥질환과 고콜레스테롤혈증이 있는 노인환자

CARE: Cholesterol and Recurrent Events (CARE) 연구에서는 심근경색의 병력이 있고, TC<40mg/dL, 혈청 LDL-C이 115mg/dL 이상인 4,159명의 남녀를 대상으로 무작위, 이중맹검, 위약대조군 연구가 진행되어 pravastatin 사용 후 관상동맥 질환의 위험을 6.2년간 조사하였다. 이중 65~75세 사이의 1,283명에 대해 세부 분석한 결과, 65세 미만인 경우 (19%)보다 65세 이상인 경우 (32%)에서 더 감소되었음을 확인하였다.[13] 여성 노인에서 위험의 감소 정도 (36%)는 남성 노인에서의 위험도 감소 (31%)와 동등한 효과가 있었다. 또한 576명의 폐경후 여성 환자들을 대상으

로 분석한 결과 더 의미있는 심혈관질환의 발생률 감소가 있었다.

LIPID: 불안정 협심증 환자와 심근경색 환자를 대상으로 시행된 Long term Inervention with Pravastatin in Ischemic Disease (LIPID) 연구에서 나이에 따라 2개 군으로 나누었을 때 (65세 미만, 65~75세) 두 연령층 모두에서 동등하게 심혈관질환의 이차 발생을 통계적으로 의미있게 감소시켰다[14].

4S: Scandinavian Simvastatin Survival Study (4S) 연구는 이중맹검, 위약대조군, 무작위 연구로 관상동맥질환과 고콜레스테롤혈증이 있는 환자를 대상으로 스타틴의 효과에 대해 조사하였다. 총 4,444명의 남녀 중 65세 이상인 1,021명의 노인을 대상으로 한 세부 연구에서는 simva statin 치료 후 65세 이상 환자에서 관상동맥질환의 이차 발생 위험을 의미있게 감소시켰다. 이는 65세 이상의 노인환자들의 경우 심혈관질환 발생의 이차적 예방효과에 있어 65세 미만의 환자들에서 얻은 이득보다 더 의미있게 컸다 (표 3)[15]. 또한 뇌졸중과 일시적 허혈발작의 위험도 의미있게 감소시켰다. 이는 62세 노인에서 관상동맥질환을 가진 환자의 약 삼분의 일에서 뇌졸중이 발생한다는 점을 고려하면 중요한 사실이다[16].

HPS: Heart Protection Study (이하 HPS) 연구에서는 40~80세 연령의 2만명 대상자중 50% 이상이 65세를 초과한 노인이었고, 이중 28%가 70~80세 사이였다[17]. 이들 역시 simvastatin 투여후 5년 추적 관찰한 결과 중요한 심혈관질환의 위험을 18%에서 유의하게 감소시켰다 (표 4)[18].

PROSPER: 최근 처음으로 노인 인구 (70~82세)에 초점을 맞추어 스타틴의 심혈관질환 예방효과에 대해 Prospective Study of Pravastatin in the Elderly at Risk (이하 PROSPER) 연구가 있었다[19]. 또한 그간의 연구들은 주로 중년 남성을 대상으로

표 2. 환자 연령에 따른 심혈관질환의 발생에 대한 pravastatin의 효과 (6.1년 추적)

종결시점	감소 (%)	
	나이<65세	나이 65~70
All-cause mortality	24	21
CAD mortality	24	24
Fetal and Nonfatal MI	31	26
Death from Cardiovascular disease	22	26
Need for CABG	19	26
Need for coronary angioplasty	12	34
Stroke	26	12

표 3. 환자 연령에 따른 심혈관질환의 발생에 대한 simvastatin의 효과 (5.4년 추적)

종결시점	감소 (%)	
	나이<65세	나이 65~70
All-cause mortality	28	34
CAD mortality	42	43
Major coronary events	34	34
Nonfatal MI	33	33
Any atherosclerosis-related endpoint	24	34
Coronary revascularization	35	41

표 4. 관상동맥질환과 고콜레스테롤혈증을 가진 노인인구를 대상으로 한 역학연구 요약

연구	대상 노인 연령 (세)	대상자 수 (명)	기간 (년)	주 관상동맥 질환
4S	65~70	1,021	5.4	34
CARE	65~75	1,283	5.0	32
LIPID	65~75	3,514	6.0	32
HPS	70	5,806	5.0	18

14. Hunt D, Young P, Simes J et al. Benefits of pravastatin on cardiovascular events and mortality in older patients with coronary heart disease are equal to or exceed those seen in younger patients. Results from the LIPID Trial. Ann Intern Med 2001;134: 931- 40
15. Miettinen TA, Pyorala K, Olsson AG, et al. Cholestrol-loweing therapy in women and elderly patients with myocardial infartion or angina or angina pectoris. Findings from the Scandinavian Simvastatin Survival Study(4S) Circulation 1997; 96: 4211-4218
16. Randomized trial of cholesterol lowering in 4444 patients with coronary heart disease: the Scandinavian Simvastatin Study(4S). Lancet 1994;344(8934): 1383-9
17. Collins R, Armrtage J, Parish S, Sleight P, Peto R. MRC/BHF Heart Protection Study of cholesterol lowering with simvasatin in 20536 high risk individuals: a randomized placebo-controlled trial. Lancet 2002;360: 7-22
18. Shepherd J. Preventing the next event in the elderly: the PROSPER perspective. Atherosclerosis suppl. 2003;4: 17-22
19. Shepherd J, Blauw GJ, Murphy MB, Bollen EL, Buckley BM, Cobbe SM, Ford I, Gaw A, Hyland M, Jukema JW, Kamper AM, Macfarlane PW, Meinders AE, Norrie J, Packard CJ, Perry IJ, Stott DJ, Sweeney BJ, Twomey C, Westendorp RG; PROSPER study group. PROspective Study of Pravastatin in the Elderly at Risk. Pravastatin in elderly individuals at risk of vascular disease (PROSPER): a randomised controlled trial. Lancet. 2002; 360;1623-30

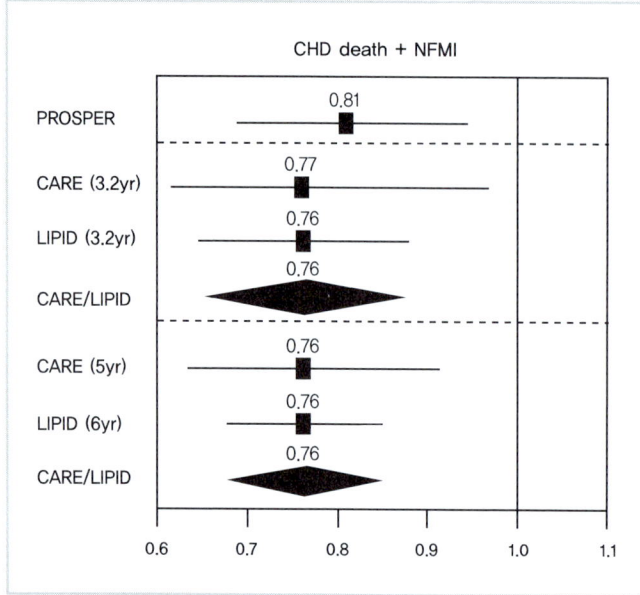

그림 3. Effects of pravastatin on coronary events at 3.2 years and at the end of study for CARE and LIPID. CHD: coronary heart disease; NFMI: non-fatal myocardial infarction.

하였으나, PROSPER 연구 대상자는 70세 이후의 노인환자를 대상으로 했을 뿐 아니라 대상자의 50%가 여성이었다. 이 연구 결과 pravastatin 치료 3개월 만에 LDL-C은 34% 감소, HDL-C은 5% 증가, TG는 13% 감소되었다. 3.2년간 지속적으로 치료한 결과 위약군에 비해 pravastatin 치료군에서 심혈관질환의 상대적 위험도를 15% 감소시켰고 심혈관질환에 의한 사망률은 24% 감소시켰다. 이 효과는 기존의 CARE, LIPID 연구에서 관찰된 결과들과 유사하였다 (그림 3)[20]. 그러나 pravastatin 3년간 치료 후 뇌졸중에는 의미있는 예방 효과가 없었다. CARE/LIPID 연구에서[21] 3년까지는 뇌졸중에 대한 예방 효과에서 의미있는 차이가 없었으나, 5년간 추적한 후에 뇌졸중의 위험이 22% 감소된 것을 보면 3년이라는 기간이 뇌졸중에 대한 효과를 보기에는 다소 짧은 것이 아닌가 하는 생각도 들며, 연구 기간을 연장시키면 더 의미있는 차이가 보일 것으로 생각된다.

PROSPER 연구에서 심혈관질환의 위험인자 여부에 따라 스타틴의 치료에 더 큰 이점이 있는지 알아본 결과, 남자와 여자에서 통계적으로 유의한 차이가 없었고, 고혈압의 유무나 흡연 유무와 상관이 없었다. 단, 이전에 혈관질환의 과거력이 있는 경우 심혈관질환의 위험률 감소에 더 의미가 있었다. 그러므로 노인인구에서 스타틴의 치료는 일반인들과 마찬가지로 심혈관질환의 위험을 낮출 수 있음을 시사한다. 즉 PROSPER 연구 결과 중년 나이의 대상자들에게 적용되는 적극적인 고콜레스테롤혈증의 치료를 노인에서도 사용할 수 있음을 시사한다[16].

2) 관상동맥질환이 없고 고콜레스테롤혈증만 있는 노인환자

ATP III 기준에서 관상동맥질환에 대해 intermediate risk를 가진 환자들에 대해 LDL-C의 치료 목표는 130mg/dL이었다. 관상동맥질환이 없고 고콜레스테롤혈증이 있는 노인 인구에 대한 관상동맥질환의 일차예방에 대해 2개의 연구가 있었다.

WOSCOPS: West of Scotland Coronary Prevention Study 연구에서 45세부터 64세까지의 6,595명의 남자들을 대상으로 pravastatin 40mg을 위약대조군, 이중맹검으

---

20. Shepherd J. Preventing the next event in the elderly: the PROSPER perspective Atherosclerosis Supplements 2003;4: 17-22
21. Byrington RP, David BR, Plehn JF, et al. Reduction of stroke events with pravastatin: the Prospective Pravastatin Pooling(PPP) project. Circulation 2001;103: 387-92

로 관상동맥질환의 일차예방효과에 대해 연구하였다. 치료 4.9년 후에 all cause mortality 22% 감소, 모든 심장질환에 의한 사망률 32% 감소, 관상동맥질환이나 비치명적 심근경색에 의한 사망률은 31% 감소, 뇌졸중은 10% 감소하였다[22].

AFCAPS/TexCAPS: Air Force/Texas Coronary Atherosclerosis Prevention Study (AFCAPS/TexCAPS) 연구는 심혈관질환이 없고 고콜레스테롤혈증이 있는 6,605명의 남자와 여자를 대상으로 lovastatin 20, 40mg을 무작위, 이중맹검으로 시행하였다. 대상환자의 나이는 45세부터 73세까지였고 이중 65세 이후 환자는 22%였다. 치료전 대상환자의 LDL-C은 150mg/dL이었다. Lovastatin 치료 1년내에 관상동맥질환의 발생률이 의미있게 감소하였고, 5.2년 후에는 치명적 또는 비치명적 심근경색, 불안정 협심증 또는 급사의 위험률이 37%에서 의미있게 감소하였으며, 65세 미만에서는 42%가 65~73세에서는 29%로 의미있게 감소하였다.

ASCOT-LLA : ASCOT-LLA 연구에서는 참가자의 64%가 60세를 초과한 사람이었다[23]. Atorvastatin 10mg 투여후 고혈압이 있는 대상자에서 뇌졸중에 대한 발생빈도를 70세 초과한 경우에서는 의미있게 감소시켰다.

그러므로 이상을 요약하면 노인 인구에서 스타틴의 치료는 관상동맥질환이 동반되어 있든지 없든지 간에 중년과 마찬가지로 심혈관질환의 위험을 낮출 수 있음을 시사한다.

22. Shepherd J, Cobbe SM, Ford I. et al. Prevention of coronary heart disease with pravastatin in men with hypercholesterolemia N Engl J Med 1995;333: 1301

23. Sever PS, Dalhof B, Poulter NR, Wedel H, Beevers G, Caulfield M, Collins R, Kjeldsen S, Kristinnsson A, McInnes G, et al. Prevention of coronary and stroke events with atorvastatin in hypertensive patients who have average or lower-than-average or lower-than-average cholesterol concentrations in the Anglo-Scandinavian Cardiac Outcomes Trial-Lipid Lowering Arm(ASCOT-LLA): a multicentre randomized controlled trial. Lancet 2003;361: 1149-1158

04 이상지혈증의 치료 기준

현재 미국 성인의 총 콜레스테롤 수치의 평균은 208mg/dL, LDL-C은 130mg/dL이다. 이 경우 평균치는 결코 정상이 아니다. 왜냐하면 죽상경화증은 미국의 50세 남녀에서 40~50%에서 관찰되기 때문이다.

우리는 과거 유전적으로 적응되어온 세상과 다른 세상에 살고 있다. 현재는 농경사회와 가축 사육으로 먹는 것이 풍요로워졌다. 과거 사냥 시절의 사람들은 60~70mg/dL대라 할지라도 죽상경화증이 거의 없었다. 이들의 총 콜레스테롤은 100~150mg/dL이고 LDL-C 측정치는 30~70mg/dL이었다. 건강한 신생아의 LDL-C 측정치는 30~70 mg/dL 이고 건강한 야생에 사는 영장류는 40~80mg/dL이다[24]. LDL-C 50~70mg/dL이라는 수치가 현대인들에게는 낮게 생각되지만 심혈관질환을 발병시키지 않으면서 유전적으로 우리 인간이 그 동안 환경에 적응되어 온 가장 정상적인 수치라고 생각된다.

24. O' Keefe JH Jr, Cordain L, Harris WH, Moe RM, Vogel R. Optimal low-density lipoprotein is 50 to 70 mg/dl:lower is better and physiologically normal. Am Coll Cardiol. 2004 Jun 2;43(11): 2142-6

노년기 이상지혈증 치료 Dyslipidemia in Elderly

표 5. 콜레스테롤 수치에 따른 분류 (성인) (mg/dL)

LDL-C	<100	Optimal
	100 ~ 129	Near optimal/above optimal
	130 ~ 159	Borderline high
	160 ~ 189	High
	≥190	Very high
TC	<200	Desirable
	200 ~ 239	Borderline high
	≥240	High
HDL-C	<40	Low
	≥60	High

표 6. 임상적 위험도 분류, LDL-C 치료 목표, 생활 습관 교정 및 약물 치료의 기준

위험도 분류	LDL-C 목표 (mg/dL)	LDL-C 약물 치료 기준(mg/dL)
Very high CVD+ 당뇨병, 대사증후군, 흡연, 급성관상동맥증후군	<70	≥70
High CAD or CAD equivalent(>20%)	<100	≥100
Moderately high ≥2 risk factors(10-yr risk of 10 ~ 20%)	≤130	≥130 (최근 ≥100)
Moderately risk ≥2 risk factors(10-yr risk of <10%)	<130	≥160
Low ≤1 risk factor	<160	≥190 (최근 ≥160)

25. National Cholesterol Education Program(NCEP) Expert Panel on Detection, Evaluation and Treatment of High Blood Cholesterol in Adults (Adult Treatment Panel III). Third Report of the National Cholesterol Education Program(NCEP) Expert Panel on Detection, Evaluation, and Treatment of High Blood Cholesterol in Adults (Adult Treatment Panel III):final report. Circulation 106: 3143, 2002

26. Stone NJ, Bilek S, Rosenbaum S. Recent National Cholesterol Education Program Adult Treatment Panel III update:adjustments and options. Am J Cardiol. 2005 Aug 22;96(4A): 53E- 59E

고콜레스테롤혈증의 선별 검사 및 치료 기준은 매년 조금씩 바뀌고 있다. National Cholesterol Education Program (NCEP)는 높은 콜레스테롤과 LDL-C, 그리고 낮은 HDL-C 수치에 대해 치료 기준을 안내하고 있다. 2002년 발표된 미국의 NCEP-ATP III 가이드 라인에 따르면 LDL 콜레스테롤 100mg/dL 미만, 총 콜레스테롤 200mg/dL 미만, HDL 콜레스테롤 60mg/dL 이상이 유지되도록 권유하고 있다 (표 5)[25]. 또한 이 기준에 의하면 관상동맥질환이 있거나 관상동맥질환 환자에 대응한 위험도를 갖는 당뇨병, 말초혈관질환, 뇌혈관질환 환자의 목표 LDL-C은 100mg/dL이었으나 최근 2005년 8월 개정된 지침에서는 심혈관질환이 있고 당뇨병이나 대사증후군이 동반되어 있을 때는 목표 LDL 수치를 70mg/dL 미만으로 정하고 있다[26].

식이요법이나 약물요법의 시작 시기에 대한 NCEP 추천 사항은 LDL-C에 근거를 두고 있다 (표 6). 하지만 노인에서는 고콜레스테롤혈증에 대한 약물 치료를 결정하는 것이 간단한 일은 아니다. Framingham risk score도 나이가 중요한 인자이므로 70세 이상인 사람에게는 아직 일반적으로 유용하지 않다. 그러므로 노인환자에서 약물 치료시 혈중 콜레스테롤 수치만 볼 것이 아니고 혈청내 HDL-C 수치가 낮은지, ankle-brachial index가 양성인지, 경동맥 초음파상 이상소견이 있는지, 관상동맥 칼슘 수치가 증가되어 있는지 등을 고려하여 적극적인 약물 치료를 해야 한다.

05 이상지혈증의 치료 방법

고지혈증 치료의 핵심은 LDL-C 수치를 낮추는 것이다. 지난 2001년 ATP-III 치료 기준에 의하면, 고지혈증의 일차적인 치료법으로는 운동요법, 식사요법 및 체

중 조절과 금연 등의 생활 습관의 개선이 권유된다. 또한 고위험군인 경우는 스타틴으로 즉각적인 약물치료가 권유되며, 중등도 및 낮은 위험군에서는 식사요법을 3개월 한 후에도 교정되지 않으면 약물요법을 시작한다. 최근에는 고지혈증 치료제가 LDL-C을 효과적으로 낮추는 것은 물론, 심혈관질환의 위험률을 얼마나 낮춰주고 동맥경화를 예방하여 환자들의 이환율 (morbidity)과 사망률 (mortality)을 크게 낮춰 주느냐가 중요한 약물 선택 기준이 되고 있다.

1. 비약물 요법

고콜레스테롤혈증이 있는 노인환자에서 식사요법으로는 육류에서 지방을 제거하고 섭취하도록 권고하며, 생선, 두유 제품, 콩의 섭취를 많이 하고, 튀김류를 피하고 올리브 오일 같은 단일 불포화지방을 사용하도록 권장한다. 귀리와 밀겨 같은 용해성 섬유소가 풍부한 음식을 섭취하는 것 또한 지질을 낮출 수 있다. 두유 제품에 있는 피토스테롤로 콜레스테롤 흡수를 낮춘다. 운동을 병행하지 않은 식사 요법의 효과는 제한적이기 때문에 유산소운동이 치료의 일부로서 포함되어야만 한다.

표 7. 고콜레스테롤혈증 관리를 위한 단계적 식이요법

영양소	1단계	2단계
총 지방량 (총 칼로리의 %)	≤30%	≤30%
포화지방산 (총 칼로리의 %)	8 ~ 10%	≤7%
다불포화지방산 (총 칼로리의 %)	≤10%	≤10%
단일 포화지방산 (총 칼로리의 %)	≤15%	≤15%
탄수화물 (총 칼로리의 %)	≥55%	≥55%
단백질 (총 칼로리의 %)	약 15%	약 15%
콜레스테롤 (mg/day)	<300	<200
총 칼로리	이상 체중 유지	이상 체중 유지

관상동맥질환이 있는 노인환자에서 고콜레스테롤혈증이 있는 경우 2단계 미국심장학회 식사요법을 해야한다. 콜레스테롤 섭취는 하루 200mg 미만으로 해야하고 유리지방산은 총 칼로리 섭취의 30% 미만이어야 한다 (표 7). 하지만 아직까지 식사요법만으로 노인인구에서 심혈관질환의 발생을 줄였다는 연구 결과는 없다. 또한 너무 엄격한 식사요법으로 노인에서는 영양실조를 초래할 수도 있으니 주의가 필요하다[27].

노인 인구에서 8주간의 짧은 유산소 운동으로는 혈청내 지질의 유의한 변화가 없었으나 2년간의 장기간 운동 요법을 체중조절과 겸비한 결과 의미있게 HDL-C의 상승 (4~9%)과 중성지방의 감소 (0~9%)가 관찰되었으나 LDL-C에는 의미있는 차이가 없었다[28].

27. Buckley DA, Kelber ST, Goodwin JS. The use of dietary restrictions in malnourished nursing home patients. J Am Geriatr Soc 1994;42: 1100-1102

28. Ades PA, Poehlman ET. The effect of exercise training on serum lipids on the elderly. Am J Geriatr Cardiol 1996;5: 27-34

2. 약물요법

식사요법으로도 고지혈증이 계속된다면 약물 치료를 시작해야 한다. 또한 단일 약제로 부적절하다면 두 가지 약제를 사용하는 것이 필수적이다.

지질강하제로 사용할 수 있는 약제는 HMA-CoA reductase inhibitor, 담즙산 결합 수지, 니코틴산, 피브린산 유도체가 있다. 이중 NCEP-ATP III에서는 고콜레스테롤혈증 환자에게 HMA-CoA reductase inhibitor를 가장 첫번째 약물로써 사용할 것을 권하고 있다.

1) HMG-CoA reductase inhibitor

3-hydroxyl-3-methyl-CoA(HMG-CoA) reductase inhibitor인 statin은 간에서 콜레스테롤의 합성을 억제하고, 간에 있는 LDL 수용체 발현을 증가시켜서 혈중의 콜레스테롤을 섭취함으로써 혈중 콜레스테롤 수치를 감소시킨다. 또한 이 약제는 혈중 지질 농도를 낮추는 것 외에도 비-지질효과(non-lipid effect or pleiotropic effect)로 염증반응을 비롯한 죽상동맥경화의 발생을 억제한다고 보고되고 있다[29].

현재 사용가능한 약제는 atorvastatin, fluvastatin, lovastatin, rosuvastatin, pravastatin, simvastatin 등이 있다. Lovastatin을 음식과 함께 복용해야 하나 다른 약들은 음식과 복용하지 않아도 된다. 복용시간은 주로 취침전이지만 최근 개발된 atorvastatin, rosuvastatin은 반감기가 길기 때문에 좀 더 이른 시간에 복용해도 큰 문제가 없다 (표 8).

노인인구에서 스타틴을 사용할 때 고려해야 할 점은 안전성이다. 노인인구는 복용하고 있는 약물들이 많다. PROPSPER 연구에서 노인환자들이 복용하는 평균 약 숫자는 3~4개였고, 많은 경우는 14~16개까지 있었다. 복용 약물이 많을수록 약물 상호작용이 우려되며, 또한 스타틴에 의한 간기능 장애 및 근병증의 부작용이 우려 될 수 있다. 그리고 이미 신질환 또는 간질환의 기저질환을 가지고 있는지도 고려되어져야 한다.

부작용의 위험은 노인환자에서 젊은 사람에 비해 더 많은 것은 아니다[30]. 스타

29. Liao JK. Clinical implications for statin pleiotropy. Curr Opin Lipidol. 2005 Dec;16(6): 624-629.

30. Aronow WS. Rationale for lipid lowering in older patients with or without CAD. Geriatrics 2001;56: 2230

표 8. 고콜레스테롤혈증의 치료제인 스타틴의 종류 및 치료 용량 및 용법

약물	초기 용량 (mg)	최대 용량 (mg)	투여 최적 시간	Cytochrome P450상호작용
Atorvastatin	10	80	6 ~ 8:30 pm	CYP3A4
Fluvastatin	20	40	취침시	CYP2A9
Lovastatin	10	80	저녁식사와 함께	CYP3A4
Pravastatin	10	40	취침시 (공복상태)	No significant
Simvastatin	10	80	6 ~ 8:30 pm	CYP3A4
Rosuvastatin	5	10	6 ~ 8:30 pm	Minimal

틴 치료 후 간기능 이상은 스타틴 복용 환자의 약 1%에서 발생한다. 하지만 급성 간질환 환자나 설명할 수 없이 지속적으로 transaminase가 증가된 사람에게는 투여하지 않아야 한다. 간기능 검사는 스타틴 치료 전과 치료 6주후, 그리고 3개월 후에 시행하고 그 후는 6개월 간격으로 검사하는게 좋다. 횡문근융해증은 스타틴 복용 환자의 0.2%에서 발생하며, 니코틴산, gemfibirozil, erythromycin, cyclosporin A을 같이 복용할 때 그 위험이 더 커진다.

HPS 연구에서는 약물군과 위약간에 근육병이나 간기능 이상의 문제에 있어 의미있는 차이가 없었다. 하지만 이 연구에서는 이전에 간기능이 정상 상한치의 1.5배 이상이거나 또는 혈청 크레아틴이 2.3mg/dL 이상인 경우는 연구 등록시 제외되었었다. 그러므로 노인 인구에서 치료 4~6주내에 간기능 및 근병증에 대한 철저한 검사가 필요하다.

여러 스타틴 중에서 수용성인 pravastatin은 간의 cytochrome P450을 통해 대사되는 약이 아니므로 다른 약과의 상호작용이 덜하다. 실제 PROSTER 연구에서는 횡문근융해증은 한 예도 없었고 근육통은 위약군과 차이가 없었으나, 두 군에서 각각 1명에서 정상인의 3배이상 간기능의 수치가 증가하는 경우가 있었다.

PROSPER 연구에서 한가지 주시될 점은 치료군에서 악성 종양의 과도한 발생이 었다. Pravastatin 군에서 위약군에 비해 위장관 종양 발생이 더 흔했다 (pravastatin 대 위약군: 65 대 45 예). 또한 새로운 종양의 진단이 pravastatin 치료군에서 25% 더 많았다. 그러나 이를 다른 3년 이상 관찰된 기존의 연구들과 함께 meta-analysis 한 결과 암발생에 대한 pravastatin뿐 아니라 다른 스타틴들까지도 종양발생과 연관이 없음이 밝혀 졌다[31]. 그러므로 노인환자에서 스타틴 사용전에 안전성, 내성, 환자의 선호도 등을 잘 고려하여야 한다.

31. Dale KM, Coleman CL, Henyan NN, Kluger J, White CM. Statins and cancer risk:a meta-analysis. JAMA 2006;4: 295: 74-80

2) Fibrate

파이브린산의 유도체로 VLDL-TG와 아포지단백 A-I의 가수분해를 증가시킨다. Fenofibrate와 gemfibrozil을 현재 쓸 수 있다. 스타틴을 써서 LDL-C은 감소되었으나, 중성지방이 지속적으로 높은 경우, 당뇨병 환자라면 혈당 조절을 잘하고 인슐린 저항성을 개선할 경우 중성지방이 감소될 수 있으나, 그런 노력으로도 중성지방이 감소하지 않으면, fibrate 제제와 스타틴을 병합할 수 있다. Gemfibrozil과 스타틴을 병합요법하면 근병증의 위험이 더 높은 것으로 알려져 있으며, fenofibrate와 스타틴의 병용시는 이런 부작용이 더 적다.

3) Ezetimibe

장관의 brush border에서 선택적으로 콜레스테롤의 흡수를 차단하여 혈중 LDL-C의 수치를 감소시킨다[32]. 최근 새로이 개발된 ezetimibe와 simvastatin의 복합체인 약물은 콜레스테롤의 합성과 흡수를 동시에 차단하는 약제이다. Ezetimibe 10mg과 simvastatin 10mg을 병합한 약은 LDL-C 수치를 44% 감소시켜서 simvastatin 80mg 단독 투여시와 거의 같은 효과를 낸다[33]. 그러므로 고용량 스타틴 치료로 올 수 있는 부작용을 최소화하면서 LDL-C 목표에 도달할 수 있는 이점이 있다.

06 요약 Summary

65세 이상의 노인인구에서도 총 콜레스테롤이 10mg/dL 증가할수록, 또는 HDL-C이 10mg/dL 감소할수록 새로운 심혈관질환의 발생이 의미있게 증가된다. 그동안 진행된 많은 역학연구들을 분석한 결과 고콜레스테롤혈증이 있는 65세 이상의 노인에서도 장년층과 마찬가지로 관상동맥질환에 대한 일차적, 그리고 이차적 예방에 유의한 효과가 있음이 증명되었다. 하지만 노인에서는 고콜레스테롤혈증에 대한 약물 치료를 결정하는 것이 간단한 일은 아니다. Framingham risk score도 나이가 중요한 인자이므로 70세 이상인 사람에게는 아직 일반적으로 유용하지 않다. 그러므로 노인환자에서 약물 치료시 혈중 콜레스테롤 수치만 볼 것이 아니고 혈청내 HDL-C 수치가 낮은지, ankle-brachial index가 양성인지, 경동맥 초음파상 이상소견이 있는지, 관상동맥 칼슘 수치가 증가되어 있는지 등을 고려하여 적극적인 약물 치료를 해야 한다. 그리하여 고콜레스테롤혈증이 있는 노인에서는 식사, 운동, 체중조절 및 금연을 기본으로 하는 생활 습관 개선 및 약물을 포함한 적극적인 치료가 권유되며, 이때 스타틴이 첫번째로 사용될 수 있는 약물이다. 노인은 많은 약물을 병용해서 복용하게 되므로 약물간의 상호작용에 대해 주의하고 간기능 및 근육병증에 대한 주의를 기울여야 한다.

---

32. Ballantyne CM. Rationale for targeting multiple lipid pathways for optimal cardiovascular risk reduction. Am J Cardiol. 2005 7;96(9A):14K-19K

33. Dabidson MH, McGarry T, Bettis R, Melani L, Lipka LJ, LeBeaut AP, Suresh R, Sun S, Veltri EP. Ezetimibe coadministered with simvastatin in patients with primary hypercholesterolemia J Am Coll Cardiol 2002;40;2124-2134

A SUPPLEMENT

부 록

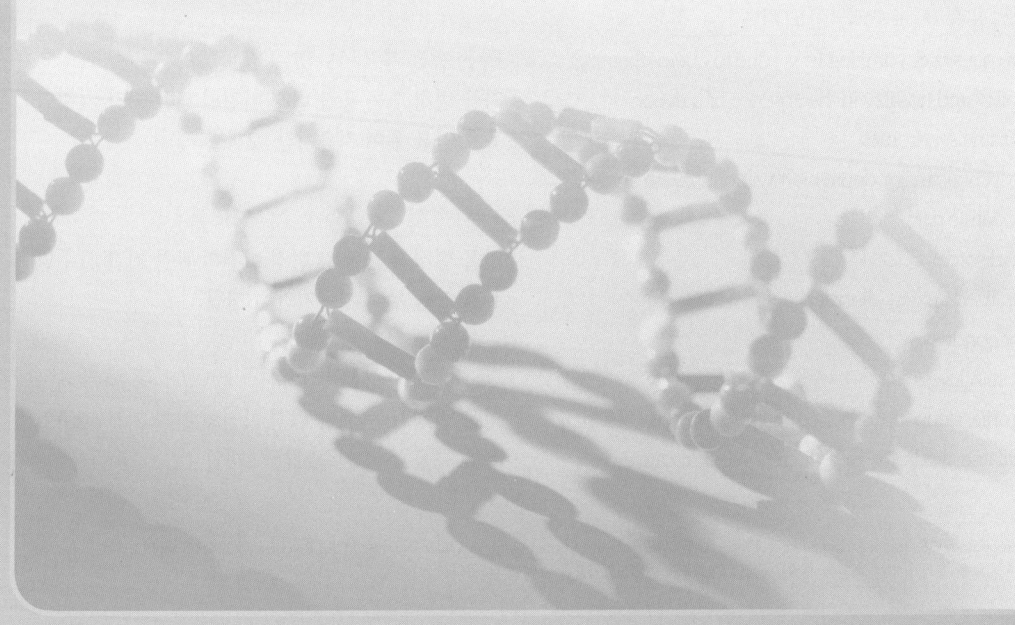

A supplement

노인병 약물요법 – 항정신병약물 중심으로
2004년 Alexopoulous 등이 발표한 가이드라인을[1] 기초로 하고 관련 논문들을 참조하였다.

I. 항정신병약물 적응증 및 치료기간

1. 노인환자의 항정신병약물 적응증

일차 적응증
- mania with psychosis
- dementia with agitation with delusions
- psychotic major depression
- delusional disorder

이차 적응증
- mania without psychosis
- delirium
- dementia with agitation without delusions
- agitated nonpsychotic major depression
- nonpsychotic major depression with severe anxiety[2]

일차 적응증 사용이 권고되지 않는 경우
- severe nausea & vomiting (e.g., due to chemotherapy)
- irritability and hostility in the absence of a major psychiatric syndrome
- nonpsychotic major depression without severe anxiety
- neuropathic pain
- panic disorder
- generalized anxiety disorder
- hypochondriasis
- motion sickness
- insomnia/sleep disturbance in the absence of a major psychiatric syndrome or a discrete medical cause

2. 노인환자에서 항정신병약물 투여기간

섬망
약물 변경 또는 용량 변경 이전의 관찰 기간 : 1일
유효 약물 투여 지속기간 : 1주일

초조와 망상을 보이는 치매
약물 변경 또는 용량 변경 이전의 관찰 기간 : 5일
유효 약물 투여 지속기간 : 3개월

망상없이 초초만 보이는 치매
약물 변경 또는 용량 변경 이전의 관찰 기간 : 7일
유효 약물 투여 지속기간 : 3개월

정신분열병
약물 변경 또는 용량 변경 이전의 관찰 기간 : 2주일
유효 약물 투여 지속기간 : 부정 장기간

정신병적 증상이 없는 초조성 우울증
약물 변경 또는 용량 변경 이전의 관찰 기간 : 1주일
유효 약물 투여 지속기간 : 2개월

정신병적 증상을 보이는 우울증
약물 변경 또는 용량 변경 이전의 관찰 기간 : 1주일
유효 약물 투여 지속기간 : 6개월

정신병적 증상없이 심한 불안이 동반된 우울증
약물 변경 또는 용량 변경 이전의 관찰 기간 : 2주일
유효 약물 투여 지속기간 : 2개월

---

1. Alexopoulous GS, Streim J, Carpenter D, Docherty JP. Using Antipsychotic Agents in Older Patients. J Clin Psychiatry 2004; 65 suppl2: 4-41.
2. 다른 치료로 효과가 없는 저항성 주요우울증일 경우에만 항정신병약물을 고려할 수 있다.

정신병적 증상을 보이는 조증
약물 변경 또는 용량 변경 이전의 관찰 기간 : 5일
유효 약물 투여 지속기간 : 3개월

정신병적 증상이 없는 조증
약물 변경 또는 용량 변경 이전의 관찰 기간 : 1주일
유효 약물 투여 지속기간 : 2개월

II. 섬 망

섬망의 진단에 필수적인 단일 양상
- 의식 장애 (주변환경을 명백하게 인식하지 못한다)와 더불어 주의력 저하가 관찰된다. 집중하고, 이를 유지하고, 적절한 주의를 다른 곳에 옮기지 못한다.

섬망의 진단에 필수적인 기타 양상
- 하루 중에도 기복이 있는 경과
- 비교적 짧은 기간내에 발생
- 최근에 섬망을 일으킬 수 있는 약물을 과다하게 사용하거나 중단한 경우
- 환자의 전반적인 상태가 섬망을 유발할 위험이 있는 경우 (탈수, 요로 감염)
- 인지적 변화 (지남력 장애, 언어 장애, 지각 장애)

섬망 진단을 위한 참조 양상
- 최근 섬망을 일으킬 수 있는 환경적 독성이 있는 물질에 노출
- 환각이나 망상이 존재한다면, 기복이 있고 비체계적이며 단편적인 내용임
- 치매의 과거력

섬망의 치료
1. 선호 약물 : none
2. 고려 약물 : risperidone 0.75~1.75mg/d

III. 치 매

항정신병약물 투여 전에 반드시 확인되어야 하는 상태
- delirium
- agiatated depression
- pain (e.g., from osteoarthritis)
- dysuria (e.g., due to infection)
- urinary urgency (e.g., due to uninhibited bladder contractions)
- dyspnea (e.g., due to cardiac or lung disease)
- abdominal discomfort (e.g., due to constipation)
- pruritus

치매의 치료원칙
A. 망상이 동반된 경우
   1. 선호 약물 : 항정신병약물 단독
   2. 고려 약물 : 항정신병약물 + 기분조절제
B. 망상이 동반되지 않은 경우
   1. 선호 약물 : none
   2. 고려 약물 : 항정신병약물 단독 혹은 기분조절제 단독

초조를 동반한 치매 환자의 치료[3]
1. 선호 약물 : risperidone 0.5~1.0mg/d
2. 고려 약물 : quetiapine 50~150mg/d
              olanzapine 1.5~10mg/d

IV. 정신분열병

정신분열병 진단에 필수적인 양상
- 망상
- 환각
- 장기간에 걸친 정신병적 증상의 존재

---

3. 영국, 미국뿐만 아니라 한국 보건당국에서도 항정신병약물로 인한 뇌혈관계 장애의 발생이나 사망 위험에 대한 경고를 한 바 있다. 언급된 세 약물 모두가 해당된다. 처방용량은 미국 임상가의 의견과 기존 논문들과의 차이가 있어 후자의 적정 용량의 처방을 권고한다.

A supplement

정신분열병 진단을 위한 참조 양상
- 전반적으로 와해된 행동
- 와해된 말
- 의식 장애나 주의력 장애가 없음
- 진단적 검사결과 정신병적 증상을 초래할 수 있는 신체 질환 (예: 홍반성 루푸스)이 발견되지 않음
- 최근에 정신병적 증상을 초래할 수 있는 약물 (예: psychostimulants)을 사용한 적이 없음
- 정동의 둔마 (감정적 표현을 관찰하기 어려움)
- 정동 증상이 있어도 전체 유병기간에 비하여 단기간만 지속되어야 함
- 무의욕 (목표 지향성 활동을 시작할 수도 없고 지속할 수도 없음)

정신분열병의 치료
1. 선호 약물 : risperidone   1.25~3.5mg/d
2. 고려 약물 : quetiapine   100~300mg/d
                olanzapine   7.5~15mg/d
                aripiprazole   15~30mg/d

V. 망상장애

망상장애 진단에 필수적인 양상
- 적어도 1개월 이상 지속된 기괴하지 않은 망상
- 환자가 와해된 언행이나 기괴한 행동을 하지 않음
- 뚜렷한 환청이나 환시는 없음
- 최근에 망상을 초래할 수 있는 약물 (예: psychostimulants)을 사용한 적이 없음
- 망상을 제외하고는 현저한 기능상의 장애는 없음
- 진단적 검사결과 망상을 초래할 수 있는 신체질환 (예: 알츠하이머병)이 발견되지 않음
- 의식 장애나 주의력 장애가 없음

망상장애 진단을 위한 참조 양상
- 정동의 둔마, 무언증, 무의욕 등 음성 증상이 없음
- 인지 장애 없음
- 정동 증상이 없거나 있어도 단기간임

망상장애의 치료
1. 선호 약물 : risperidone   0.75~2.5mg/d
2. 고려 약물 : quetiapine   50~200mg/d
                olanzapine   5~10mg/d

VI. 정신병적 증상이 없는 주요우울장애

정신병적 증상이 없는 주요우울장애 진단에 필수적인 양상
- 일상적인 활동에 대한 관심이나 흥미가 현저하게 감소한 양상이 거의 매일 지속됨
- 죽음에 대한 생각, 반복적인 자살 욕구 혹은 자살 기도
- 아무 것도 가치가 없다는 생각 혹은 거의 매일 부적절한 죄책감에 시달림

정신병적 증상이 없는 주요우울장애 진단을 위한 참조 양상
- 수면 습관의 변화 (불면증, 과잉수면)
- 거의 매일 피로하거나 기력이 없음
- 거의 매일 정신운동성 초조나 지체가 있음
- 현저한 체중 감소 (의도적인 식이조절없이) 혹은 체중 증가 / 거의 매일 식욕이 감퇴되어 있거나 증가되어 있음.
- 생각이나 집중을 제대로 할 수 없거나 거의 매일 사소한 결정도 스스로 내리기 어려움
- 진단적 검사결과 우울증을 초래할 수 있는 신체질환 (예: 파킨슨병)이 발견되지 않음
- 분열정동장애, 정신분열병, 망상장애의 진단적 범주에 해당되지 않음
- 경조증 삽화, 조증 삽화, 혼재성 삽화가 있었던 적이 없음

- 최근에 우울증을 초래할 수 있는 약물 (예: interferon)을 사용한 적이 없음

정신병적 증상이 없는 주요우울장애의 치료원칙

A. 초조가 동반된 경우
  1. 선호 약물 : 항우울제 단독
  2. 고려 약물 : 항정신병약물 + 항우울제
B. 심한 불안이 동반된 경우
  3. 선호 약물 : 항우울제 단독
  4. 고려 약물 : Benzodiazepine + 항우울제

정신병적 증상이 없는 주요우울장애의 항우울제 치료[4)]

A. 초조가 동반된 경우
  1. 선호 약물 : SSRI, Venlafaxine
  2. 고려 약물 : Mirtazapine
B. 심한 불안이 동반된 경우
  1. 선호 약물 : SSRI, Venlafaxine
  2. 고려 약물 : Mirtazapine

VII. 정신병적 증상이 있는 주요우울장애

정신병적 증상이 있는 주요우울장애 진단에 필수적인 양상

- 거의 매일 우울
- 우울증상이 있을 때에만 망상이 발생
- 죽음에 대한 생각, 반복적인 자살 욕구 혹은 자살 기도
- 일상적인 활동에 대한 관심이나 흥미가 현저하게 감소한 양상이 거의 매일 지속됨
- 정신병적 우울증의 과거력
- 아무 것도 가치가 없다는 생각 혹은 거의 매일 부적절한 죄책감에 시달림
- 분열정동장애, 정신분열병, 망상장애의 진단적 범주에 해당되지 않음
- 거의 매일 정신운동성 초조나 지체가 있음
- 수면 습관의 변화 (불면증, 과잉수면)

정신병적 증상이 있는 주요우울장애 진단을 위한 참조 양상

- 현저한 체중 감소 (의도적인 식이조절없이) 혹은 체중 증가 / 거의 매일 식욕이 감퇴되어 있거나 증가되어 있음
- 생각이나 집중을 제대로 할 수 없거나 거의 매일 사소한 결정도 스스로 내리기 어려움
- 거의 매일 피로하거나 기력이 없음
- 진단적 검사결과 우울증을 초래할 수 있는 신체질환 (예: 파킨슨병)이 발견되지 않음
- 경조증 삽화, 조증 삽화, 혼재성 삽화가 있었던 적이 없음
- 최근에 우울증을 초래할 수 있는 약물 (예: interferon)을 사용한 적이 없음

정신병적 증상이 있는 주요우울장애의 치료원칙

  1. 선호 약물 : 항정신병약물 + 항우울제
  2. 고려 약물 : none

정신병적 증상이 있는 주요우울장애를 위한 항정신병약물

  1. 선호 약물 : risperidone   0.75~2.25mg/d
  2. 고려 약물 : olanzapine   5~10mg/d
              quetiapine   50~200mg/d

VIII. 조증 (양극성 I 장애)

정신병적 증상이 없는 양극성 I 장애 진단에 필수적인 양상

- 고양되고, 의기양양하거나 과민한 기분이 적어도 1주일 지속됨 (핵심증상)
- 팽창된 자존심과 심하게 과장된 자신감이 적어도 1주일 지속됨

---

4. 정신병적 증상이 없지만 치료에 저항하는 노인에서의 주요우울장애에 대한 비정형 항정신병약물의 사용은 매우 제한적이다. 미국 임상전문가중 36%만이 2가지 이상의 항우울제의 효과가 없을 경우에 한정된 비정형 항정신병약물 처방을 지지하였다.

A supplement

- 사고의 비약 혹은 생각이 연속적으로 빠르게 진행되는 주관적인 느낌이 적어도 1주일 동안 자주 있음
- 부정적인 결과를 초래할 수 있는 쾌락을 추구하는 활동에 지나치게 몰두함 (흥청망청 물건사기, 어리석은 사업 투자)
- 수면에 대한 욕구 감소

정신병적 증상이 없는 양극성 I 장애 진단을 위한 참조 양상

- 진단적 검사결과 조증을 초래할 수 있는 신체질환 (예: 뇌졸중, 다발성 경화증)이 발견되지 않음
- 최근에 조증을 초래할 수 있는 약물 (예: 항우울제, cocaine)을 사용한 적이 없음
- 분열정동장애, 정신분열병, 망상장애에 해당되지 않음
- 목표지향적 활동의 증가 혹은 정신운동성 초조가 적어도 1주일 동안 지속
- 주의 산만이 적어도 1주일 동안 지속됨

정신병적 증상이 있는 양극성 I 장애 진단에 필수적인 양상

- 조증 증상이 있을 때에만 망상 혹은 환각이 발생
- 고양되고, 의기양양하거나 과민한 기분이 적어도 1주일 지속됨 (핵심증상)
- 팽창된 자존심과 심하게 과장된 자신감이 적어도 1주일 지속됨
- 사고의 비약 혹은 생각이 연속적으로 빠르게 진행되는 주관적인 느낌이 적어도 1주일 동안 자주 있음
- 수면에 대한 욕구 감소
- 분열정동장애, 정신분열병, 망상장애에 해당되지 않음
- 부정적인 결과를 초래할 수 있는 쾌락을 추구하는 활동에 지나치게 몰두함 (흥청망청 물건사기, 어리석은 사업 투자)
- 최근에 조증을 초래할 수 있는 약물 (예: 항우울제, cocaine)을 사용한 적이 없음

정신병적 증상이 있는 양극성 I 장애 진단을 위한 참조 양상

- 진단적 검사결과 조증을 초래할 수 있는 신체질환 (예: 뇌졸중, 다발성 경화증)이 발견되지 않음
- 목표지향적 활동의 증가 혹은 정신운동성 초조가 적어도 1주일 동안 지속
- 주의 산만이 적어도 1주일 동안 지속됨

조증(양극성 I 장애)의 치료원칙

A. 경도 조증
  1. 선호 약물 : 기분조절제 단독
  2. 고려 약물 : 현재 항우울제 사용중이면 중단

B. 고도 비정신병적 조증
  1. 선호 약물 : 현재 항우울제 사용중이면 중단
  2. 고려 약물 : 기분조절제 + 항정신병약물
       기분조절제 단독

C. 정신병적 조증
  1. 선호 약물 : 기분조절제 + 항정신병약물
  2. 고려 약물 : 전기경련요법
       기분조절제 + 항정신병약물 + Benzodiazepine
       항정신병약물 단독

D. 혼재성 삽화
  1. 선호 약물 : none
  2. 고려 약물 : 기분조절제 + 항정신병약물
       기분조절제 단독

조증(양극성 I 장애)을 위한 항정신병약물

1. 선호 약물 : risperidone   1.25~3.0mg/d
              olanzapine   5~15mg/d
2. 고려 약물 : quetiapine   50~250mg/d

IX 공황 장애

공황장애 진단에 필수적인 양상
- 예기치 못한 반복적인 공황발작 (자연적인 발생)
- 추가 발작에 대한 지속적인 걱정 혹은 발작의 결과에 대한 근심 걱정
- 공황 발작의 결과로 야기된 뚜렷한 행동 변화
- 뚜렷한 환청이나 환시는 없음
- 최근에 공황 발작이나 자율신경계 각성을 초래할 수 있는 약물 (예: psychostimulants)을 사용한 적이 없음
- 진단적 검사결과 망상을 초래할 수 있는 신체질환 (예: 갑상선기능항진증)이 발견되지 않음

공황장애의 치료
1. 선호 약물 : 항우울제
2. 고려 약물 : 인지행동치료
   항우울제 + benzodiazepine

X. 범불안장애

범불안장애 진단에 필수적인 양상
- 지나친 불안이나 걱정(염려스런 예견)이 적어도 6개월 이상, 최소한 한 번에 며칠 이상 발생함
- 스스로 걱정을 조절하는 것이 어렵다는 것을 안다
- 걱정과 더불어 안절부절 못하거나 심한 긴장이 동반된다.

범불안장애 진단을 위한 참조 양상
- 최근에 공황 발작이나 자율신경계 각성을 초래할 수 있는 약물 (예: 지나친 caffeine 섭취)을 사용한 적이 없음
- 진단적 검사결과 망상을 초래할 수 있는 신체질환 (예: 갑상선기능항진증)이 발견되지 않음
- 집중이 곤란하거나 멍해지는 느낌
- 근육 긴장
- 수면 장해 (입면 장애, 유지자애, 불편하고 불만족한 수면 상태)
- 쉽게 피로해짐

범불안장애의 치료
1. 선호 약물 : 항우울제
   buspirone
2. 고려 약물 : benzodiazepine
   인지행동치료
   항우울제 + benzodiazepine

XI. 건강염려증

공황장애 진단에 필수적인 양상
- 신체 증상을 잘못 해석하여 심각한 병에 걸렸다는 지속적인 공포감이 존재 (핵심증상)
- 병에 걸렸다는 믿음은 의학적 검사결과나 반복적인 확인과 지지를 통해서도 지속됨
- 스스로는 그것이 지나치다는 사실을 인식하지 못할 수도 있고, 믿음의 강도가 망상 수준은 아니다

공황장애의 치료
3. 선호 약물 : none
4. 고려 약물 : 지지적 정신요법
   인지행동치료
   항우울제

XII. 기타 특정 상태

A. 신경인성 동통 (neuropathic pain)
   1. 선호 약물 : 항경련제 (carbamazepine, gabapentin)
   2. 고려 약물 : 삼환계 항우울제
B. 항암요법으로 인한 심한 오심과 구토
   1. 선호 약물 : none
   2. 고려 약물 : 5-HT3 antagonist (odansetron, granisetron)
C. 멀미 (motion sickness)
   1. 선호 약물 : antihistamine (dramanine, meclizine)
   2. 고려 약물 : anticholinergics (scopolamine, Transdermal scopolamine patch)

A supplement

　D. 주요정신장애 없이 발생한 과민성(irritability)과 호전성
　　(hostility)
　　1. 선호 약물 : none
　　2. 고려 약물 : 정신치료　SSRI
　E. 주요정신장애 혹은 명백한 신체적 원인 없이 발생한 불
　　면증 혹은 수면장애
　　1. 선호 약물 : none
　　2. 고려 약물 : hypnotics (zolp idem, zaleplon, chloral
　　　　　　　　　hydrate)
　　　　　　　　antidepressant (trazodone, mirtazapine)

XIII. Follow-up monitering의 빈도

A. 항정신병약물 초회 투여 후
　1. 적정 간격 : 1주일
　2. 최장허용간격 : 2주일
B. 항정신병약물 용량 변경 후
　1. 적정 간격 : 10일
　2. 최장허용간격 : 4주일
C. 항정신병약물 투여로 증상이 호전되고 1개월간 동일용량
　으로 유지요법 후 약물효과와 내성을 관찰하기 위한 경우
　1. 적정 간격 : 2개월
　2. 최장허용간격 : 3개월
D. 항정신병약물 투여로 증상이 호전되고 6개월간 동일약물
　로 유지요법 후 약물효과와 내성을 관찰하기 위한 경우
　1. 적정 간격 : 3개월
　2. 최장허용간격 : 6개월

XIV. 특정 신체상태에서의 항정신병약물 처방

인지장애
A. 저용량 투여시
　1. 선호 약물 : risperidone
　2. 고려 약물 : quetiapine, olanzapine
B. 고용량 투여시
　1. 선호 약물 : risperidone
　2. 고려 약물 : quetiapine

심전도상 QTc 연장
A. 저용량 투여시
　1. 선호 약물 : 없음
　2. 고려 약물 : risperidone, olanzapine, quetiapine
B. 고용량 투여시
　1. 선호 약물 : 없음
　2. 고려 약물 : risperidone, quetiapine, olanzapine

울혈성 심부전
A. 저용량 투여시
　1. 선호 약물 : 없음
　2. 고려 약물 : risperidone, quetiapine, olanzapine,
　　　　　　　　aripiprazole
B. 고용량 투여시
　1. 선호 약물 : 없음
　2. 고려 약물 : quetiapine, risperidone, olanzapine

변　비
A. 저용량 투여시
　1. 선호 약물 : risperidone
　2. 고려 약물 : quetiapine, olanzapine
B. 고용량 투여시
　1. 선호 약물 : 없음
　2. 고려 약물 : risperidone, quetiapine

연하장애
A. 저용량 투여시
　1. 선호 약물 : 없음
　2. 고려 약물 : risperidone, quetiapine, olanzapine
B. 고용량 투여시

1. 선호 약물 : 없음
2. 고려 약물 : quetiapine, risperidone, olanzapine

당 뇨
투여 용량과 상관없이
1. 선호 약물 : risperidone
2. 고려 약물 : quetiapine, aripiprazole

당뇨성 신경병증 (diabetic neuropathy)
투여 용량과 상관없이
1. 선호 약물 : risperidone
2. 고려 약물 : quetiapine

지질대사장애
투여 용량과 상관없이
1. 선호 약물 : risperidone
2. 고려 약물 : quetiapine

보행장애, 낙상
투여 용량과 상관없이
1. 선호 약물 : 없음
2. 고려 약물 : quetiapine, risperidone

유즙 분비 (galactorrhea)
투여 용량과 상관없이
1. 선호 약물 : 없음
2. 고려 약물 : quetiapine, risperidone

여성형 유방확대
투여 용량과 상관없이
1. 선호 약물 : 없음
2. 고려 약물 : quetiapine, olanzapine

지나친 졸림
투여 용량과 상관없이
1. 선호 약물 : 없음
2. 고려 약물 : risperidone

협각 녹내장
투여 용량과 상관없이
1. 선호 약물 : 없음
2. 고려 약물 : risperidone, quetiapine

비 만
A. 저용량 투여시
1. 선호 약물 : ziprasidone, aripiprazole, quetiapine
2. 고려 약물 : risperidone
B. 고용량 투여시
1. 선호 약물 : ziprasidone, aripiprazole
2. 고려 약물 : risperidone, quetiapine

기립성 저혈압
A. 저용량 투여시
1. 선호 약물 : 없음
2. 고려 약물 : risperidone
B. 고용량 투여시
1. 선호 약물 : 없음
2. 고려 약물 : risperidone, quetiapine

골다공증
A. 저용량 투여시
1. 선호 약물 : 없음
2. 고려 약물 : quetiapine, risperidone, olanzapine
B. 고용량 투여시
1. 선호 약물 : 없음
2. 고려 약물 : quetiapine, olanzapine, risperidone,

파킨슨병
A. 저용량 투여시
1. 선호 약물 : quetiapine
2. 고려 약물 : olanzapine, clozapine
B. 고용량 투여시
1. 선호 약물 : quetiapine
2. 고려 약물 : 없음

A supplement

망막병증
A. 저용량 투여시
  1. 선호 약물 : 없음
  2. 고려 약물 : risperidone, olanzapine, quetiapine

B. 고용량 투여시
  1. 선호 약물 : 없음
  2. 고려 약물 : risperidone, olanzapine

XV. 약물 상호작용

약물을 병용처방할 경우, 대표적으로 금기시 되는 복합처방으로는 1) clozapine + carbamazepine, 2) ziprasidone + 삼환계 항우울제, 3) 저역가 전형적 항정신병약물 + fluoxetine을 들 수 있다.

약물 상호작용이 문제시 될 수 있어 주의를 요하는 복합처방을 상술한다.

Aripirazole
  1. 항우울제 : paroxetine, nefazodone, TCA, MAOI
  2. 기분조절제 : lithium, carbamazepine, lamotrigine
  3. 기타 약물 : codeine, ketoconazole, phenytoin

Clozapine
  1. 항우울제 : fluoxetine, fluvoxamine, paroxetine, sertraline, bupropion, mirtazapine, nefazodone, trazodone, TCA, MAOI
  2. 기분조절제 : lithium, carbamazepine, gabapentin, lamotrigine, valproate
  3. 기타 약물 : atenolol, caffeine, capropril, codeine, corticosteroids, digoxin, ketoconazole, loratadine, macrolide antibiotics, nefedipine, phenytoin, theophylline, tramadol, warfarin

Olanzapine
  1. 항우울제 : fluoxetine, fluvoxamine, paroxetine, mirtazapine, nefazodone, TCA, MAOI
  2. 기분조절제 : lithium, carbamazepine, lamotrigine, valproate
  3. 기타 약물 : codeine, phenytoin, theophylline, tramadol

Quetiapine
  1. 항우울제 : fluvoxamine, nefazodone, TCA, MAOI
  2. 기분조절제 : lithium, carbamazepine, lamotrigine, valproate
  3. 기타 약물 : codeine, ketoconazole, loratadine, phenytoin, tramadol

Risperidone
  1. 항우울제 : fluoxetine, paroxetine, nefazodone, TAC, MAOI
  2. 기분조절제 : lithium, carbamazepine, lamotrigine
  3. 기타 약물 : codeine, phenytoin, tramadol

Ziprasidone
  1. 항우울제 : fluoxetine, fluvoxamine, paroxetine, nefazodone, TAC, MAOI
  2. 기분조절제 : lithium, carbamazepine, lamotrigine, valproate
  3. 기타 약물 : codeine, digoxin, ketoconazole, phenytoin, tramadol

고역가 전형적 항정신병약물
  1. 항우울제 : fluoxetine, fluvoxamine, paroxetine, TAC, MAOI
  2. 기분조절제 : lithium, carbamazepine, lamotrigine
  3. 기타 약물 : codeine, phenytoin, tramadol

중역가 전형적 항정신병약물
1. 항 우 울 제 : fluoxetine, fluvoxamine, paroxetine, nefazodone, TAC, MAOI
2. 기분조절제 : lithium, carbamazepine, lamotrigine, valproate
3. 기 타 약 물 : atenolol, capropril, codeine, digoxin, loratadine, nefedipine, phenytoin, tramadol

저역가 전형적 항정신병약물
1. 항 우 울 제 : fluoxetine, fluvoxamine, paroxetine, mirtazapine, trazodone, nefazodone, TAC, MAOI
2. 기분조절제 : lithium, carbamazepine, gabapentin, lamotrigine, valproate
3. 기 타 약 물 : atenolol, capropril, codeine, digoxin, loratadine, macrolide antibiotics, nefedipine, phenytoin, tramadol

INDEX

ㄱ

강박장애	196
강직	138
건강염려증	281
경구혈당개선제	239
경도 인지장애	14
고위수행기능 장애	28
고혈압	222, 223
공포증	195
공황장애	194, 281
구토	49, 53
근육긴장이상	139
근육통	49
글리부라이드	241
기분장애	29
기억력 장애	26
기타 치매	25
기타 특정 상태	281

ㄴ

노인당뇨병	237
노인우울증	90
노인의 심판막질환	250
노화	3
녹내장	95
뇌내출혈	218
뇌손상으로 인한 치매	24
뇌졸중	212

ㄷ

단극성 비정신병적 주요 우울장애	93
당뇨병	236

대사	5
도파민제	143
동맥내 혈전용해술	213

ㄹ

레파글리나이드	240
루이체 치매	23

ㅁ

만발성 정신분열병	151
망상	28
망상장애	278
메트포르민(비구아나이드)	239

ㅂ

발병률	17
배출	6
범불안장애	281
베타 차단제	144, 199, 229, 256
벤조디아제핀	207
부정맥	249
분포	4
불면	49
불면증	202, 203
불안	188
불안장애	189
비약물적 치료	70
비정형 항정신병약물	73
비정형 항정신병제	109, 156, 173

ㅅ

사회공포증	190

상호작용 …………………………………11
설사 …………………………………49, 53
설폰요소제 ………………………………241
섬망 ……………………………………168, 277
수단적 일상생활능력 …………………36
순환기 질환 ……………………………246
시공간기능 장애 …………………………27
식욕부진 …………………………………49
신경보호치료 ……………………………214
실인증 ……………………………………27
실행증 ……………………………………27
심부전 ……………………………………251

ㅇ

아세토헥사마이드 ………………………241
아스피린 …………………………214, 215
아카보스 …………………………………240
안전성 ……………………………………105
안지오텐신 수용체 차단제 ……………258
안지오텐신 전환 효소 억제제 …………257
알쯔하이머병 …………………17, 20, 22
알코올성 치매 ……………………………24
알파 베타차단제 …………………………257
알파차단제 ………………………………255
약동학 ………………………………………3
약물 부작용 ………………………………10
약물 상호작용 ………………………104, 284
약물 순응도 ………………………………8
약역학 ………………………………………7
언어 장애 …………………………………26
역학적 변천 ………………………………17
오심 …………………………………49, 53
외상후 스트레스 장애 …………………195
운동완만 …………………………………138
원발성 퇴행성 치매 ……………………20
위험인자 …………………………………17
이뇨제 ………………………………229, 252
이상지혈증 ………………………………262
인슐린요법 ………………………………242
인지장애 …………………………………14

ㅈ

적응증 ……………………………………276
전산화 진단시스템 ………………………32
전형적 항정신병약물 ……………………71
정맥내 혈전용해술 ………………………213
정신병적 증상이 없는 주요우울장애 …278
정신병적 증상이 있는 주요우울장애 …279
정신분열병 …………………………148, 277
정신지체 …………………………………16
정좌불능증 ………………………………139
정형 항정신병제 ………………103, 155, 172
조발성 정신분열병 ………………………150
조증(양극성 I 장애) ……………………279
주요 우울장애 ……………………………91
지남력 장애 ………………………………26
지연운동이상증 …………………………139
지주막하출혈 ……………………………218
진단 ………………………………………32
진정수면제 ………………………………183

ㅊ

추체외로 증상 ……………………………138
치료기간 …………………………………276
치매 …………………………………15, 277
치매행동정신증상 ………………………28

ㅋ

콜린에스터라제 억제제 …………………37
클로르프로파마이드 ……………………241
클로피도그렐 ……………………………216

ㅌ

트리플루살 ………………………………216
티아졸리딘디온 …………………………240
티클로피딘 ………………………………216

ㅍ

피로 ………………………………………49

ㅎ

항불안제	197
항우울제	193, 209
항응고요법	217
항정신병약물	198, 276
항혈전요법	214
항히스타민제	143, 185, 198
행동 및 인격의 변화	29
허혈성 심질환	248
헤파린	214
혈관 확장제	259
혈관성 치매	20, 24
혈청 중성지방	263
혈청 HDL-C	263
혈청 TC	263
환각	29
흡수	4

A

Acarbose	240
ACE 억제제	231
Acebutolol	257
Acetylcholine esterase 억제제	175
Acetylcholinesterase inhibitor	83
Acetyl-L-carnitine	38
Adalat oros	255
Alprazolam	179, 180
Amantadine	143
Amisulpride	129, 164
Amitriptyline	97
Amlodipine	231, 254
Antidepressants	84, 193, 209
Antihistamines	143, 185, 198
Antioxidant vitamins	39
Antipsychotics	198
Antithrombotic therapy	214
Anxiety	188
Aripiprazole	80, 100, 127, 163
Arotinolol	257
Aspirin	214, 215, 216, 217
Atenolol	257

Atorvastatin	272
Atypical antipsychotics	109
Azapirons	198

B

Barbiturates	185
Benidipine	255
Benzodiazepines	84, 175, 178, 197, 207
Benzothiazepine	254
Benztropine	140
Beta-blockers	199
betaxolol	144
biperiden	140
BPSD	70
Bupropion	97
Buspirone	85, 181

C

Candesartan	258
Captopril	258
Carbamazepine	100
CARDS	32
Carvedilol	257
ChEI	37
Chloral hydrate	185
Chlordiazepoxide	179, 180
Chlorpromazine	108
Chlorprothixene	108
Cholinesterase inhibitor	37, 41
Cilostazol	217
Citalopram	97
Clomipramine	97
Clonazepam	179, 180
Clopidogrel	216
Clorazepate	179, 180
Clozapine	79, 100, 109, 157, 173

D

Depression	90
Diazepam	179, 180

Dihydropyridine	254
Diltiazem	254
Diphenhydramine	208
Dipyridamole	216
Donepezil	46
Donepezil hy	43
Dopaminergics	143
Doxazosin	256
Doxepin	97
Drug interactions	104
Drug-drug interaction	50, 54, 57
Dyslipidemia	262
Dysthymic disorder and minor depressive disorder	94

E

Enalapril	258
Ezetimibe	274

F

Felodipine	254
Fenofibrate	273
Fibrate	273
Fluoxetine	97
Fluphenazine	108
Fluvastatin	272
Fluvoxamine	97
Fosinopril	258
Furosemide	252

G

Gabapentin	100
Galantamine	44, 51
Gemfibrozil	273
Ginkgo biloba	63

H

Haloperidol	108
Heparin	214
HMG-CoA reductase inhibitor	272
Hydralazine	259

I

Imipramine	97
Intraarterial thrombolysis	213
Intravenous thrombolysis	213
Irbesartan	258

L

Labetalol	257
Lamotrigine	100
LDL-C	265
Lercanidipine	255
Lisinopril	258
Lithium	100
Loop acting	252
Lorazepam	179, 180
Losartan	258
Lovastatin	272
Loxapine	108

M

Manidipine	255
Memantine	58, 84
Metoprolol	257
Metrifonate	61
Minoxidil	259
Mirtazapine	97
Moclebemide	97
Molindone	108
Mood Stabilizers	84

N

Nefazodone	97
Nemonapride	108
Neuroprotective therapy	214
Nicardipine	255
Nitrendipine	255
Nonbenzodiazepine anxiolytcs	181
Nortriptyline	97

O

Olanzapine	76, 100, 109, 118, 160, 174
Oxazepam	179, 180

P

Paroxetine	97
Perindopril	258
Perphenazine	108
Phenylalkylamine	253
Pimozide	108
Pindolol	144
Potassium sparing	253
Pravastatin	272
Prazosin	231, 256
Pro-cholinergic drug (citicoline)	175
procyclidine	140
Propranolol	144, 231, 256

Q

Quetiapine	78, 100, 109, 122, 161, 174

R

Ramipril	258
Risperidone	73, 100, 109, 113, 158, 173
Rivastigmine	43, 55
Rosuvastatin	272

S

Safety	105
Sedative-hypnotics	183
Sertindole	134, 165
Sertraline	97
Simvastatin	272
Spironolactone	253
Sulpiride	108

T

Tacrine hy	43
Terazosin	256
Thiazides	252
Thiazolidinedione	240
Thioridazine	108
Thiothixene	108
Ticlopidine	216
Topiramate	100
Trazodone	97
Triazolam	179, 207
Trifluoperazine	108
Triflusal	216
Trihexyphenydil	140

U

Unipolar non-psychotic major depression disorder	93
Unipolar psychotic major depressive disorder	93

V

Valproate	100
Valsartan	258
Venlafaxine	97
Verapamil	253
Vitamin E	39

Z

Ziprasidone	82, 100, 109, 125, 163, 175
Zolpidem	183, 207, 208
Zopiclone	184, 207, 208
Zotepine	81, 131
Zotepine	164
β-Blockers	144